中高齢者の
鍼灸療法

CLINICAL GUIDE TO ACUPUNCTURE AND MOXIBUSTION

TREATMENT FOR THE MIDDLE-AGED AND ELDERLY

［編著］
宮本 俊和　冲永 修二

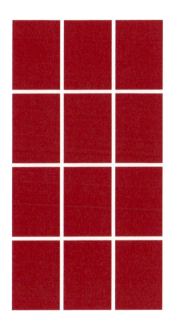

医道の日本社
Ido･No･Nippon･Sha

執筆者

鯵坂隆一	元筑波大学大学院人間総合科学研究科教授（現厚生労働省労働保険審査会委員）
荒木信夫	埼玉医科大学神経内科教授
飯島 節	国立障害者リハビリテーションセンター自立支援局長
市川あゆみ	筑波技術大学視覚障害系支援課技術専門職員
伊藤彰紀	埼玉医科大学神経耳科教授
内田義之	さん くりにっく院長
冲永修二	東京通信病院整形外科部長
小俣 浩	埼玉医科大学東洋医学科
粕谷大智	東京大学医学部附属病院リハビリテーション部鍼灸部門主任
久野譜也	筑波大学大学院人間総合科学研究科教授
小林智子	筑波大学理療科教員養成施設非常勤講師
佐藤卓弥	筑波大学スポーツR&Dコア非常勤研究員
進藤靖史	埼玉医科大学リウマチ膠原病科助教
菅原正秋	東京有明医療大学保健医療学部鍼灸学科講師／東京大学医学部附属病院麻酔科・痛みセンター
鈴木洋通	埼玉医科大学腎臓内科教授／社会福祉法人毛呂病院副院長
關山裕詩	帝京大学医学部麻酔科学講座教授
恒松美香子	帝京平成大学ヒューマンケア学部鍼灸学科助教
恒松隆太郎	筑波大学理療科教員養成施設技術専門職員
德竹忠司	筑波大学理療科教員養成施設講師
土門 奏	土門鍼灸院院長
濱田 淳	筑波大学理療科教員養成施設講師
原 早苗	筑波大学附属視覚特別支援学校鍼灸手技療法科教諭
前野 崇	国立障害者リハビリテーションセンター病院リハビリテーション科医長
松平 浩	東京大学医学部附属病院22世紀医療センター運動器疼痛メディカルリサーチ＆マネジメント講座准教授
三村俊英	埼玉医科大学リウマチ膠原病科教授／埼玉医科大学病院副院長
宮川俊平	筑波大学体育系教授
宮本俊和	筑波大学理療科教員養成施設施設長／筑波大学大学院人間総合科学研究科スポーツ医学専攻教授
目崎 登	筑波大学名誉教授
山口 智	埼玉医科大学東洋医学科講師
和田恒彦	筑波大学大学院人間総合科学研究科准教授

（五十音順）

序

　平成25年10月の調査によると、我が国の総人口に対する65歳以上の人口の割合（高齢化率）は25.1％となり、今後もその比率は上昇することが予想される。そのため、医療面では介護予防の推進に力が注がれている。しかし、山登りやウォーキング大会に出場する中心は60代であり、アクティブな高齢者も増加することが予想される。

　一方、鍼灸受療者に関する幾つかの調査では、その主体は50～70代が大半であり、主訴部位は頚肩痛、腰痛、膝痛、肩関節などの運動器疾患が多く、診断名をみると変形性膝関節痛や五十肩などのいわゆる退行性変化を伴う関節疾患が多いことが報告されている。退行性疾患による組織の変化は、薬物や手術で好転することがあまり期待できないため、いわゆる「歳のせい」で説明されることが少なくない。しかし、変形があっても必ずしも症状が出現するわけではなく、生活習慣の改善、日常生活動作の工夫、運動療法、鍼灸治療をすることで、発症を予防するとともに、進行を抑制することが報告されている。

　また、運動器疾患以外でも高血圧、糖尿病、更年期障害、排尿障害なども中高齢になると増加してくる。これらの疾患は薬物療法が主体であるが近年、鍼灸治療の効果が実証されている。

　本書は、これらの状況を踏まえ、鍼灸臨床でよく扱う中高齢者の疾患を取り上げることにした。執筆は、筑波大学理療科教員養成施設の授業（理療臨床論）担当の講師を中心にご協力いただいた。総論では、中高齢者の治療をする上で必要な知識と鍼灸治療法の基本的な方法について記述している。各論では、中高齢者に多い整形外科的疾患や内科的疾患を中心に、①定義、②原因・発症機序、③症状・理学的検査法、④画像診断などの現代医学的検査法、⑤現代医学的治療法、⑥鍼灸治療などについて、鍼灸師と医師が分担しながら執筆した。

　本書を通して、鍼灸治療が中高齢の疼痛の軽減のみならず日常生活動作の改善、生活の質の向上につながり、介護対策や疾病の進行抑制、健康寿命の延伸に貢献できれば幸いである。

平成27年4月

筑波大学理療科教員養成施設
宮本俊和

目次

序 ……… iii

総論

1 中高齢者の医療　飯島 節 ……… 2

2 中高齢者の整形外科的疾患の特徴　宮川俊平 ……… 8
（ロコモティブシンドローム）

3 中高齢者の健康・体力づくり　久野譜也・恒松美香子 ……… 12

4 中高齢者の鍼灸受療状況　恒松隆太郎・恒松美香子・宮本俊和 ……… 22

5 鍼治療法　濱田 淳 ……… 30

6 低周波鍼通電療法　德竹忠司 ……… 34

7 灸治療法　和田恒彦・宮本俊和 ……… 44

各論

1 頚椎症性神経根症・脊髄症　佐藤卓弥・宮本俊和・冲永修二 ……… 52

2 肩関節周囲炎（五十肩）　宮本俊和・濱田 淳・冲永修二 ……… 60

3 上腕骨外側上顆炎　原 早苗・宮本俊和・冲永修二 ……… 66

4 腰部脊柱管狭窄症（LSS）　粕谷大智・松平 浩 ……… 74

5	変形性股関節症	徳竹忠司・冲永修二 …… 85
6	変形性膝関節症	宮本俊和・土門 奏・冲永修二 …… 96
7	頭痛	山口 智・荒木信夫 …… 113
8	三叉神経痛	菅原正秋・關山裕詩 …… 123
9	顔面神経麻痺	山口 智・伊藤彰紀 …… 128
10	関節リウマチ・膠原病	小俣 浩・進藤靖史・三村俊英 …… 136
11	気管支喘息	恒松隆太郎・内田義之 …… 146
12	糖尿病性神経障害	粕谷大智・前野 崇 …… 156
13	慢性腎臓病（維持透析）	小俣 浩・鈴木洋通 …… 162
14	高血圧症	徳竹忠司・小林智子・鰺坂隆一 …… 172
15	前立腺炎・膀胱炎	濱田 淳 …… 182
16	更年期障害	市川あゆみ・宮本俊和・目崎 登 …… 194

コラム　医療従事者からよく聞かれる鍼灸Q＆A
　　　　（回答：粕谷大智）…… 84

索引 …… 202

総論

総論
Chapter 1

中高齢者の医療

国立障害者リハビリテーションセンター自立支援局　**飯島 節**

中高齢者の加齢による身体的・精神的変化

1）加齢と老化

　加齢とは、卵子の受精から、誕生、発育、成熟、衰退を経て最後に死亡に至るまでの生命現象の全経過のことを言う。一方、老化は、成熟期後もしくは生殖期後に加齢とともに非可逆的に進行する衰退現象である。中高齢者の加齢による身体的・精神的変化は、老化現象と言い換えることができる（図1）。

　老化は生理的老化と病的老化に分けることができる。加齢に伴う変化のなかには、すべての人に必ず生じるものと、必ずしもすべての人には生じるわけではないものとがある。この加齢とともにすべての人に必ず生じる変化を生理的老化と呼び、一方、頻度は高いが必ずしもすべての人に生じるわけではない変化を病的老化と呼ぶ。たとえば認知症は脳の老化現象と言われるが、百歳を過ぎても認知症に罹患しない人がいるので、あくまでも病的な老化である。

　病的老化によって寿命は短縮するが、これを完全に免れて生理的老化のみが進行した場合には、人は文字とおりの天寿を全うすることになる。この場合の人の最大寿命はおよそ120歳と考えられており、どんなに健康と環境に恵まれたとしても、それ以上長く生きることはできない。

2）老化現象

　加齢に伴って心身に生じるさまざまな変化を老化現象と呼ぶ。老化現象は形態の変化と機能の変化からなる（図1）。

　形態の変化には、身長の短縮、腰の曲がり、毛髪の減少や白髪の増加、皮膚のしわや色素沈着の増加などのほか、脳や腎臓などの萎縮のように外見からはわからないものもある。

　機能の変化には、視力や聴力などの感覚機能の低下、心拍出量や肺活量などの生理機能の低下、記憶力をはじめとする知的機能の低下、走る速さや握力のような運動機能の低下などがある。

3）各臓器や機能の加齢変化

●呼吸器系の加齢変化

　加齢によって肺の容量が減少し、弾性収縮力が低下するため肺活量は減少する。そのため、軽度の運動負荷でも息切れを生じやすくなる。ただし、肺疾患がなければ安静時には呼吸困難をきたすことはない。

●循環器系の加齢変化

　心機能の指標である心駆出率には、安静時には加齢による低下はほとんど認められないが、運動負荷時には明らかな低下が認められる。そのため、何らかの負荷により心不全をきたしやすくなる。加齢により収縮期血圧が徐々に上昇し、逆に拡張期血圧が徐々に低下するため、高齢者は収縮期高血圧を呈することが多い。しかし80歳を超える頃から、今度は収縮期、拡張期ともに

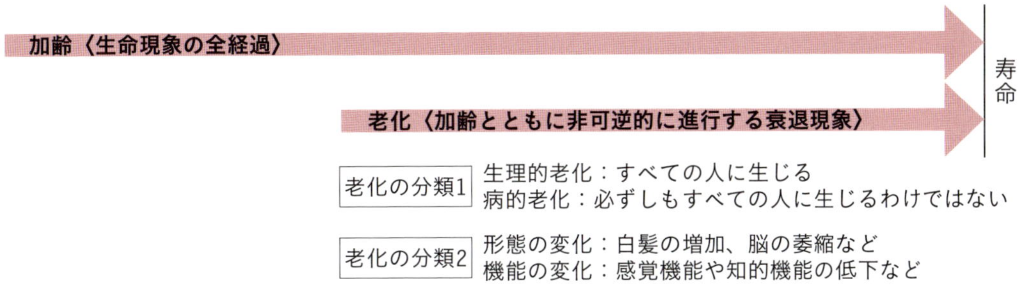

```
加齢〈生命現象の全経過〉                              →│寿
     老化〈加齢とともに非可逆的に進行する衰退現象〉  →│命

  老化の分類1  生理的老化：すべての人に生じる
             病的老化：必ずしもすべての人に生じるわけではない

  老化の分類2  形態の変化：白髪の増加、脳の萎縮など
             機能の変化：感覚機能や知的機能の低下など
```

図1　加齢と老化、老化の分類

低下傾向を示す。また、高齢者では血圧の調節能が低下するため、血圧変動が大きくなり、起立性低血圧や食後低血圧をきたしやすくなる。

● 高齢者の排尿機能

　高齢者は頻尿や尿失禁などの尿流障害をきたしやすい。尿流障害は単なる加齢変化ではなく、前立腺肥大症や神経因性膀胱などの疾患によってもたらされることが多い。したがって単なる加齢変化として放置せずに、治療やリハビリテーションの可能性を探るべきである。

● 知的機能の加齢変化

　知的機能のうち、加齢とともに低下しやすいのは計算力や記憶力などの流動性知能（fluid intelligence）で、知識や判断力などの結晶性知能（crystallized intelligence）は低下しにくいとされている。記憶力の中では、個人が最近経験した出来事に関するエピソード記憶がもっとも障害されやすく、知識や概念などからなる意味記憶や、道具の使い方などのように身体で覚えた手続き記憶は失われにくいとされている。

● 運動機能の加齢変化

　運動機能の加齢変化には、脳や脊髄、末梢神経、筋、骨関節、循環器、呼吸器など様々なレベルの変化が関係する。運動機能の低下は20歳代から始まるが、ADLを損なうような機能低下は65歳頃から徐々に出現し、85歳以上で顕著となる。筋収縮力のピークは25歳前後にあり、65歳ではピーク時の約3分の2になるとされている。単純反応時間は、高齢者では若年者より10〜20ms（ミリ秒）遅くなる。刺激の種類に応じて運動を選択して実行するような複雑な課題では、加齢による反応時間の延長がさらに顕著となる。しかし、この加齢による反応時間の延長は、一般的な課題を達成するのに要する200〜500msという時間全体からみればそれほど重大な意味は持たない。

● 基本動作の加齢変化

　歩行速度は60歳くらいまではほとんど低下しないが、その後は徐々に低下する。実際には、加齢による変化よりも神経疾患や骨関節疾患、心肺疾患などによる速度や持久力の低下の方が重要である。椅子からの立ち上がりでは、高齢者は上体を前傾前屈させ重心をより前方に移してから立ち上がるため、筋力は保たれていてもバランス保持ができないとうまく立ち上がれない。また座面が低すぎると立ち上がりが困難になる。ベッド上で臥位から起き上がるには、高齢者は体幹を回転させた上で肘や手をついたりベッド柵につかまったりして上体を起こす。高齢者にとって上肢をまったく使わないで起きあがることは非常に困難である。立位での重心の動揺は加齢とともに増大するが、開眼したまま両脚で立っている場合にはその変化はわずかである。しかし、

片脚で立ったり閉眼したり床が傾いたりすると動揺が顕著となる。
● **認知機能と運動能力**
　暗算をしながら動作を行うなどのように認知機能への負荷が高まる条件下では、加齢による運動能力の低下がより顕著となる。認知機能の低下している高齢者には一度に複数の課題を与えないことや、課題をひとつずつ順番に片付けるように指示するなどの配慮が必要である。

中高齢者でよく起こる疾病と治療における注意点
1）中高齢者の疾患の特徴
　高齢者の疾患には、以下に示すようないくつかの特徴がある。中年期にはすでに高齢者の特徴を示し始める人とそうでない人がいる。
● **一人で多くの疾患を有している**
　高齢者は、同時に複数の疾患を有していることが多い。疾患を複数有することで患者の負担は相乗的に高まり、治療も困難になる。ある疾患を治療するとそのために他の疾患が悪化したり、多種類の薬を併用することによって薬の有害作用が出現したりすることもある。
● **症候が非定型的である**
　高齢者は疾患に特徴的な症候を欠く傾向にあり、たとえば心筋梗塞をきたしても全く胸痛を訴えないことがある。その代わりに、活気がない、不機嫌、食欲不振などの非特異的な症候を呈する。同居者や介護者が明らかに普段と様子が違うと指摘するときには、心筋梗塞のような重大な疾患が隠れている可能性がある。疾患がさらに重篤になると高齢者は容易に意識障害をきたすので、全身疾患と中枢神経疾患との鑑別が必要になる。
● **臓器の潜在的な機能低下がある**
　高齢者では、普段は健康に見えても、腎や肺などの重要臓器の機能低下が潜在的に進行している。予備能が失われているために、何らかの外的なストレスによって容易に臓器不全に陥る。
● **慢性の疾患が多い**
　高齢者には慢性の疾患が多く（**表1**）、病みながら生活していることが多い。もちろん急性疾患も多いが、その場合も完治は困難で慢性化する傾向にある。
● **薬物に対する反応が一般成人と異なる**
　高齢者では薬物の代謝や排泄が低下していることや、多数の薬物を併用することが多いことなどのために、有害な副作用や相互作用、中毒症状が出現しやすい。
● **医原性合併症が多い**
　医療によってもたらされる有害な諸症状のことを医原性合併症と呼ぶ。高齢者では前記のように薬物の有害作用が出現しやすいほか、さまざまな治療処置や入院安静などのためにかえって状態が悪くなることが少なくない。
● **生活機能障害をもたらす疾患が多い**
　高齢者の疾患には、運動機能や知的機能などの障害をもたらし、ADL低下の原因となるものが多い。また、同じ疾患でも高齢で発症するとより大きな障害を残すことが多く、脳卒中後に寝たきりになる確率は高齢になるほど高くなる。したがって、高齢者ではより早期にリハビリテーションを開始する必要がある。

表1　高齢者に多い、代表的な慢性疾患と老年症候群

慢性疾患	老年症候群
糖尿病、甲状腺機能低下症、慢性腎不全、前立腺肥大症、尿路感染症、胃炎、便秘、肝炎、高血圧症、閉塞性動脈硬化症、虚血性心疾患、慢性閉塞性肺疾患（COPD）、肺炎、肺結核、肩関節周囲炎、股関節症、膝関節症、腰痛症	認知症・認知機能障害、せん妄、うつ、虚弱、廃用症候群、低栄養、嚥下障害、転倒、失禁、便秘、褥瘡、脱水

●**患者の予後が医療のみならず社会的環境により影響される**

　高齢患者の予後は医療ばかりでなく、居住環境や福祉用具、介護者、経済状態、社会的支援などの社会的環境にも大きく影響される。

2）中高齢者で注意すべき症候群

●**廃用症候群（disuse syndrome）**

　長期臥床などにより、もともとあった生理的機能を十分に使用しなかったために生じる一連の症候であり、骨格筋や骨の萎縮、関節拘縮、起立性低血圧、静脈血栓、尿路結石、肺梗塞、無気肺、褥瘡、尿失禁、便秘、心理的荒廃などからなる。廃用による機能低下自体は、長期間無重力状態で生活する宇宙飛行士の例にもあるように、若年者でも生じるが、もともと筋量が減少している虚弱な高齢者では、比較的短期間の安静臥床によって容易に非可逆的状態に至る。

●**老年症候群（geriatric syndrome）**

　虚弱な高齢者に特有の一連の症候で、しばしば日常生活活動の阻害要因となるものをいう。代表的な老年症候群には認知機能障害、転倒、不動性、失禁、褥瘡などがあるが（表1）、多くの原因が関与していることに注意が必要である。たとえば、転倒は、加齢や廃用に伴う筋力低下、脳血管障害やパーキンソン病などの中枢神経疾患、糖尿病による末梢神経障害や下肢血管障害、起立性低血圧、平衡機能障害、向精神薬や降圧薬などの薬物、視覚障害や認知症疾患による注意力低下、段差のある床や不適切な照明のような居住環境の問題など、きわめて多彩な原因が複合して生じる。高齢者は骨粗鬆症のために転倒により容易に大腿骨頚部骨折をきたしたり、たとえ骨折がなくても転倒に対する恐怖心から外出を控えるようになったりする。その結果、廃用による各種機能の低下が進み一層転倒しやすくなるという悪循環に陥り、ついには寝たきりになってしまう。以上のように老年症候群は多くの原因が複合して生じるので、総合的な機能評価と多面的な対策が必要である。

●**フレイル（frailty）とサルコペニア（sarcopenia）**

　ともに近年注目されている概念である。

　フレイルは日本語では「虚弱」と訳されるが、単なる虚弱ではなく、加齢に伴うさまざまな機能変化や生理的な予備能の低下によって恒常性を維持することが困難となり、わずかなストレスで健康障害をきたすような状態である。フレイルでは、体重減少、著しい疲労感、筋力低下、歩行速度低下、身体活動減少などが認められる。

　一方、サルコペニアは、ギリシャ語で筋肉を意味するsarxと喪失を意味するpeniaをつなげた造語である。加齢に伴って骨格筋量が進行性に減少し、筋力と身体能力が低下する。サルコペニアは、加齢以外に明らかな原因がない一次性（加齢性）サルコペニアと、活動、疾患、栄養に関連して生じる二次性サルコペニアとに分けられる。

　サルコペニアはフレイルの一要素と考えられ、サルコペニアによる筋力や身体能力の低下が、

フレイルの歩行速度や活動性の低下につながり、同時に栄養状態も低下してサルコペニアがさらに悪化するという悪循環を生じるものと考えられている。

3）中高齢者でよく起こる疾患

中高齢者でよく起こる疾患は、①若年期に発症し高齢期に及ぶ疾患、②中年期以降に発症するいわゆる生活習慣病、③高齢期特有の疾患、の3者に分けることができる。

①若年期に発症し、中高齢期に及ぶ疾患

若年期に発症した慢性疾患はそのまま中高齢期に及び、長期間の医学的管理を必要とする。加齢とともに二次的な障害を生じうることにも注意が必要である。今日の高齢者において特に重要な疾患に肺結核があるが、高齢者の活動性結核のほとんどは若年期の再発である。非活動性であっても、術後や大きな陳旧性病巣を有する場合には加齢とともに呼吸不全を生じ、在宅酸素療法が必要になることがある。

②中年期以降に発症するいわゆる生活習慣病

高血圧症、虚血性心疾患、脳血管障害、悪性腫瘍、糖尿病などの生活習慣病は、そのまま高齢期まで持ち越され、有病率はさらに上昇する。生活習慣病は主要な死因となるばかりでなく、ADL障害や要介護の原因としても重要である。

③高齢期特有の疾患

老人性白内障、老人性難聴、認知症、パーキンソン病、閉塞性肺疾患、誤嚥性肺炎、食道裂孔ヘルニア、骨粗鬆症、変形性脊椎症、前立腺肥大症などがある。これらは中年期に認められることは稀だが、高齢期にはごくありふれた疾患である。

今後の医療の見通し

1）中高齢者の医療

中高齢者の医療は、これまでに述べた中高齢者の疾患の特徴を踏まえたものでなくてはならない。そのための手段として高齢者総合的機能評価（comprehensive geriatric assessment：CGA）がある（表2）。これは高齢者の状態を包括的に把握するために、疾患の評価に加えて、ADL、手段的ADL（instrumental ADL：IADL）、認知機能、情緒（ムード、抑うつ状態の有無）、主観的幸福度、意欲、コミュニケーション能力、視力、聴力、栄養状態、受診歴、服薬歴、生活環境、経済状態などを、確立された一定の手技を用いて評価する方法である。CGAに基づいて治療・介入計画を立てることにより、多くの疾患や障害を有する中高齢者のADLやQOLの維持・向上を図ることが期待できる。

2）中高齢者のリハビリテーション

中高齢者のリハビリテーションには、その目標、方法、注意すべき事柄などに、若年者の場合とは異なる配慮が必要である。

リハビリテーションの開始時期は、年齢に関わりなく早ければ早いほどよいが、発症前から予備的能力の低下がある中高齢者は、短期間で廃用症候群に至るので、早期リハビリテーションはより一層重要である。一方、中高齢者は運動耐性が低いため短期間に集中的な訓練を実施することが難しく、また疾病そのものの回復も遅延する傾向にあるので、より長い訓練期間を必要とする。しかし、リハビリテーションが漫然と長期化すると、訓練そのものが目的化してしまったり自宅や職場の生活基盤を失ってしまったりする危険がある。したがって、中高齢者のリハビリテ

表2　CGA簡易版
(日本老年医学会．健康長寿診療ハンドブックー実地医家のための老年医学のエッセンスー，2011をもとに作成)

項目番号	調査内容	質問と正否	大まかな解釈（×の場合）
1	意欲	【外来患者】 自分から進んで挨拶する＝○　それ以外＝× 【入院患者または施設入居者】 自ら定時に起床するか、もしくはリハビリ等へ積極的に参加する＝○　それ以外＝×	意欲の低下
2	認知機能：復唱	「これから言う言葉を繰り返してください（桜、猫、電車）」 「あとでまた聞きますから覚えておいてください」 可能＝○　不能＝×	難聴、失語などがなければ、中等度の認知症の疑い
3	手段的ADL	自分でバス、電車、自家用車を使って移動できる＝○ 付き添いが必要＝×	虚弱か中等度の認知症の疑い
4	認知機能：遅延再生（近時記憶）の障害	「先ほど覚えていただいた言葉を言ってください」 ヒントなしで全部正解＝○　それ以外＝×	軽度の認知症の疑い。遅延再生が可能であれば認知症の可能性は低い
5	基本的ADL：入浴	「お風呂は自分ひとりで入って、洗うのに手助けはいりませんか？」 自立＝○　介助が必要＝×	入浴、排泄の両者が×の場合、要介護状態の可能性が高い。入浴と排泄が自立していれば、他の基本的ADLも自立していることが多い
6	基本的ADL：排泄	「失礼ですが、トイレで失敗してしまうことはありませんか？」 失禁なし、もしくは集尿器で自立＝○　それ以外＝×	
7	情緒・気分	「自分が無力だと思いますか？」 無力だと思わない＝○ 無力だと思う＝×	うつの傾向がある

問題ありと判断された場合、次のステップ（例：意欲ならVitality Index〔意欲の指標〕）を実施して、詳細に評価する

ーションでは現実的な時間枠を設けた上で実現可能性の高いゴールを設定する必要がある。

　中高齢者はリハビリテーションの対象となる疾患以外に、既存の疾患や障害を有していることが多い。それらはリハビリテーションの効果を損なったり、その開始や進捗を遅らせたりする。さらに新たな合併症によってリハビリテーションが中断されることもある。また、中高齢者では、うつ病やうつ状態がリハビリテーションの阻害要因となることが多いので、一度は疑ってみる必要がある。

総論
Chapter 2

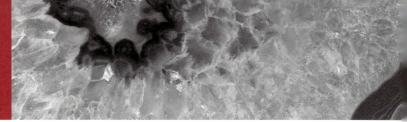

中高齢者の整形外科的疾患の特徴（ロコモティブシンドローム）

筑波大学体育系　宮川俊平

はじめに

　人の身体は、二十歳を過ぎると老化の一途をたどる。使わないところは退化していき、使い過ぎのところは変性を起こしていく。筋肉においては使用しないところは1日数％の割合で萎縮していくとされている。骨は、負荷がかからないところから徐々にその強度が低下してくる。特に女性は閉経を迎えた後、急速に骨の強度が低下する。普段自分で動き、身の回りのことは自分で行っていればなんとなく大丈夫だと思いがちであるが、意外と偏った使い方をしている。歩くとき、姿勢に気を遣っているだろうか。歩くスピードを考えているだろうか。歩く時間は考えているだろうか。歩行によって全身の筋力を維持するためには、まず背筋を伸ばし、下腹部に力を入れ（ヘソを引っ込ますように：draw in）、気をつけの姿勢を保ち、両上肢はしっかりと振り、15分以上続けて歩かないと効果がないと言われている。普段、特に室内で歩行していると、身体の後ろの筋（脊柱起立筋、多裂筋）やお腹周りの内腹斜筋・外腹斜筋・腹横筋をしっかり使わないことが多い。また、筋については萎縮するばかりでなく筋の拘縮による関節の可動域制限も生じてくる。特にその傾向は腸腰筋に認められ、腰椎の後弯と骨盤の後傾が年を重ねるにつれて出てくる。いわゆる「腰が曲がる」姿勢になってくる。

　一方、骨は、負荷が加わらないと徐々に骨密度が低下していくために、姿勢を良くして脊椎の基本的な姿勢を保ち、良い負荷をいつもかけてあげなければならない。ただし偏った負荷は椎間板の変性にもつながる。20歳代にしっかり骨密度を上げ、全身を定期的に動かすことが大切である。50年以上続いているラジオ体操は1つ1つの動作を正確に行うことでより効果を出すことができるので、毎日定期的に身体を動かす運動としては優れている。

　少しの時間でも良いので定期的に継続して運動を行うことが寝たきりにならない、転倒しにくくなるコツであることを忘れてはならない。

ロコモティブシンドロームとは

　筋骨格系も、糖尿病や高脂血症、痛風などの代謝性の疾患の影響を受ける。糖尿病においては筋収縮における正常のエネルギー代謝が行われにくくなるので、しっかりコントロールしておく必要がある。高脂血症においては筋腱の炎症が起きやすくなる。痛風においては足部母趾球の炎症だけでなく腱の炎症や足関節・膝関節の炎症を引き起こす。このような環境も骨関節・筋腱に様々な影響を及ぼし、加齢と相まって筋力低下と拘縮が起こり、変形性関節症に進展していく。

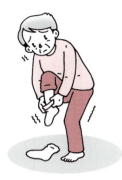
①片脚立ちで靴下をはくのが困難

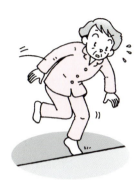
②家の中でつまずいたりする

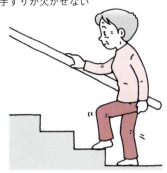
③階段を上るときに手すりが欠かせない

図1　ロコモティブシンドロームの代表的な兆候

　日本は世界に先駆けて、平均寿命が80歳を超える超高齢社会を迎えている。寝たきりや要介護状態になる高齢者の増加が懸念されている。その原因として、脳卒中と老衰に次いで第3位に位置付けられているのが、転倒による骨折である。また変形性関節症の進展もその原因となっている。この運動器の障害により、病名がつくほど悪化しているわけではないが、要介護になるリスクが高い状態がある。この対策をとるための概念として、2007年10月に日本整形外科学会が提唱したものが、「ロコモティブシンドローム」である。

　以下のような項目に当てはまれば、ロコモティブシンドロームと言われている（図1）。
①片脚立ちで靴下をはくのが困難。
②家の中でつまずいたりする。
③階段を上るときに手すりが欠かせない。
④その他（15分続けて歩けない、など）

　また、頻度の高い病態としては、骨粗鬆症、下肢の変形性関節症や関節炎、脊椎の変形や変性による神経障害が挙げられる。これらに該当しないように家庭でも簡単にできる運動がある。

　代表的なものに以下の運動がある。

【椅子を使ったスクワット】
　足部の位置と膝の位置を気にせず、椅子を使ったスクワットを行う（図2）。股関節、膝関節、足関節を少しでも良いので動かすことが重要となる。
　立ち上がる動作や座る動作を行う際にまずお腹を引っ込め、体幹を安定させてから行うと効果的である。腰掛ける椅子が低いと股関節、膝関節、足関節への負荷が過剰にかかることがあるため、「軽くできる」程度の高さの椅子を選ぶことが重要となる。無理なく継続することが大切である。

【開眼片脚立ち】
　床に着かない程度に片脚を上げる。体幹がぐらつくほど上げる必要はないが、左右1分間ずつ、1日3回行う（図3）。このときに支えが必要な人は机に手や指をついて行う。さらに背筋を伸ばし、ヘソを引っ込ませて行うと、体幹の筋力トレーニングにもなり、脊柱がより安定してくる。

　このように自宅でも簡単にできる運動を行うと効果的である。これに限らず、自分にあった運動を選んで継続することが大切である。

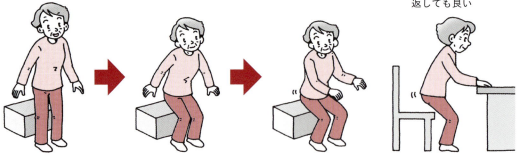

図2　椅子を使ったスクワット

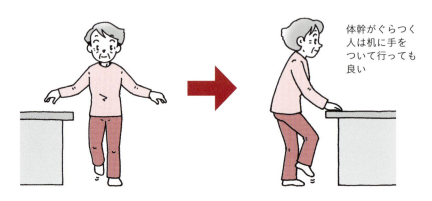

図3　開眼片脚立ち

1．過去1年間に転んだことがある	5点
2．背中が丸くなってきた	2点
3．歩く速度が遅くなってきたと思う	2点
4．杖を使っている	2点
5．毎日、5種類以上の薬を飲んでいる	2点
6．過去1年間に骨折したことがある	2点

図4　転倒チェックシート（鳥羽研二．臨床医に役立つ易転倒性発見のための「転倒スコア」より引用）

　高齢者においては転倒後の大腿骨頸部骨折はいくら治療が進歩したからといって「自分で動く」という機能を奪うことには間違いない。「継続は力なり」という言葉があるが、高齢になっても健康でいられる体力づくりのためには、毎日の積み重ねが重要である。日頃より転倒に対する予防策を講じなければならず、これらの効果を検証する上でも、**図4**に示す「転倒チェックシート」が定期的に自身の運動機能をチェックするものとして推奨されている。

　これは、鳥羽研二らが平成14年度「厚生労働省科学研究費補助金」効果的医療技術の確立推進臨床研究事業・転倒骨折班の合同審議で作成したものである。転倒ハイリスク者の早期発見の評価方法として、過去1年間の転倒歴と21項目の危険因子で構成された「転倒スコア」をベー

スにしており、そこから独立した有意な危険因子として6項目を抽出している。鳥羽らによると、転倒予測の有用性を検討したところ、カットオフポイント6/7点において、感度68％、特異度71％の成績が得られたとされている。

　しかしながら、運動を行うだけではなかなか関節の拘縮やそれに伴う関節や筋の痛みを取ることが難しい場合がある。温熱療法はこれらの症状を軽減させるのに効果的な方法である。それでも筋の拘縮が取れない場合は経穴や筋硬結部位への鍼や灸も効果的なことが近年検証されつつある。

　このように、整形外科分野においても、種々の実証に基づいた効果的な予防法を講じることが、健康で太く長く生きるコツと考えられる。

参考文献
1) 日経メディカル．運動器不安定症特集．日経メディカル12, 2007

総論
Chapter 3

中高齢者の健康・体力づくり

筑波大学大学院人間総合科学研究科　久野譜也
帝京平成大学ヒューマンケア学部鍼灸学科　恒松美香子

中高齢者の健康・体力づくりに関する国および地域での取り組み

　近年、我が国では高齢化が急速に進んでいる。平成25（2013）年には65歳以上の高齢者人口は、過去最高の3190万人となり、総人口に占める割合（高齢化率）も25.1％と過去最高となった。高齢者人口は今後も増加し、平成54（2042）年に3878万人のピークを迎えることが試算されている。その後は高齢者人口が減少するものの、総人口も減少傾向にあるため高齢化率は上昇を続け、平成72（2060）年には39.9％に達して、国民の約2.5人に1人が65歳以上の高齢者となることが推測されている。さらに、今後の高齢社会では、75歳以上の後期高齢者の占める割合が大きくなる超高齢化が進み、社会的な支援が必要となる虚弱な高齢者が増加することが見込まれている。それゆえ、超高齢社会では、要介護や要支援の高齢者が増加することによる医療費増加などの社会保障制度や、さらには労働人口の減少による国の経済力、町の活力、税収など、社会全般に幅広く影響を与えることが予測されている。

　実際、医療費についてみてみると、高齢になるに従って、特に後期高齢者で一人あたりの医療費は増加する傾向にある。また、国民の医療機関への外来受療の実体をみると、「循環器系」および「筋骨格系および結合組織」の疾患での受療率が、高齢者では高くなっている。

　循環器系疾患については、不適切な食生活や運動不足などの不健康な生活習慣に関連して、脳血管疾患および心疾患などの生活習慣病が発症しうる。そして、それらの疾患由来の症状により生活機能が低下し、最終的には要介護状態に陥る可能性がある。

　また、中高齢者の筋骨格系疾患としては加齢に基づく運動器の機能低下による疾患が影響することが考えられる。特に高齢者では、運動器の機能低下で、自立した生活が営めない介護状態に陥ってしまうこともある。

　以上のような状況を踏まえ、近年、我が国では「健康的に生活機能を保ちながら社会参加することが可能な期間」である"健康寿命"の延伸や、「要介護状態の発生をできる限り防ぐ（遅らせる）こと」および「要介護状態にあってもその悪化をできる限り防ぐこと」を目的とした介護予防等が健康政策上で重要視され、対策が取られている。

近年の我が国の中高齢者の健康・体力づくり対策

1）生活習慣病・メタボリックシンドローム対策

　生活習慣病は健康寿命の最大の阻害要因となるだけでなく、国民医療費にも大きな影響を与えることから、我が国の健康・体力づくり対策の重要課題の1つと位置づけられている。その対策の1つとして、健診・保健指導にメタボリックシンドローム（内臓脂肪症候群）の概念が導入さ

れた。メタボリックシンドロームは、内臓脂肪型肥満を共通の要因として高血圧、高血糖、脂質異常が引き起こされる状態で、それらの要因が重なるほど脳血管疾患、心疾患および糖尿病などの生活習慣病を発症する危険が増大する状態である。メタボリックシンドロームの診断を導入し、生活習慣病のハイリスク群を抽出することにより、早期からの疾患予防および改善のための対策が可能となる。メタボリックシンドロームの予防および改善には、生活習慣を改善して内臓脂肪を減少させることが重要である。厚生労働省はメタボリックシンドロームの予防および改善のために「1に運動、2に食事、しっかり禁煙、最後に薬」というスローガンを掲げており、まずは適切な運動を習慣づけることが内臓脂肪の減少には重要としている。

2）廃用症候群・介護予防対策：介護保険法を中心に

　社会の高齢化に伴う要介護者の増加を見込み、それを支えるシステムとして、平成12（2000）年に「介護保険法」がスタートした。この「介護保険法」に基づく「介護保険制度」は国民からの保険料を財源として、高齢者や要介護者に介護サービスを提供するという社会保障制度である。介護保険制度は、介護が必要な高齢者を支えるシステムとして定着してきたものの、一方で給付される費用の増加や、介護認定者のうち軽度者（要支援・要介護1）の大幅な増加などが問題となった。特に軽度者は徐々に生活機能が低下していく可能性がある廃用症候群の状態であるにもかかわらず、その状態を維持・改善するような適切なサービスが提供されていなかった。そこで、軽度者の介護度の重度化および要支援・要介護になる恐れのある者が要支援・要介護の状態になることを防止するなど、介護予防を重視した新予防給付の制度が、平成18（2006）年度からの介護保険制度の改正に盛り込まれた。この新予防給付には、廃用症候群対策として、運動器の機能向上を目的とする機能訓練も含まれている。

地域・職域における健康・体力づくりの状況

　近年、生活習慣病予防および介護予防などを目的に、地域・職域において、様々な健康・体力づくり事業が行われるようになってきている。しかしながら、これまでの地域・職域における健康・体力づくり、特に運動による健康・体力づくりの問題点としては、①教室型事業が中心で教室期間が終了した後のフォローが不十分であり、その後の運動などの健康・体力づくりの継続がなされない例が多い、②これまでの研究により、一人ひとりにあった個別プログラムの重要性が明らかになっているが、現実的には個別プログラムの実施・指導は行われていない例が多い、③健康・体力づくりに無関心な者は、従来の健康・体力づくり対策では行動の変容が認められにくい、などが挙げられる。効果的な健康・体力づくりを推進するためには、これらの問題を解決する必要がある。

1）健康・体力づくりを継続させるシステム

　健康・体力づくりのためには、運動が重要であることはよく知られている。そして、効果的な運動のポイントの1つには継続して行うことが挙げられる。図1に示すように、運動を継続すれば、たとえ高齢者であっても運動開始から30カ月後でも、運動効果が認められる。しかしながら、一時的に運動を休止すると、それまでの運動効果は消失している。したがって、今後の地域・職域における健康・体力づくりは、教室開催を永続的なものにする、また、一定期間は教室型で行い、その後はライフスタイル型（生活の中で運動プログラムを実行する）で運動を行うなど、いかに継続的に運動実施を可能としていける仕組みを作るかが重要といえるであろう。

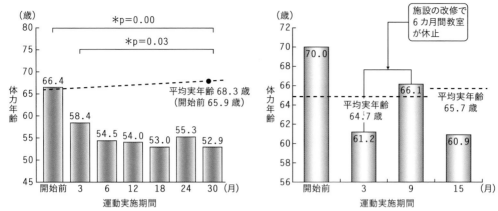

図1　運動の継続効果と中止による影響
（久野譜也．今後10年間における運動による健康政策の方向性．体育の科学2007：57（8）；572-579より）

2）個別プログラムの実施・指導

　運動を効果的な方法で行うためには、一人ひとりに合った個別プログラムの普及が求められる。特に、加齢による機能低下と、機能低下に伴うリスクが増加する中高齢者層の運動実施においては、より個別性が求められている。しかしながら、地域・職域においては、効果的な運動を指導する指導者が必ずしも存在していないのが現状であり、今後、運動指導者の人材育成も必要となる。

3）ITを活用した運動支援システム

　実際、健康・体力づくりの現場では、多人数に対しての個別運動プログラムの作成が、人材の質・量双方の点から困難であることも少なくない。そこで、多人数にアプローチでき、健康・体力づくりにおいて成果が出て、継続が可能となるような支援システムの開発が求められる。その手段として、近年、ITを活用した個別運動プログラム作成システムが注目されている。

　ITを活用した健康の維持・増進システムの例として、e-wellnessのシステムを紹介する。e-wellnessは、科学的根拠に基づいた健康・体力づくりを推進するために設立された筑波大学発ベンチャー企業、（株）つくばウエルネスリサーチのシステムである。e-wellnessは、科学的根拠に基づいた体力評価によって、その人に合ったプログラムを処方することができる。また同時に、日々の運動実施状況を、運動を実施する本人だけでなく、自治体などの管理者もモニターできる仕組みとなっている（**図2**）。そのため、このシステムは、地域における健康増進と介護予防の人材不足の解消、また、科学的根拠に基づくシステムおよびコンテンツ不足の解決にも寄与しているものと思われる。

　このe-wellnessを導入した例として、新潟県見附市のデータを示す。見附市ではe-wellnessを用いて運動プログラムを実践した結果、体力の向上や体組成（体脂肪率、筋肉率、内臓脂肪、BMI）の改善が認められた。さらに、運動教室参加者では比較群と比べて医療費が低い傾向が見られるなど、大きな成果を出している（**図3**）。

　このe-wellnessシステムによる健康・体力づくりの推進は、見附市以外の自治体や、また、企業などでも導入され、効果的な運動の継続に貢献している。

3. 中高齢者の健康・体力づくり

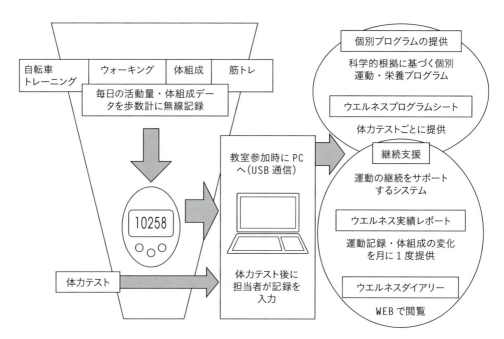

図2　e-Wellnessシステム（ITを活用した運動プログラム提供・継続支援・管理システム）
（久野譜也．地域におけるEBHに基づく高齢者の生活機能増進システムとその考え方．老年看護学 2005；9(2)：16-21をもとに作成）

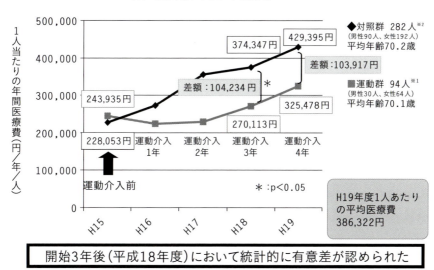

※1　教室参加者139人中5カ年継続で国民健康保険の被保険者であった者
※2　運動群と比較のために性・生年および平成15年度の総医療費を合わせ、国民健康保険5カ年継続加入者から3倍の人数を抽出
　　（出典：筑波大学　久野研究室）

図3　運動教室参加継続者と非参加者との医療費の比較
（見附市役所．運動継続者1人当たりの年間医療費の推移より転載）

4）運動の無関心層へのアプローチ

これまで、地域や職域などにおいて、健康・体力づくり支援が継続的に行われてきた。一方、様々な対策が行われているにもかかわらず、健康的な生活へ行動を変容できない、健康・体力づくりに対しての「無関心層」が多くいることも事実である。これまで、無関心層の人々の多くは、行動を変容する必要があることを認識しているにもかかわらず、自分の生活をなかなか変化させることができないと考えられてきた。しかしながら、近年の調査で、健康・体力づくりの上で望ましい健康的な行動に変容できないのは、「わかっていてもできない」のではなく、最新の健康情報が得られないことによる知識不足や、変容することの価値を認知できないというような「わかっていない」ことが原因である可能性が示唆されている。今後の健康・体力づくりは、これらの無関心層を考慮した対策も必要である。

5）健康・体力づくりを支援する街づくり

近年、良い景観、歩道自転車道の整備がなされていること、商店へのアクセスの良さなど街の構造が、住民の日常の歩行などの身体活動量の増加に関連しているという報告がなされている。そこで、街づくりを工夫することによって住民に行動変容を促すような取り組みも行われ始めている。

健康・体力づくりと街づくりを合体させた取り組みとして、「Smart Wellness City」のプロジェクトが平成22（2010）年より始まり、平成26（2014）年の時点で全国49の市・区・町で推進されている。このプロジェクトには、条例化による地域住民の歩きによる円滑な移動の確保や、街を再構成することにより歩きたくなる、歩いてしまう街づくりの計画が含まれている。具体的には、車両の通行規制、ウォーキングコースの整備、インフラ整備などが含まれる。住んでいるだけで自然に、楽しく「歩いてしまう」街の創造は、地域住民の日常の身体活動量の増加にもつながることが期待できる。また、このような街づくりは、運動の継続や運動への無関心層の問題を解決する一手段としても有効であると考えられる。

中高齢者に健康・体力づくりを指導する上での注意事項

中高齢者の健康・体力づくりに運動は必要不可欠である。効果的な運動を行うためには、その質的および量的な内容が重要となる。また、運動は健康・体力づくりに有用であるが、その一方で運動中に思わぬ事故が発生する可能性もある。

ここでは、中高齢者の健康・体力づくりに着目した効果的な運動の方法および安全な運動指導の方法について述べる。

1）中高齢者の健康・体力づくりのためのトレーニング～筋力トレーニングの重要性～

一般に加齢に伴い筋量の減少が認められ、筋量の減少は筋力の減少をもたらす。さらに、加齢による筋力の減少は上肢よりも下肢の方に顕著に認められる（図4）。このことは、加齢に伴う歩行能力の低下に関連すると推測される。

歩行動作の主働作筋の一つである大腰筋は、その横断面積が大きいほど歩行速度が速い傾向にある。また、大腰筋横断面積は大腿伸筋群と共に、他の下肢筋群に比べより歩行速度と強い関係が認められている。大腰筋は歩行中に脚を引き上げながら前方へ押し出す作用があることからも、筋量の減少と歩幅の減少とが関連することも考えられる。ゆえに、加齢に伴う歩行速度の減少は、歩幅の減少に依存することも推測される（図5）。また、大腰筋の筋量や筋力の低下が、高齢者によく見られるいわゆる「すり足」の状態にも関連していることも考えられる。高齢者の場合、

3. 中高齢者の健康・体力づくり

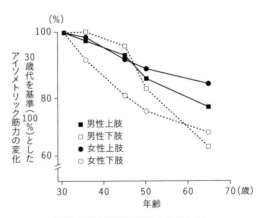

図4　加齢に伴う上肢と下肢の筋力変化
（参考文献16〜18をもとに作成）

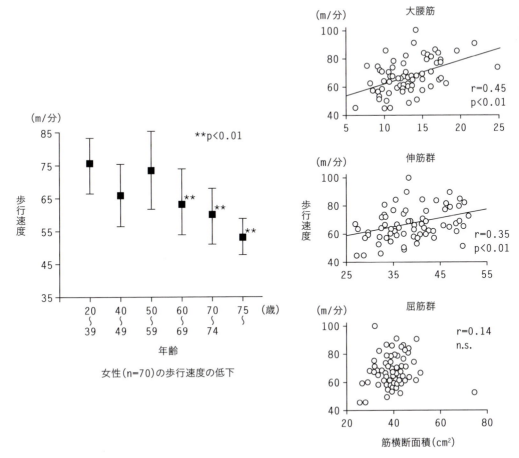

図5　加齢による歩行速度の低下と下肢筋力との関係
（参考文献17〜19をもとに作成）

表1　高齢者における筋力トレーニングの頻度と筋横断面積
（久野譜也．元気に歩くための筋肉の鍛え方．In：高齢者の生活機能増進法 地域システムと具体的ガイドライン．p.46-55，岡田守彦，他編．NAP，2000より）

グループ	トレーニング前		トレーニング後	
週2回群（65.2歳，n=12）	10.5±1.5	→	12.1±2.6	$p<0.05$
週1回群（67.1歳，n=19）	11.7±2.3	→	11.5±2.8	n.s.
非実施群（68.0歳，n=16）	10.3±2.0	→	9.5±2.0	$p<0.05$

平均値±標準誤差

　歩行能力の低下が将来的に寝たきりなど、重大な生活機能の制限につながることもある。そのため、大腰筋をはじめとした下肢の筋肉の筋量や筋力の低下予防のために運動が重要となる。
　一般的な中高齢者に対する運動処方は、ウォーキングなどの有酸素的な運動を中心に構成されることが多い。しかしながら、ウォーキングやジョギングなどの持久的な運動では、加齢に伴う下肢の筋量の減少抑制にあまり効果がないことが示されている。そこで、加齢に伴う筋量の減少を抑制し、その量の維持・増大のためには、高齢者であっても筋力トレーニングが効果的であるといえる。特に、歩行能力を加齢により低下させないために、あるいは低下したものを回復させるためには股関節や大腿部、特に大腰筋の筋量を増加させるような運動が必要となる。

2）高齢者の筋力トレーニングの効果

　60歳以上の高齢者に対して、1年にわたりトレーニングを継続してもらった例を示す。この筋力トレーニングでの負荷は通常行われる強度より20%程度低めに設定している。トレーニングの頻度は週1回もしくは2回とした。その結果、筋力トレーニング非実施群は、1年経過後で筋量の減少が認められたのに対し、週1回実施群では1年前とほぼ同様な筋量を維持し、2回実施群は1年前より高い数値を示した（**表1**）。これらの結果は、筋力トレーニングとしての強度を従来から示されている基準より低く設定しても、トレーニング期間が長期に渡れば効果が得られることを示している。また、筋力トレーニングの効果を得るためには、トレーニングは、最低週1回は行うこと、さらなる筋力向上を求めるのであれば、週2回程度実施することが望ましいと考えられる。

3）ウォーキングの効果

　前述したようにウォーキングは、筋量の減少予防の観点からは運動として不十分ある。しかしながら、ウォーキング、つまり歩行などで身体活動量を増加させることは、メタボリックシンドローム予防や、メタボリックシンドロームに関連する生活習慣病の発症およびこれらの疾患による死亡リスク低下につながる。
　厚生労働省が平成25（2013）年に発表した「健康づくりのための運動指針2013（アクティブガイド）」には、生活習慣病予防の目的で推奨される身体活動量が示されている。18～64歳の身体活動（生活活動・運動）の基準としては、歩行またはそれと同等以上の強度の身体活動を毎日60分行うなど、強度が3METs（普通歩行程度の運動強度）以上の身体活動を23METs・時/週行うことを推奨している。わかりやすく表現すると毎日60分以上の普通歩行を行うことが求められている。
　また、65歳以上の身体活動（生活活動・運動）の基準としては、横になったままや座ったままにならなければどんな動きでもよいので、身体活動を毎日40分行うなど、強度を問わず身体活動を10METs・時/週行うことを推奨している。さらに、全年齢層において、今より毎日10分

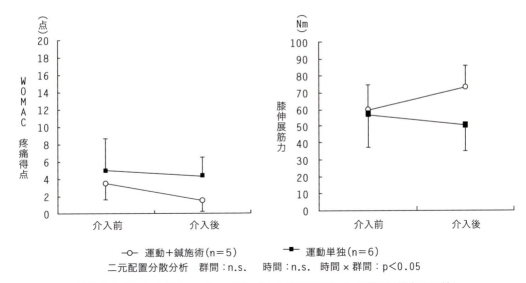

図6　運動と鍼施術を併用した群および運動単独群との膝関節痛および膝伸展筋力の比較
（恒松美香子，横山典子，久野譜也．運動と痛みのケア．体育の科学2010：60（8）：533-536より）

ずつ長く歩くようにするなど、現在の身体活動量を少しでも増やすことで生活習慣病が予防可能であり、健康寿命の延伸につながることを示している。

今後もさらなる高齢化が進展すると予測される日本において、健康寿命の延伸のための健康・体力づくりには、筋力トレーニングとウォーキングなどの持久的トレーニングとを組み合わせて行う有用性は高い。

4）安全な運動のために

運動を安全に行うためには、運動開始前に健康状態の医学的評価（メディカルチェック）を行い、その結果に基づいた適切な運動指導・運動処方が必要となる。メディカルチェックでは問診（冠危険因子の有無、運動習慣および運動に伴う自覚症状の有無・内容）、理学所見（血圧、心拍数、聴打診など）、臨床検査（心電図、胸部X線、血液検査など）などが必須となる。また、血圧についてはメディカルチェックの時だけでなく運動前に毎回測定し、180/100mmHg以上などコントロールが不良な場合には、運動は行わず、血圧治療後に運動を開始することが望ましい。

さらに、メディカルチェック以外に、運動当日の体調を自分自身でチェックすることも重要である。日本臨床スポーツ医学会では「スポーツ参加当日のセルフチェック」として①熱はないか、②からだはだるくないか、③昨夜の睡眠は十分か、④食欲はあるか、⑤下痢をしていないか、⑥頭痛や胸痛はないか、⑦関節の痛みはないか、⑧過労はないか、⑨前回の運動の疲れは残っていないか、⑩今日の運動を行う意欲は十分にあるか、の10項目に1つでも該当する場合には当日のスポーツ参加は避けて休養をとることを、さらに、1週間以上、上記の①から⑩の症状が続いている場合は、医師の診察を受けることを勧めている。

鍼灸と運動による健康・体力づくりの可能性

近年の予防を重視した健康・体力づくりの流れの中において、鍼灸施術をどのように生かしていくかが今後の鍼灸業界においての課題であろう。そこで、健康・体力づくりに欠かせない運動を効果的に行うために鍼施術を活用した、筆者らの取り組みを紹介する。

この取り組みでは、軽度の膝関節痛を有する中高齢女性を対象とし、鍼施術と膝周辺の筋力トレーニングおよびストレッチを組み合わせた運動プログラムを併用した群と、運動プログラム単独群の2群に分けて8週間の介入を行った。その結果、鍼施術と運動プログラムを併用した群の方が、運動プログラム単独群よりも、筋力および痛みがより改善する傾向が認められた（**図6**）。運動プログラムと鍼施術を併用した群では、鍼施術により疼痛症状が改善し、筋力トレーニングでより強く筋力を発揮したり、十分に筋をストレッチしたりすることが可能となったことが推測される。

　運動を効果的に行うためには、運動実施に障害となりうるような症状がないように、日ごろから体調を整えることも重要である。鍼灸施術が得意とする疼痛などの症状の軽減や全身の体調管理を単独で行うのではなく、運動指導と組み合わせることが、新たな鍼灸施術の有効活用につながるかもしれない。

まとめ

　鍼灸臨床においては、愁訴に対する施術のみならず、患者からの健康・体力づくりに関連した質問・相談への対応も、臨床の一環であると筆者らは考える。その際に、現在のわが国の健康・体力づくりの方向性を踏まえ、科学的根拠に基づいた健康・体力づくりの方法を患者に提供することが必須であろう。

参考文献

1) 内閣府．平成26年版高齢社会白書，2014（http://www8.cao.go.jp/kourei/whitepaper/w-2012/zenbun/s1_1_1_02.html）
2) 久野譜也．今後10年間における運動による健康政策の方向性．体育の科学2007；57（8）：572-579
3) 久野譜也．少子高齢・人口減社会における運動実践の意義．体育の科学2008；58（12）：836-841
4) 厚生労働省．平成23年度 国民医療費の概況，2013（http://www.mhlw.go.jp/toukei/saikin/hw/k-iryohi/11/index.html）
5) 厚生労働省．平成23年（2011）患者調査上巻第26-2表外来受療率（人口10万対），性・年齢階級×傷病分類×外来（初診-再来）別，2012（http://www.e-stat.go.jp/SG1/estat/List.do?lid=000001103073）
6) 政府・与党医療改革協議会：医療制度改革大綱，2005（http://www.mhlw.go.jp/bunya/shakaihosho/iryouseido01/pdf/taikou.pdf）
7) メタボリックシンドローム診断基準検討委員会．メタボリックシンドロームの定義と診断基準．日本内科学雑誌2005；94（4）：794-809
8) 厚生労働省．メタボリックシンドロームを予防しよう（http://www.mhlw.go.jp/bunya/kenkou/metabo02/index.html）
9) 厚生労働省．介護保険制度改革の概要―介護保険法改正と介護報酬改訂―，2006（http://www.mhlw.go.jp/topics/kaigo/topics/0603/dl/data.pdf）
10) 久野譜也．地域におけるEBHに基づく高齢者の生活機能増進システムとその考え方．老年看護学；9（2）：16-21
11) 見附市役所．健康運動教室参加者の医療費分析の結果（http://www.city.mitsuke.niigata.jp/ctg/00310631/00310631.html）
12) 久野譜也，吉澤裕世．歩いて暮らせる健康都市構築の必要性．新都市2014；68（5）：9-13
13) Inoue S, Murase N, Shimomitsu T, et al. Association of physical activity and neighborhood environment among Japanese adults. Prev Med 2009；48（4）：321-325
14) Inoue S, Ohya Y, Odagiri Y, et al. Association between perceived neighborhood environment and walking among adults from 4 cities in Japan. J Epidemiol 2010；20（4）：277-286
15) Smart Wellness Cityホームページ（http://www.swc.jp/）
16) Asmussen E. Aging and exercise. In：Environmental physiology：Aging, heat and altitude. pp.419-428, Horwath SM, Yousef KM editor, Elsevier Science, New York, 1980
17) 久野譜也．中・高齢者の筋力トレーニングと生活習慣病の予防．成人病と生活習慣病2014；34（5）：651-664
18) 久野譜也．元気に歩くための筋肉の鍛え方．In：高齢者の生活機能増進法 地域システムと具体的ガイドライン．p.46-55，岡田守彦 他編，NAP，2000．
19) 金俊東，久野譜也，相馬りか，他．加齢による下肢筋量の低下が歩行能力に及ぼす影響．体力科学2000；49（5）：

589-596
20) 厚生労働省．健康づくりのための身体活動基準，2013（http://www.mhlw.go.jp/stf/houdou/2r9852000002xple-att/2r9852000002xpqt.pdf）
21) 鰺坂隆一．運動開始のためのメディカルチェック．In：地域における高齢者の健康づくりハンドブック．p.44-45，松田光生，他編，NAP，2001
22) 財団法人健康・体力づくり事業財団．メディカルチェックについて．In：健康運動実践指導者用テキスト．p.9-12，財団法人健康・体力づくり事業財団，2009
23) 村山正博．日本臨床スポーツ医学会学術委員会勧告．日臨スポーツ医会誌2005；13（Suppl）：260-275
24) 恒松美香子，横山典子，久野譜也．運動と痛みのケア．体育の科学2010；60（8）：533-536

総論
Chapter 4

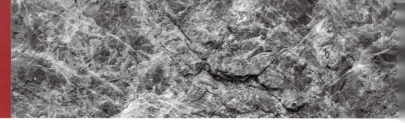

中高齢者の鍼灸受療状況

筑波大学理療科教員養成施設　恒松隆太郎
帝京平成大学ヒューマンケア学部　恒松美香子
筑波大学理療科教員養成施設　宮本俊和

はじめに

　我が国は過去に経験したことがない高齢社会に突入している。厚生労働省「平成24年簡易生命表の概況」によると2012年の平均寿命は、男性では79.9歳、女性では86.4歳と世界でもトップクラスの高さとなっていることが報告されている。

　さらに、65歳以上の高齢者人口は、2012年（平成24年）時点で過去最高の3079万人となり、総人口に占める割合（高齢化率）も24.1％となり、今後も総人口に占める高齢者の割合は増加することが見込まれている（内閣府の高齢社会白書より）。このように我が国が高齢社会となった背景には、医学の発展や医療制度の整備により、多くの疾患や障害を克服してきたことも大きく関与しているものと考えられる。

　平均寿命は高いレベルを保っている一方で、自立した生活を送ることができる「健康寿命」は2010年の観察値で男性70.4歳、女性73.6歳となっている（厚労科研費「健康寿命における将来予測と生活習慣病対策の費用対効果に関する研究」より）。高齢者では加齢による身体の変化や機能の低下により、日常生活動作、外出、仕事、家事、運動など、社会生活を自立して行うことが困難となりうることも知られている。そのため、単なる寿命の延伸のみならず質的にも充足した健康寿命の延伸が求められるようになってきている。医療の質的な充足のために用いられる手段には医療保険の適応となる治療や療法のみならず様々な手段が用いられていることが推測されるが、近年、その一つの手段として、相補・代替医療（Complementary and Alternative Medicine：以下CAM）にも関心が寄せられている。我が国でも多くのCAMが利用されていることが報告されているが、最も古くから我が国で利用されているCAMの1つに鍼施術が挙げられる。

　日本における鍼施術は、江戸時代までは国の医学の主流となっていたが、現在では、その歴史的・社会的・医学的な背景によりCAMとみなされることが一般的である。しかしながら、鍼灸治療は現在の日本の医療において主とした治療法ではないにもかかわらず、各地域に多くの施術所が存在し、鍼灸師が地域住民に治療を行っている。特に中高齢者においては、腰痛、肩こり、手足の関節痛といった鍼灸治療の適応症ともいえる筋骨格系の症状を訴える者が多いことが知られており、鍼灸治療がこれらの症状の緩和に活用されていることも推測される。

　ここでは国民の鍼灸治療の全般的な受療関連状況を概説する。さらに、可能な限り、中高齢者の鍼灸治療の受療の特徴を示す。

表1　我が国の成人の鍼灸治療受療率に関する調査結果まとめ

報告者	調査年	受療率
山下ら[6]	2001年	6.7%
石崎ら[8]	2003年	7.5%
藤井ら[9]	2009年	9.5%
石崎ら[10]	2003年	6.5%
	2004年	4.8%
	2005年	6.4%
	2006年	6.7%

注1：調査年は論文中に記載されている調査年
注2：文献8の石崎らの受療率は鍼灸施術所へ通院して鍼灸治療を受けた者および自宅で鍼灸治療を受けた者を合わせた受療率、一方、文献10の石崎らの2003年の受療率は施術所へ通院して鍼灸治療を受けた者のみの受療率

鍼灸治療の受療状況

1）鍼灸治療の受療者数および受療率

　我が国における鍼灸治療の受療者数および受療率に関して、いくつかの調査が行われている。ここでは2000年以降の報告やデータをもとに概説していく。

①成人すべてを対象とした鍼灸治療の受療者数および受療率

　20歳以上の成人を対象とした我が国の鍼灸治療の受療者数および受療率の調査がこれまでにいくつか行われている。

　山下仁らが2001年に行った電話による全国的なCAMの利用調査では、調査対象1000人中、鍼灸施術の利用率は6.7%と報告されている。

　石崎直人らが2003年に行った全国規模の面接調査では、調査時点からさかのぼって過去1年以内に鍼灸治療を利用した者は1420人中107人（7.5%）と報告されている。

　藤井亮輔らが2009年に行った全国規模の面接調査では、調査時点からさかのぼって過去1年間に鍼灸治療を含む療法を受けた者は1362人中129人（9.5%）と報告されている。

　また、石崎直人らによる2003年（回答数1420人、回答率71.0%）、2004年（回答数1338人、回答率66.9%）、2005年（回答数1337人、回答率66.9%）、2006年（回答数1346人、回答率67.3%）の4年間にわたる、20歳以上の男女を対象とした鍼灸治療の受療状況に関する全国規模の調査では、調査時点からさかのぼって過去1年間の鍼灸治療の受療率は、2003年は6.5%、2004年は4.8%、2005年は6.4%、2006年は6.7%であることが報告されている。以上の報告から、2000年代の我が国の成人の鍼灸治療の受療率は4.8から9.5%程度であることが考えられる（表1）。

　なお、矢野忠らは、鍼灸治療の受療率をもとに、我が国の20歳以上の人口を約1億人とみなして、鍼灸治療の受療率をもとに鍼灸治療の受療者数を試算している（1億人に受療率を乗じている）。矢野らと同じ手法で計算すると1年間に我が国の成人の470万人から950万人が鍼灸治療を受療していることが概算できる。

　一方、厚生労働省による2010年の国民生活基礎調査では、有訴者（病気やけが等で自覚症状のある者）の最も気になる症状に対する治療手段を調査している。この国民生活基礎調査では、鍼灸治療は、あん摩および柔道整復といった他の治療方法も含めての調査となっているが、全年代における利用者数は男性有訴者1736.7万人のうち119万人（6.9%）、女性有訴者2314.8万人のうち221.1万人（9.6%）であることが示されている（図1）。この国民生活基礎調査における鍼

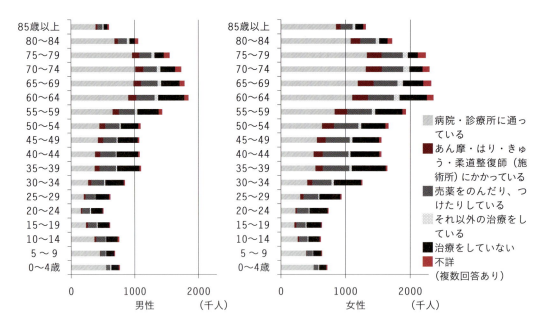

図1　有訴者の最も気になる症状の治療状況
（厚生労働省「平成22年国民生活基礎調査」をもとに作成）

灸治療受療者数は、あん摩および柔道整復を含めても、矢野らの手法により概算した受療者数よりも少ない。鍼灸治療は自覚的な症状が無くても、疾患の予防、体調管理、健康増進、リラクゼーションなどの目的に利用されることもある。山下ら、石崎ら、藤井らの鍼灸治療の受療率には、上記のように自覚症状がなくても鍼灸治療を受療した者も含まれていたため、国民生活基礎調査での結果より多い受療者数となった可能性も考えられる。

②年代別の鍼灸治療の受療者および受療率：特に中高齢者における受療者数および受療率

　国民生活基礎調査では最も気になる症状の治療手段について年代別の状況も報告している。年代別の鍼灸治療、あん摩、柔道整復の利用状況は、男性有訴者では60歳から64歳（166.5万人）の年代での13.7万人（8.2％）をピークに、55歳から79歳までの5歳ごとの各年代ではそれぞれ10万人以上に利用されている。また、女性有訴者では70歳から74歳（189.3万人）の年代での25.3万人（13.4％）をピークに、35歳から84歳までの5歳ごとの各年代でそれぞれ10万人以上が、さらに60歳から79歳までの5歳ごとの各年代においてはそれぞれ20万人以上と、男性以上に症状の軽減に鍼灸治療、あん摩、柔道整復が利用されていることが示されている。

　鍼灸治療のみに特化した年代別の受療状況については、石崎らが2003年から2006年にかけて調査を行っている。2003年から2006年の4年間で調査時点からさかのぼって過去1年の鍼灸治療の受療率は20歳から39歳の年代では2.8％〜4.1％、40歳から59歳の年代では3.4％〜6.9％、60歳以上の年代では8.5％〜9.5％であり、いずれの調査年でも年代が高くなるにつれて、鍼灸治療の受療率が高くなっていた。

　以上、2つの調査結果からは、鍼灸治療は中高齢者、特に60歳以上の年代での利用率が高く、中高齢者の健康増進・管理に利用されていることが考えられる。

　しかしながら、山下らの報告では、石崎らおよび国民生活基礎調査の報告とは異なり、年代別

の鍼灸治療の利用率は、20歳から39歳（369人）の年代では7.3％、40歳から59歳（376人）の年代では6.6％、60歳から79歳（255人）の年代では5.9％と年齢が高くなるのに従い、鍼灸治療の受療率が低下していた。今後、年代別の鍼灸治療の受療者数および受療率を明らかにするためには更なる調査が必要であると思われる。

2）鍼灸治療を受療する目的となった症状

①成人すべてを対象とした鍼灸治療受療者の症状

20歳以上の成人を対象に、鍼灸治療を受療する目的となった症状に関する調査がこれまでにいくつか行われている。

高野道代らが2000年に行った全国規模の調査では、鍼灸院に通院する患者で最も多かった症状は有効回答1291人のうち、腰痛772人（59.8％）が最も多く、次いで肩こり763人（59.1％）、首のこり562人（43.5％）、足の痛み321人（24.9％）、肩の痛み294人（22.8％）等、筋骨格系の症状が上位を占めていた。

石崎らの調査では、鍼灸治療を受療する目的となった症状は筋骨格系の症状（81.6％）が最も多く、次いで疲労倦怠（6.9％）、健康増進（5.1％）、頭痛（4.8％）、目の疲れ（3.2％）などとなっている。また、鍼灸治療の受療目的として最も多かった筋骨格系の症状は腰痛（50.9％）が最も多く、次いで肩こり（35.9％）、膝痛（12.0％）、肩痛（5.2％）等であった。

筆者らが行った筑波大学理療科教員養成施設理療臨床部（以下、筑波大学）での2003年の調査でも筋骨格系の症状（80.9％）が鍼灸治療受療者の主訴として最も多く、この筋骨格系の症状の部位としては腰部（32.1％）が最も多く、次いで頚肩背部（29.9％）、下肢（11.5％）、膝関節（7.6％）、肩関節（6.5％）の順であった。

以上の報告から、我が国の成人の鍼灸治療を受療する目的となった症状としては筋骨格系の症状が多いことが考えられる。

②年代別の鍼灸治療受療者の症状：特に中高齢者における症状

年代別の鍼灸治療を受療する目的となった症状については、2008年～2012年にかけての筑波大学における鍼灸治療を受療した患者の統計情報からの結果を示す。65歳以上の高齢者が鍼灸治療を受療した症状としては、8割以上の患者が筋肉、関節、靭帯などの筋骨格系に関連する症状の軽減を目的に鍼灸治療を受療していた（図2）。

さらに、筑波大学において筋骨格系の症状の軽減目的で鍼灸治療を受療した高齢者の部位の内訳を図3に示す。いずれの年も高齢者では腰部の症状が最も多く訴えられ（筋骨格系の症状を主訴とする患者の29.4％～34.8％）、次いで、頚肩背部（筋骨格系の症状を主訴とする患者の19.2％～22.9％）、膝関節（筋骨格系の症状を主訴とする患者の8.3％～18.7％）、下肢（筋骨格系の症状を主訴とする患者の7.4％～11.6％）の症状が多く訴えられていた。

高齢者では腰部や膝の変形性関節症が増加することが報告されており、また、中高齢者の最も気になる症状として腰痛や関節の症状が増加することもよく知られている。鍼灸治療は腰痛や変形性膝関節症に伴う疼痛軽減や機能改善に有効であることが臨床研究でも報告されており、我が国において、臨床上も筋骨格系の症状に対して有効に鍼灸治療が活用されていることを反映している結果であると推測される。

3）鍼灸治療の受療契機・動機

鍼灸治療の受療動機については、石崎らの全国規模の調査では家族や知人の紹介（58.7％）が最も多く、次いで病院の治療や検査で不十分（12.8％）、薬を使いたくない（12.5％）、病院に行

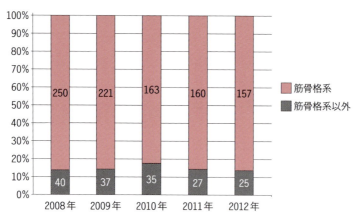

図2　高齢患者の主訴
（筑波大学理療科教員養成施設の統計情報をもとに作成）

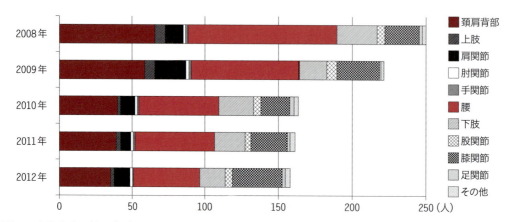

図3　高齢患者の筋骨格系の主訴の部位
（筑波大学理療科教員養成施設の統計情報をもとに作成）

くほどの症状ではない（11.7％）、医師の勧め（8.8％）などであった。
　筆者らは鍼灸治療受療者に対し、筑波大学で鍼灸治療を行っていることを知った契機を調査している。この結果、鍼灸治療の受療動機としては、筑波大学での鍼灸治療の受療経験がある患者からの紹介が最も多く、ここでも石崎らの報告と同様、家族や知人の紹介が鍼灸治療の契機として多いことが推測される。
　2005年に筑波大学で行われた筆者らの調査による鍼灸治療の受療動機を**表2**に、鍼灸治療の継続理由を**表3**に示す。鍼灸治療の受療動機としては「症状に対する効果があると思ったから」（95.0％）が最も多く、次いで、「体に良さそうだから」（82.2％）、「丁寧にみてもらえる（と思ったから）」（78.2％）等であった（**表2**）。鍼灸治療の継続理由は、「丁寧にみてもらえるから」（93.2％）が最も多く、次いで、「症状が軽くなるから」、「他の治療（だけ）よりも症状に対する効果がある（気がする）から」（以上2項目87.4％）、「症状について説明してくれるから」（81.6％）等であった（**表3**）。
　以上の結果から、鍼灸治療の受療の契機や動機として、一つは家族や知人など身近な者からの口コミが重要であると思われる。さらに、鍼灸治療を受療する目的としては、患者は自分の症状

表2　鍼灸治療を受療した動機
(半田美香子，恒松隆太郎，宮本俊和，吉川恵士，久野譜也．鍼施術の受療動機に関する調査．第56回全日本鍼灸学会大会発表データより)

	非常にあてはまる・あてはまる	あまりあてはまらない・あてはまらない
症状に対する効果があると思ったから	96人（95.0％）	5人（ 5.0％）
体に良さそうだから	83人（82.2％）	18人（17.8％）
丁寧にみてもらえるから（と思ったから）	79人（78.2％）	22人（21.8％）
大学の施設だから	76人（75.2％）	25人（24.8％）
治療費が安いから	73人（72.3％）	28人（27.7％）
薬を使わない治療だから	72人（71.3％）	29人（28.7％）
人に勧められたから	66人（65.3％）	35人（34.7％）
他の医療機関の治療で効果を感じなかったから	62人（61.4％）	39人（38.6％）
交通の便がよいから	55人（54.5％）	46人（45.5％）
知り合いが鍼治療を受けている（いた）から	49人（48.5％）	52人（51.5％）
テレビ・新聞・雑誌などで鍼が良いといわれていたから	23人（22.8％）	78人（77.2％）
筑波大学での鍼治療の看板・チラシ・雑誌記事などをみたから	19人（18.8％）	82人（81.2％）

(有効回答数101人)

表3　鍼灸治療の継続理由
(半田美香子，恒松隆太郎，宮本俊和，吉川恵士，久野譜也．鍼施術の受療動機に関する調査．第56回全日本鍼灸学会学術大会発表データより)

	非常にあてはまる・あてはまる	あまりあてはまらない・あてはまらない
丁寧に見てもらえるから	96人（93.2％）	7人（ 6.8％）
症状が軽くなるから	90人（87.4％）	13人（12.6％）
他の治療（だけ）よりも症状に対する効果がある（気がする）から	90人（87.4％）	13人（12.6％）
症状について説明してくれるから	84人（81.6％）	19人（18.4％）
大学の施設だから	78人（75.7％）	25人（24.3％）
体に良いことをしたいから	76人（73.8％）	27人（26.2％）
治療費が安いから	75人（72.8％）	28人（27.2％）
鍼治療を受けていると安心だから	70人（68.0％）	33人（32.0％）
薬を使いたくない（減らしたい）から	68人（66.0％）	35人（34.0％）
交通の便がよいから	55人（53.4％）	48人（46.6％）

(有効回答数103人)

を従来の治療だけで治療するのではなく、鍼灸治療を利用して、より良く改善したいという健康志向が関連していることも考えられる。

4）鍼灸治療の継続状況の特徴

　年齢別の鍼灸治療の受療期間の違いを示すために、筑波大学の統計情報を用いて2008年から2012年の5年間の平成65歳以上の高齢者の患者と65歳未満の患者との来療回数の比較を行った。65歳以上の患者は65歳未満の患者に比べていずれの年も有意に治療回数が多かった（図4）。高齢者では慢性的な筋骨格系の症状を有する者が多く、治癒までに時間がかかったり、また症状の治癒ではなく、症状の管理に鍼灸治療を利用している可能性も考えられる。

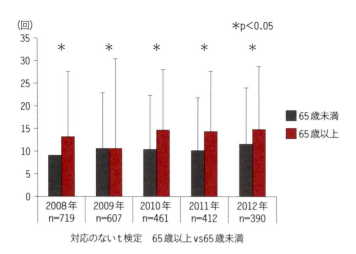

図4　65歳以上と65歳未満の鍼灸治療受療者の治療回数の比較
（筑波大学理療科教員養成施設の統計情報をもとに作成）

まとめ

　我が国では鍼灸治療は、中高齢者、特に高齢者で多く利用されていることがうかがわれた。これは高齢になるにつれて増加する、筋骨格系の症状の管理に鍼灸治療が活用されていることに関連する結果であることも推測できる。筋骨格系の疼痛などの症状は日々の生活を快適に送ることを妨げる可能性が考えられる。また、高齢期においては筋骨格系の症状は自立して活動することを妨げ、介護状態に陥るきっかけとなる可能性もある。筋骨格系の障害はまずは医師などによる医療機関での治療や管理が重要であるが、より高い効果を求めるために患者は鍼灸治療を利用している可能性が高い。また、筋骨格系の症状に限らず、我が国の中高齢者は健康増進や疾病予防など、様々な目的で鍼灸治療を利用していることも考えられる。

　鍼灸治療で中高齢者の不快な症状を軽減することはより快適な日々や老後を送るために有効であり、健康寿命の延伸に貢献できる可能性を秘めている。

参考文献

1) 厚生労働省．平成24年簡易生命表の概況
　 http://www.mhlw.go.jp/toukei/saikin/hw/life/life12/index.html
2) 内閣府．平成25年版高齢社会白書（全体版），平成24年度高齢化の状況及び高齢社会対策の実施状況，第1章高齢化の状況：第1節高齢化の状況：1高齢化の現状と将来像（1）：高齢化率が24.1％に上昇
　 http://www8.cao.go.jp/kourei/whitepaper/w-2013/zenbun/s1_1_1_01.html
3) 内閣府．平成24年版高齢社会白書（全体版），　平成24年度高齢化の状況及び高齢社会対策の実施状況，第1章高齢化の状況：第1節高齢化の状況：1高齢化の現状と将来像（2）：将来推計人口でみる50年後の日本
　 http://www8.cao.go.jp/kourei/whitepaper/w-2012/zenbun/s1_1_1_02.html
4) 厚生労働科学研究費補助金．循環器疾患・糖尿病等生活習慣病対策総合研究事業，健康寿命における将来予測と生活習慣病対策の費用対効果に関する研究．平成23年度〜24年度総合研究報告書
　 http://toukei.umin.jp/kenkoujyumyou/houkoku/H23-H24.pdf
5) 吉田勝美．相補・代替医療の可能性と展望．病院 2004；63（5）：374-8
6) Yamashita H, Tsukayama H, Sugishita C. Popularity of complementary and alternative medicine in Japan：a telephone survey. Complement Ther Med. 2002；10（2）：84-93
7) 厚生労働省．平成24年衛生行政報告例（就業医療関係者）結果の概況
　 http://www.mhlw.go.jp/toukei/saikin/hw/eisei/10/dl/h22_ahaki.pdf
8) 石崎直人，岩正弘，矢野忠，他．我が国における鍼灸の利用状況等に関する全国調査．全日本鍼灸会誌 2005；55（5）：

697-705
9) 藤井亮輔，矢野忠．鍼灸療法の受療率に関する調査研究 鍼灸の単独療法と按摩・マッサージ・指圧を含む複合療法（三療）との比較．明治国際医療大学誌2013；8：1-12
10) Ishizaki N, Yano T, Kawakita K. Public status and prevalence of acupuncture in Japan. Evidence Based Complement Alternative Medicine2010；7（4）：493-500
11) 矢野忠，石崎直人，川喜田健司，丹澤章八．国民に広く鍼灸医療を利用してもらうためには今，鍼灸会は何をしなければならないのか－鍼灸医療に関するアンケート調査からの一考察－その（1）鍼灸医療の利用率と鍼灸医療の市場規模について．医道の日本2005；9：138-146
12) 厚生労働省．平成22年国民生活基礎調査，第57表：有訴者数、最も気になる症状の治療状況（複数回答）・性・年齢（5歳階級）別
http://www.e-stat.go.jp/SG1/estat/GL08020103.do?_toGL08020103_&listID=000001083964&requestSender=estat
13) 高野道代，福田文彦，石崎直人，他．鍼灸院通院患者の鍼灸医療に対する満足度の横断的研究．全日本鍼灸学会会誌2002；52（5）：562-74
14) 恒松隆太郎．筑波大学理療科教員養成施設理療臨床部報告．筑波大学技術報告2005；25：17-20
15) Yoshimura N, Muraki S, Oka H et al. Prevalence of knee osteoarthritis, lumbar spondylosis, and osteoporosis in Japanese men and women: the research on osteoarthritis/osteoporosis against disability study. J Bone Miner Metab. 2009；27（5）：620-8
17) 厚生労働省．平成22年国民生活基礎調査，第55表：有訴者数、年齢（5歳階級）・最も気になる症状・性別
http://www.e-stat.go.jp/SG1/estat/GL08020103.do?_toGL08020103_&listID=000001083964&requestSender=estat
18) Selfe TK, Taylor AG. Acupuncture and osteoarthritis of the knee：a review of randomized, controlled trials. Fam Community Health. 2008；31（3）：247-54
19) Weidenhammer W, Linde K, Streng A, Hoppe A, Melchart D：Acupuncture for chronic low back pain in routine care：a multicenter observational study. Clin J Pain 2007；23：128-135
20) 坂井友実，津谷喜一郎，津嘉山洋，他．腰痛に対する低周波鍼通電療法と経皮的電気刺激法の多施設ランダム化比較試験．全日本鍼灸学会誌2001；51（2）：175-184
21) 半田美香子，恒松隆太郎，宮本俊和，吉川惠士，久野譜也．鍼施術の受療動機に関する調査．全日本鍼灸学会誌2007；57：424

総論
Chapter 5

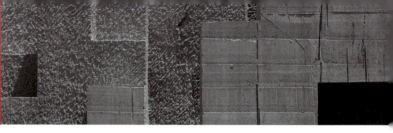

鍼治療

筑波大学理療科教員養成施設　濱田淳

　筑波大学理療科教員養成施設では、治療の原理として経絡や経穴の特異的効果よりも、解剖学的、生理学的な知見に基づいて施術を行っている場合が多い。
　診察上、客観的所見の得られやすい筋骨格系の施術を得意としており、そのため、主動作筋や支配神経を施術対象とすることが多い。刺激方法としては、施鍼のみ（置鍼法・雀啄法）、あるいは低周波鍼通電を用いている。後者については別項に譲り、ここでは基礎技術とも言える刺鍼法に関して、中高齢者に特化して述べる。

中高齢者に鍼をする前に
　人は30歳を過ぎたあたりから心身の機能低下を自覚するようになる。加齢とともにその自覚は強くなり、周囲の人にもわかるくらいになっていく。高齢になっていく過程で、女性では更年期障害による問題、男性では退職による問題、あるいは友人や親族などを亡くしたことによる喪失感や将来への不安など身体的な障害だけでなく、精神的な問題も健康状態に影響を及ぼす傾向が強くなる。そのため、中高齢者の愁訴は単独の原因では解釈しきれない場合が多く、基盤に退行性変性があるので、愁訴の原因が多層化・複雑化し、改善までに時間がかかることが多い。
　治療にあたっては、一度傷害された組織は完全な原状に復することは多くないということを患者に認識してもらうことが大事である。若いときと同様に回復すると思っている患者には、症状は同じであっても状況や病態が異なること、自分の身体に何が起こっているかを理解してもらい、将来予測（自然経過）を説明する必要がある。その上で鍼施術が果たす役割（効果）について納得してもらうことが必要である。鍼治療は適応と限界を有する治療法であり、施術者まかせという姿勢だけでは回復が遅くなるケースも見受けられるため、施術者と患者が共同で治していくという態勢を構築する。
　以下、中高齢者への鍼施術で認識しておくべきポイントを解説する。

鍼施術を進める上での注意点
1）姿勢変化や変形、あるいは治療姿勢の問題
　加齢により、組織の柔軟性の低下や筋力低下、関節可動域の低下、運動機能の劣化などにより、狭い治療ベッド上での体位変換が難しくなり、落下など思わぬ事故につながることがあるので、運動機能評価を兼ねた見守りや支え、手助けが必要である。
　ベッドからの落下防止あるいは被害を小さくするには、昇降可能なベッドを使用し、体位変換時や立位介助に役立てるのが理想的である。また、落下防止の柵を用いるのも良いが、しばしば施術の妨げになる。また、管鍼法を使う場合、通常は上から打つところを下から打つなど、患者

のとれる姿勢に合わせた刺入技術を工夫することが必要になる。特に往診の場合、施術環境に苦労することが多い。

たとえば、五十肩患者の施術時には治療姿勢が重要で、患者に同一姿勢を維持させると、不動作や圧迫により関節や筋に痛みが出てきて苦痛を感じることも多い。施術者は施術時間が長くなる場合、配慮や工夫を行うことを考えるべきである。また、脊柱アライメントの変化（円背、腰椎前弯の増強）や関節拘縮により、伏臥位、仰臥位がとりづらくなる。硬いベッドでは仰臥位をとる際に、脊柱の伸展が強制されることで痛みが生じたり増悪したり、圧迫骨折が生じることもある。

圧迫により筋の阻血が起こり、その部に痛みが生じている場合、TENS（Transcutaneous Electrical Nerve Stimulation：経皮的神経刺激法）をうまく使って筋攣縮を起こし、阻血を防ぐのも1つの方法である。皮膚電極はコードとの連結がスナップボタン式になっているので、局所に貼り付けたまま臥位になっても支障がない。

2）多愁訴化

変形性関節症を例に挙げても、膝だけでなく、他の部位にも症状が現れる場合が多いので、体幹部、股関節、足関節などの観察も重要となる。また、全く異なる疾患が潜在している可能性もあり、施術者は多方面から検査・鑑別することが求められる。

また多愁訴化のため、施術時間が長くなりがちである。前述したように、同一姿勢を長く続けなくても良いように、配慮や工夫が必要である。

3）体格の問題（肥満・痩せ）

①肥満

代謝の変化や運動量の減少などによって、中高齢者は体格に変化をきたすことが多い。肥満が様々な疾患を引き起こしたり、症状の増悪を招いたりしているケースも散見される。そのような場合には減量などをアドバイスするが、おいしいものを食べるのが楽しみなのにと言われることもある。

また男性に比べ、女性はもともと皮下脂肪が厚く、筋が薄い。前述したように、加齢とともにこの特徴が強まることが多い。したがって、施術の際に刺鍼のための骨指標がとれず、想定した部位あるいは組織に刺入できないことがある。さらに、筋に刺入するには脂肪層の奥に薄い筋があるため、深い鍼になってしまう。その結果、不必要な神経刺激を与えたり、気胸を起こしたりする危険性が高まるので、注意が必要である。

②痩せ

痩せている場合には、骨指標がとりやすく、さらに気胸などを警戒して刺鍼するので問題がないと考えるかもしれないが、過敏だったり、刺入痛が起こったりすることが多い。

筋萎縮や痩せなどによって組織圧が低くなると鍼が抜けやすくなる。置鍼時や低周波通電を行う際には注意が必要である。また、このような部位にはむくみが起きやすく、刺鍼により出血したり、鍼痕が生じることが多い。事前に説明しておくと良い。

4）組織の脆弱化などの問題

加齢によって組織の脆弱化などがあるにもかかわらず、体力低下や筋力低下が気になり、やや強度の高い運動をしてしまったケースにしばしば遭う。組織の一部で起きた炎症が周囲に拡がり広範囲に及ぶ。五十肩もこのタイプの傷害と考えられる。

高齢者では、筋萎縮や皮下脂肪減少により極端に痩せていて圧迫に弱かったり（神経の露出、

関節・骨に対する外力の直達化、軟部組織の硬化）、骨粗鬆症で骨が弱くなっている場合がある。治療のために無理な姿勢を取らせないようにし、理学検査、運動鍼などを行う際は最善の注意が必要になる。

　骨化、骨棘形成、石灰沈着により、解剖学的イメージと異なっている場合、想定した通りに刺入できないことがある。そのため、刺入痛を起こす可能性も高まる。

　関節裂隙の狭小化や骨棘形成によって、刺入点を設定するための骨指標がとらえにくくなっていたり、刺入対象である部位を誤認することもある。触診時にも慎重を要するべきである。

5）感覚の低下、神経機能の劣化の問題

　特に高齢者ではすべての感覚が鈍くなっているため、強い刺激でないと反応しなくなる傾向にある。そのために、施術者は知らず知らずのうちに、強刺激になってしまっていることがある。患者の状態（局所や顔色など）を見極め、刺激量を調節する必要がある。また変性が進んでいる患者では、遠隔部の治療よりは局所にピンポイントで鍼をするほうが効果は高いと考えている。

6）ストレスや精神的ケア

　中高齢者は、家庭や職場などでストレスが多く、精神的な問題を抱えて鍼灸院を訪れることも多い。患者の求めているものを見極め、鍼治療で痛みや愁訴を改善しつつ、話を傾聴することなども治療院の役割であろう。

　不安、うつ、心身症の患者は訴えが多くなりがちで、自分の症状にとらわれていることが多い。また、男女の更年期では、やたら励ますのも問題があり、了解することが重要になる。

7）その他（特に問診の際）

　必ず喫煙歴を確認する。疾患鑑別の意味だけでなく、喫煙者は肺組織の硬化などにより気胸になりやすいと考えられる。

　ペースメーカーや人工関節の有無、使用薬剤（病院で処方されたもの以外）については必ず問診しておく。

　定年退職後は趣味に時間を費やすことが多くなり、職業関連疾患ならぬ「趣味関連疾患」が起こっている場合があるので、問診で確認しておく。その際、内容について先入観を持たないようにする。趣味の世界は、こちらが思う以上に奥が深い領域である。

　「血液をサラサラ」にする薬（アスピリンなど）を服用している場合は、刺鍼によって皮下出血を起こしやすい。すなわち、鍼痕を生じさせやすい。問診で確認の上、説明しておくと良い。このことを施術前に伝えておかないと、鍼治療に対する不要な不安感や後のトラブルに発展する場合がある。皮下出血、血腫そのものは1週間ほどで消滅するので、さほど問題にならないが、患者が驚いてしまい、その後の治療継続に影響が生じる。

　また、感覚低下や皮下血行が悪いため、やけどをしやすい傾向にあるので、温熱療法、灸施術についても注意が必要である（p.48参照）。

　甲状腺機能異常、特に機能低下を呈する疾患は精神機能低下を伴うので、認知症とみなされている場合がある。

　更年期の問題にも関係するが、粘膜部をはじめとして組織の易感染性が存在することも念頭に置いておくべきであろう。

中高齢者の鍼治療

　鍼治療を受ける中高齢者の多くは、変形性膝関節症、五十肩、脊柱管狭窄症などの退行性変性

を有している。そのため治療目的は、①疼痛対策、②日常生活動作や生活の質の改善、③疾病の進行抑制が中心となる。一般に退行性変性は修復する可能性が極めて低いため、1）疾病部位の改善と、2）機能面の向上の両面からの治療が必須となる。

1）病変部位の改善

病変部位の改善を目的とした治療では、圧痛部の置鍼術や単刺術が効果をあげることが多い。変形性膝関節症では圧痛の強さと症状の強さが相関するとともに、圧痛部の置鍼により症状が改善する場合が多い。

2）機能面の向上

たとえば膝痛における階段昇降痛や坐位からの立ち上がり動作、しゃがみ込み動作などの機能面の改善を目的とした治療では、膝ばかりでなく、股関節、足関節などの可動性を良くするための治療を併せて行う必要がある。つまり疼痛局所の治療だけでなく、機能面向上の視点からの刺鍼部位を考える。

総論
Chapter 6

低周波鍼通電療法

筑波大学理療科教員養成施設　徳竹忠司

低周波鍼痛電療法とは

　低周波鍼通電療法は、問診・身体診察によって収集された情報に基づいて、患者が抱えている問題点が身体のどのような異変によって引き出されているのかを、構造的な考察と機能的な考察を行うことで病態を推測し、その推測した評価に基づき治療を行う。そのため、はじめから「▽○病に効果がある低周波鍼通電療法」という概念はない。すべては患者の訴えに対応したオーダーメイドな治療方法である。

低周波を構成するもの

　低周波鍼通電療法の「低周波」の部分のとらえ方は、1）周波数、2）通電時間、3）通電電流量の3つからなる（図1）。

1）周波数

　周波数はおおむね「低頻度（1～10Hz）」と「高頻度（30～100Hz）」に分けられる。受けている感覚としては、低頻度＝断続的な刺激、高頻度＝連続的な刺激となる。また骨格筋の収縮からみると、低頻度＝単収縮、高頻度＝強縮となる。

2）通電時間

　通電時間は15分程度が妥当な時間であると思われるが、期待する効果によっては時間が異なる。オピオイドを経由する痛覚閾値の上昇を期待する場合は、個人差はあるが、20分は必要とする。また、基礎実験ではあるが、骨格筋内の循環促進を期待する場合には、統計上5分で無刺激との間に差が認められている。したがって、長ければより効果が得られやすいわけではない。

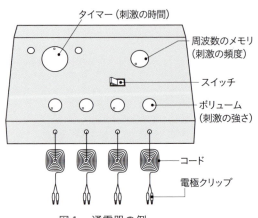

図1　通電器の例

目的によって使い分けることが重要である。

3）通電電流量

低周波通電器に備えられている各出力チャンネルのボリュームスイッチで調整するのが通電電流量である。一般的には回転式のスイッチが用いられているので、どのくらい回しているかを一応の目安とすることはできるが、それにこだわる必要はない。

ボリュームの目安として重要なのは、患者が平常心で一定時間通電を受けていられることである。

低周波鍼痛電療法の効果

鍼治療を希望して来院する患者の多くは、感覚異常についての訴えがほとんどである。たとえば痛み、こり、張り、突っ張り、しびれ等である。これらはあくまでも患者の自覚症状であって、原因や病態を表しているものではない。患者が感じている感覚として表現しているため、その異常感覚や感覚異常のもとになっている部分を正常化できれば、訴えは軽快・消失することになる。

現段階で低周波鍼通電療法が持っている効果としては、鎮痛効果、末梢循環の促進効果、自律神経反応を介した正常化、に集約される（注：疾患・症状から見ると各分野での表現は異なる）。

低周波鍼痛電療法の不適応

低周波鍼通電療法は物理療法の一部であるため、不適応も物理療法に準じることになる。

一般的な鍼治療よりも生体反応が大きく出るケースがあるので、主訴に対する情報収集のみではなく、患者の身体状況にも気配りをして、既往歴等にも注意を払う。後述するが、周波数と自律神経反応にはある程度の関連性があるので、患者に既往歴を情報として持参してもらえると、不都合な事態を回避できる。ある患者では効果がある通電法も、別の患者には不適応となる場合がある。

また、急性期の炎症症状のある局所には実施しないように留意する。

通電器使用上の注意点

1）使用鍼に関する事項

- 必ずステンレス製の鍼を用いる。
- 低周波鍼通電療法で用いる鍼は必ずシングルユースとする。

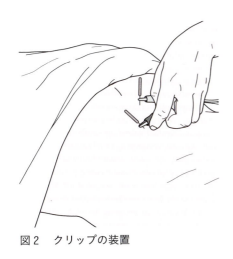

図2　クリップの装置

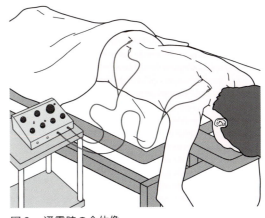

図3　通電時の全体像

- 鍼の長さ・太さは刺入部位・目的深度によって選択肢が変わる。おおむねの基準としては寸6－3番、2寸－5番、3寸－5番となる。
- 筋収縮を伴う通電の場合は3番以上を使用する。

２）鍼の刺入方法
- 原則として直刺を行う。
- 原則として圧鍼法で刺入する。

３）通電器に関する事項
- クリップは鍼体の皮膚面近くにしっかりとかみ合わせて固定する（図２）。
- 通電器と鍼をつなぐコードはベッドより下に垂れ下がらないようにする（図３）。
- 患者と通電器をコードでつなぐ場合は、必ず電源をオンにし、各出力チャンネルがオフになっていることを確認してから行う。
- 各チャンネルのボリュームを上げる前に、通電器の出力切り替えスイッチがlow（鍼電極用）になっていることを確認する。
- 各チャンネルのボリュームを上げて行くときは、患者が通電を感じる身体部位に術者の手を添えながら行う。
- 各チャンネルのボリュームを上げて行くときは、患者に声をかけてから行う。
- 各チャンネルのボリュームを上げて行くときは、少しずつ行う。

４）通電開始後に起こる可能性

通電用鍼の刺入部位が「チクチク」する。

問題点 ⓐ刺入鍼度が浅すぎる、もしくはⓑ刺入した鍼体の一部が皮下で地平鍼のようになっている。

解決法 通電を止め、ⓐでは刺入鍼度を深める、ⓑでは抜鍼して直刺に直す。

通電開始時よりも感じ方が強くなる。

問題点 鍼の深度が深くなった。

解決法 クリップを鍼体と皮膚が接触する部分にしっかりとかませるように装着し、鍼の深度が深まることを事前に防止しておく。

> **絶対的禁止事項**
> 患者の身体に心臓ペースメーカー等の電気刺激装置の有無を確認する。装着がある場合、通電は行わない。

通電の歴史と筑波大式EAT

生体に刺入した鍼を電極として通電を行う方法、いわゆる「鍼麻酔」と呼ばれている方法は、1971年にニューヨークタイムズ紙に掲載された記事がきっかけとなり、世界的に多くの人々が知るところとなった。ここでいう「通電」とは「低周波通電」を指すので、現在、筆者の所属する筑波大学では「低周波鍼通電療法（EAT：Electro-Acupuncture-Therapy）」と呼んでいる。

「鍼麻酔」と呼ばれた理由は、痛覚閾値の上昇が発現するという現象からであるが、痛覚閾値の上昇は起こっても、意識は清明であるため「麻酔」という表現は、適切な表現ではないのかもしれない。痛覚閾値の上昇については新聞報道以降の検証も含めた研究により、元来、生体に備

わっている鎮痛機構の賦活化によるものであることが解明され、一応の決着がつけられたが、EATによる痛覚閾値上昇には個体差があること、完全な痛覚脱失には至らないこと、痛覚閾値上昇発現時間と持続時間の不安定性から、現実的な「麻酔」の一分野としては定着していない。

鎮痛メカニズム解明のために行われた研究から、EATによる生体反応には、鎮痛のみではなく、末梢循環の促進や自律神経反応を介する生体機能の正常化などが観察された。「鍼麻酔」という言葉のブームが去ってからは、これらの生体反応を利用した臨床応用が試みられてきている。

我が国においては、「EAT」以外にも「鍼麻酔方式」「低周波置鍼療法」あるいは「低周波ツボ通電療法」等の名称で表現された施術方法があるが、これらは「経穴」を電気的に刺激することを目的としたものである。

これらに対し、筑波大学理療科教員養成施設では、「筑波大式EAT」という概念を提唱している。

これは鍼治療にあたり、経穴を選択することを理論の中心とするのではなく、患者の訴えのもととなっている「病態」を可能な限り明確化し、EATにより引き出される様々な生体反応を、把握した病態に合わせて施術することを大前提としたものである。そのため鍼刺入部位の選択は、経穴には頼らず「解剖学的な部位（組織）」によって決定する。

この考えの根幹をなすものは、施術の効果を明確・簡潔に検討するためと、技術教育の効率化である。

病態把握を施術にあたっての最も重要な基礎データとするため、施術の考え方は医学的となる。たとえば、患者の訴える症状が「特定の骨格筋の循環不足によるものである」と判断した場合は、当該骨格筋内の血液循環を促進できるEATを施行するというものである。

現在、筆者らが臨床応用している解剖学的な組織による分類としては、「骨格筋」「体性神経」「脊柱椎間関節部」「皮下結合組織」「反応点（経験値による施術）」である。刺激部位を経穴ではなく組織として分類し、施術を行うことの利点としては、施術効果の再現性が高いことと、施術者の違いにより生じやすい治療効果の差が少なくなること、すなわち最低限の鍼施術の技術を習得した施術者であれば、術者間において同様の効果の発現が得られることである。これは社会的に鍼施術の効果をアピールする際にも重要なポイントとなると考えている。

筑波大式EATの基本概念

筆者らが提唱するEATは前述の通り、経絡・経穴に基づく施術方法とは基本的な考えを異にするものである。

施術部位を「解剖学的な部位（組織）」により決定するには、患者の訴えを医学的に判断（病態把握）しなければならない。そのために我々施術者が行える情報収集方法としては、医療面接による病歴聴取と理学的な所見収集を充実させることであり、ベッドサイドで行われた生体観察・理学的検査の結果に基づき、施術（刺激）部位を決定する。

すなわち筆者らが提唱するEATは、患者から得られる医療面接・身体診察の結果を含めたすべての情報と通電方法が対応したものであり、筋肉に問題があると考えれば筋肉に施術を行い、神経に問題があると考えれば神経に施術を行う、といったごく単純な方法である。

筑波大式EATの効果

EATの効果は生体に加えられた外的な物理刺激に対して引き起こされる生体反応に依存してい

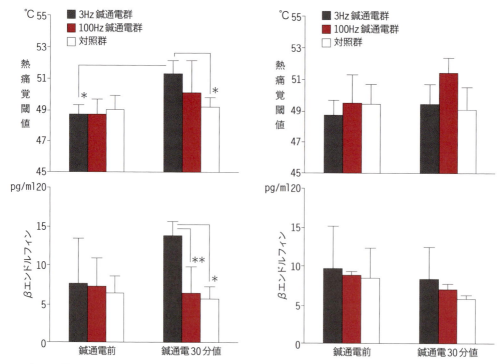

図4　左：四指末端部での通電の影響　右：局所での通電の影響
（石丸圭荘．腹部外科手術後疼痛に対する鍼鎮痛の効果と内因性鎮痛物質の関係．明治鍼灸医学2000；26より転載）

るため、個別に施術内容を検討する必要がある。

　効果発現の程度には「個体差」といわれる条件が付けられるが、EATにより次の効果を期待して施術に当たっている。

・痛覚閾値の上昇（鎮痛）
・局所循環の促進
・いわゆる筋緊張の改善
・自律神経反応を介した器官活動の正常化

1）痛覚閾値の上昇（鎮痛）

　低周波を用いなくとも鍼刺激は、元来ヒトが有している痛みから回避するための機構を賦活化する作用を有しているという事実は周知のとおりである。元来ヒトが有している痛みから回避するための機構については、我々の携わる鍼灸、それ以外の領域においても様々な研究が進められてきている。これまでに存在した電気鎮痛と比べ、EATと鎮痛の関係で特異的な部分は、四肢末端での低頻度通電による全身の痛覚閾値上昇という現象にある。

　電気鎮痛では、たとえば抜歯の際の局所への高頻度通電が施行されていた。石丸圭荘らは、刺激部位と周波数に、鎮痛が得られやすい条件があることを、ヒトを対象に確認している（**図4**）。合谷・足三里に3Hzと100Hzの通電を行い、通電前後で感覚閾値の測定とβエンドルフィン濃度を測定した結果、四肢末端部の通電では低頻度通電において、痛覚閾値の上昇とβエンドルフィン濃度の増加が起こり、高頻度通電では指標に変化は見られない。次に痛み症状のある部を想定し、その局所での通電効果を先と同様の指標で観察した結果、四肢末端部の通電では有効であ

6. 低周波鍼通電療法

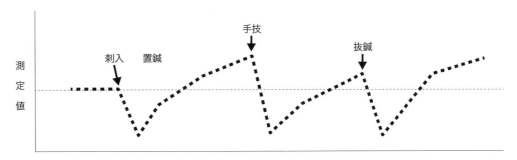

図5　非接触レーザードップラー血流計での実験結果をイメージ化（内関穴に置鍼、旋撚、刺入深度5mm、中指尖指腹の循環を観察）
(G.Litscher, et al. Changed Skin Blood Perfusion in the Fingertip Following Acupuncture Needle Introduction as Evaluated by Laser Dopple Perfusion Imaging.Lasers Med Sci2002：17をもとに作成)

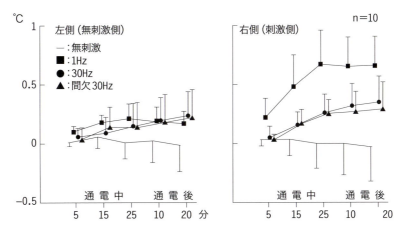

図6　周波数の違いによる腓腹筋の深部体温の変化
（徳竹忠司，他．低周波ハリ通電刺激が末梢循環に及ぼす影響．日本生体電気刺激研究会誌1997；11より転載）

った低頻度通電は効果を上げず、高頻度通電では痛覚閾値が通電後、上昇傾向にある。しかしβエンドルフィンには変化が見られていない。この結果から広範囲の閾値の上昇を期待する場合には四肢末端部での低頻度通電、局所的な鎮痛を行いたい場合は当該部分の近傍で高頻度通電がまず選択される方法となると考える。作用機転としては、内因性オピオイドに関連した鎮痛か、脊髄を介した鎮痛か、ということになる。

　実際のベッドサイドでは様々な環境要因が働くため、理屈通りには運ばないことは当然である。患者が安心をしてリラックスできていることは、元来ヒトが有している痛みから回避するための機構を賦活化するためにとても重要な因子であると考える。

2）循環促進

　鍼にかかわる基礎的・臨床的研究において、末梢循環にかかわる報告は古くから見られる。その理由として、観察指標の方法が比較的簡単なシステムで行えたからであると考える。たとえば温度情報である。血液の生理的作用の中に「熱の運搬」がある。観察部位の温度の上下で循環の促進・抑制を考察したものである。

　鍼刺激も含めEATは「動脈系」と「静脈系」のどちらにかかわって循環を変化させているのか。

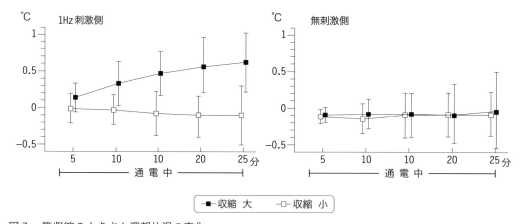

図7　筋収縮の大きさと深部体温の変化
(徳竹忠司, 他. 低周波ハリ通電刺激が末梢循環に及ぼす影響. 日本生体電気刺激研究会誌1997；11より転載)

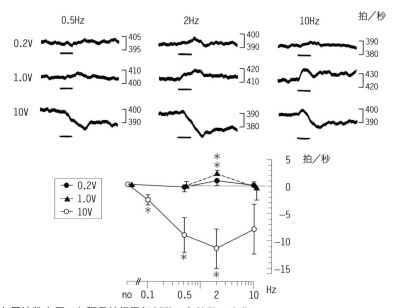

図8　様々な周波数を用いた脛骨神経電気刺激の心拍数の変化
(Sae Uchida, et al. Mechanism of the reflex inhibition of heart rate elicited by acupancture like stimulationin anesthetized rats, Autonamic Neuroscie Basic and Clinical2008；143をもとに一部改変)

　図5はG.Litscherらの論文（参考文献3）の内容を一部イメージ化したものである。鍼刺入時だけではなく置鍼後の旋撚、さらに抜鍼時にも血管反応が起きていることを示している。この研究は反応性の大変早い装置を用いて観察をしているために、刺激に対し一過性に血管収縮が起こり、次いで生体の有するリカバリー機能で血管が過拡張したことを示す。反射性の反応が起こっていると考えると、ここで反応した血管は動脈であることが想像できる。よって、単刺術等は動脈に影響して循環を変化させると考える。
　EATによる循環促進は、骨格筋内で最も発現しやすい。筋肉を一定のリズムで収縮と弛緩を繰

り返すことから筋ポンプ作用がかかわることが予想できる。図6は筆者らが行った実験の結果の一部である。腓腹筋部の深部体温を循環の指標とし、1Hz、持続30Hz、間欠30Hz、無刺激で観察した結果である。無刺激実験は指標に変化はないが、通電実験は差があるものの筋内温度の上昇が見られている。図7は低周波鍼通電時の筋収縮の大きさの違いによる筋内温度変化を観察したものである。逃避行動が起きない程度の通電量で十分な筋収縮が得られたほうが筋内温度は上昇する。図6、図7から言えることは、骨格筋内温度上昇、すなわち循環促進に必要な条件は「十分な大きさの間欠的な筋収縮」ということになる。既述してきたが、高頻度で強縮を起こさせると、痛みを伴うケースがあり、十分な筋収縮を得るための電流量を流すことが困難な場合があるので、実際のベッドサイドでは筋内循環を促進させるためには低頻度通電（1～10Hz）が有効と考える。

3）自律神経反応

自律神経と鍼の関係も切り離せないものである。我々の通電法の分類では、「反応点パルス」（後述）がここに当てはまることになる。

内田さえらはラットを用いた実験で、各種周波数・電圧で脛骨神経を刺激して心拍数の変化を観察し、心拍数を下降させる至適な刺激条件を明らかにしている（図8：参考文献5より引用）。これは麻酔動物による実験の結果であるが、我々が行った実験ではヒトにおいても、通電の周波数に依存した自律神経反応が観察されている。

また四肢での低頻度通電と高頻度通電が体位変換に伴う心拍数・血圧に及ぼす影響に違いがあるかを観察した結果、四肢における低頻度通電は立位により起こる心拍数の上昇と血圧維持に対して抑制方向に働き、高頻度通電は促進方向に働いたという。これは周波数により交感神経機能の抑制・促進が起こる可能性を示している。

自律神経機能には地域性がある。そのため、すべての臓器にかかわる交感神経が四肢の低頻度通電・高頻度通電で機能を抑制・促進されるか否かは、今後の各分野の研究により明らかとなることを期待する。重要なことは刺激部位と周波数により影響を受けるケースが存在するということである。つまり、仮に交感神経機能の抑制が起こったときに、患者が抱えている病態が症状増悪方向へ動くものであった場合は、患者も術者も不幸せな体験をすることになる可能性があるので、低周波通電療法を施行しようとする場合は、当然ながら面接の中で主訴以外の自律神経機能が病態にかかわっているか否かを確認する必要がある。

筑波大式EATの分類

既述の通電部位の分類に従い、筆者らは以下のような名称で治療を実施している。

1）筋肉パルス（筋パルス）

骨格筋を対象とする。筋肉内循環の促進を目的とするものと、トリガーポイントの存在により連関痛のもととなっている場合には鎮痛を目的とする。通電周波数は、通常は単収縮が起こる低頻度通電で1～10Hz、状況に応じて30Hz程度の間欠通電（繰り返される間欠的な強縮：高頻度通電）を行う。ただし持続的な高頻度通電は痛みを伴うことがあり、十分な筋収縮を得るまで電流量を上げられないことがある。通電時間は15分程度、循環促進については実験的に低頻度通電の有効性は証明されている。

2）神経パルス

感覚枝を対象とした場合は、閾値の上昇を目的とする。運動枝を対象とした場合は支配領域の

筋内循環の促進を目的とする。ただし、現在のところ、感覚枝と運動枝を選択的に通電することはできていない。通電周波数は通常1Hz、高頻度が有効な場合もあるが、運動枝に通電する場合に支配筋が強い強縮を起こし、その強縮が痛みにつながる場合があるので、まずは低頻度通電で筋が単収縮を起こす段階から、患者の意向を伺いながら周波数を高頻度に変化させることが良いと考える。こちらも通電時間は15分程度としている。

3）椎間関節部パルス

脊柱の椎間関節部周囲の循環改善・支配神経の閾値の上昇を目的とする。通電周波数は通常1Hz。脊柱椎間関節部への刺鍼は、起立筋群を鍼が通過しなければならないため、高頻度通電を行うと起立筋群が強縮を起こし、痛みにつながる場合があるため、高頻度に鎮痛効果が期待される場合であっても、まず低頻度通電から実施することが良いと考える。通電時間は15分程度。

4）反応点パルス

現段階では解剖学的な組織分類に従うものではなく、経験的に施術効果が得られる通電方法を総称している。EATによる生体反応の1つである自律神経系を介する反応の結果と考えている。

これまでの経験から個体差はあるが、臨床症状の軽快に寄与できる疾患・症状としては本態性高血圧症・反復性扁桃炎の発熱の程度、頻度の改善・気管支喘息の呼吸困難感の解消などである。

5）EATにおける周波数と通電時間の決定に係わる事項について

EATは局所療法の考え方に立って効果が発揮されるものである。局所療法を前提とした医療面接、身体診察は、病態把握のためであることはもちろん、それ以外に刺鍼（刺激）部位を決定するための情報収集という目的を持つ。そして局所療法は、個々の患者の状態に合わせた治療を行うためオーダーメイド的治療と考えている。つまり、用いる周波数や通電時間については患者の状態により、基本を押さえた上で柔軟に変化させられる視点を持って行うべきである。

注意事項

最後に筆者らの臨床経験から、EAT施行時の注意点をいくつか紹介する。

①高齢の方へのEAT使用において、注意すべき点において特別なものはない。ただ高齢者の場合は動脈硬化を合併している方がほとんどであることから、施術により循環動態に変化が生じると、血圧値に変化が見られる場合がある。

臥位での施術により血圧下降が若干でも起こったとき、体位変換により座位・立位と体勢が変化していくに合わせて「立ちくらみ」が起きる可能性があるため、施術後の体位変換には、ベッドサイドに付き添うことが良策であると考える。

②局所鎮痛を目的として高頻度通電を行う場合は少なくとも5分おきに患者に通電感覚が開始時と同等であるか確認をし、弱くなっているようであれば、電流量を増やし、開始時と同じ感覚に保つ。

③骨格筋に対して間欠通電を実施する場合は、通電期にあるときに電流量を大きくする操作を行い、間欠期には電流量を変えないようにする。間欠期に電流量を上げておくと、次の通電期でいきなり強い強縮が起こることがあるので注意が必要である。

④通電周波数に依存した自律神経系の反応に注意を払う。

四肢に対する通電は刺激頻度により交感神経機能を抑制あるいは亢進させる。以下のことを経験している。

基礎実験：シェロングテストを応用し、心拍・血圧変動を指標とした実験では、1Hz通電後

に両指標の低下が観察され、高頻度通電では上昇が観察された。
　臨床経験：起立性低血圧症例において高頻度通電は、愁訴・立くらみを軽快させた。
　臨床経験：気管支喘息患者に対し四肢で低頻度通電を行うと、発作を誘発することがある。
　臨床経験：反復性扁桃炎の発熱発作の予防には、上肢での低頻度通電が有効（ただし喘息を有していないかの確認が必要）。

　なお、2012年に鍼電極低周波治療器の安全性に関する新しい認証基準案が厚生労働省から出された（医療機器承認基準等審査委員会）。今後はこの基準に準じた治療器が発売される可能性があることを付け加えておく。

参考文献
1) 吉川恵士．鍼麻酔から低周波鍼通電まで．日温気物医誌1994；57：(2)151-166
2) 石丸圭荘．腹部外科手術後疼痛に対する鍼鎮痛の効果と内因性鎮痛物質の関係．明治鍼灸医学2000；26：11-22
3) G.Litscher, et al. Changed Skin Blood Perfusion in the Fingertip Following Acupuncture Needle Introduction as Evaluated by Laser Doppler Perfusion Imaging. Lasers Med Sci2002；17；19-25
4) 徳竹忠司, 他．低周波ハリ通電刺激が末梢循環に及ぼす影響．日本生体電気刺激研究会誌1997；11：43-48
5) Sae Uchida,et al.Mechanism of the reflex inhibition of heart rate elicited by acupuncture-like stimulation in anesthetized rats, Autonomic Neuroscience Basic and Clinical2008；143：12-19

総論
Chapter 7

灸治療

筑波大学理療科教員養成施設　和田恒彦・宮本俊和

　鍼灸治療の受療者には、中高齢者が多い。中高齢者は多疾患、多愁訴で慢性であり、症状は非定型的であるという特徴を有することから、患者を包括的にみる必要があり、東洋医学的なアプローチが適している。

　基礎疾患に対して医療機関を受療し、鍼灸治療を併用していることが多いので、医療的なアプローチを理解し、治療を行う必要がある。

　灸治療は徒然草の第百四十八段に「四十以後の人、身に灸を加へて三里を焼かざれば、上気のことあり。必ず灸すべし」とあるように、古くから中高齢者に対して用いられている。

中高齢者に対する灸治療法

　灸治療を取り入れている鍼灸師に対する調査では、灸はアレルギー疾患、不眠症、めまい等の慢性疾患や、頭痛などの複合型の慢性健康障害の治療に適しているといわれている。

　急性疾患には鍼、慢性疾患には灸というように病態により使い分けたり、施術部位に冷えがある場合、鍼をしてから灸を加えることも多い。また、灸には鍼の治療効果を持続させたり、免疫力を高めると考え、鍼と併用する場合も多い。

　直接灸は灸痕が残ることがあるが、変形が進んだ変形性膝関節症患者などでは、灸痕の有無よりも鎮痛効果を期待し、直接灸を好む患者も少なくない。

灸施術の対象

　主に灸を用いることが多い疾患等について紹介する（詳しい疾患の解説、治療等は各論を参照）。

1）消化器疾患

　古来より「胃の六ツ灸」などと称され、消化器疾患に灸治療が行われ、鍼灸臨床において多用されている。麻酔下ラットに直接灸で刺激を行うと、後肢足蹠刺激により十二指腸運動の亢進が、腹部刺激で抑制が認められるなど、消化器に対する直接灸の効果が確認されている。

2）滋養強壮

　高齢者に多い冷えや虚などに、補を目的に、間接灸を用いることがある。

　灸は、鍼と同様に消炎、鎮痛目的で用いられるが、肘関節、膝関節、足関節など愁訴部位が皮膚表面に近い場合に用いやすい。

3）肘関節痛

　骨折や骨の離断（遊離体）の疑いのない場合に行う。消炎、鎮痛を目的に局所に施灸し、さらに筋に沿って筋緊張・圧痛部、また合谷や上腕の反応点にも温灸や直接灸を行う。

テニス肘（上腕骨外側上顆炎）では、外側上顆腱起始部への刺鍼の後に、熱感がなかったら、知熱灸などの温灸も加える。野球肘では内側上顆部を中心とする圧痛部に刺鍼や温灸を行う。中高齢者に多い変形性肘関節症では、刺鍼後、曲池、手三里、少海などに3〜5壮の施灸を加えても良い。

4）膝関節痛

靭帯や腱などの関節周囲の軟部組織の損傷や炎症の場合には、消炎、鎮痛の目的で当該組織への施灸を行う。中高齢者に多い変形性膝関節症で腫脹がある場合には、内外膝眼や膝蓋骨上部に刺鍼を行い、その後に施灸する。

患者には自宅でも施灸するよう指示する。腫脹が高度の場合には、腫脹の周縁にも数カ所行う。また、膝痛により他の部位に負担がかかり、関節周囲および大腿、下腿、腰部などの軟部組織に疼痛や圧痛がみられる場合にも、これらの組織に刺鍼、施灸を行う。灸はやや強めの刺激を行う。

5）足関節痛

変形性足関節症では循環改善、消炎、鎮痛の目的で、関節周辺の圧痛部や腫脹部位に施灸する。

足根管部における脛骨神経の絞扼（足根管症候群）のうち、外傷による浮腫や腱鞘炎による圧迫が原因のものは鍼灸治療によって軽減する可能性があるので、消炎、腫脹（浮腫）の軽減を目的に足根管部に刺鍼後、小灸を5〜10壮行う。

6）アキレス腱痛

アキレス腱炎およびアキレス腱周囲炎に対しては、炎症症状が強いものは冷湿布を行う必要があるが、炎症が治まった後は腫脹の周囲に切皮程度の散鍼あるいはなるべく小さな灸を行う。急性期を過ぎたら温灸などの温熱療法を併用すると良い。

鍼と灸、どちらを優先するか

臨床を行っていると「鍼と灸のどちらを優先的に行うべきか」、という問題に直面する。経験豊かな臨床家は自分の中で明確化されていると思われる。

鍼は深部に刺入できるので、深部の組織に起因する症状に有効で、灸は皮膚表面の刺激の他に小火傷という組織変性により、鎮痛や免疫的な影響を与えることができるという特徴がある。

鍼は金属やアルコールアレルギーの患者には使えない。しかし灸は煙が出るので、呼吸器系の愁訴を持つ患者への施術では、喘息発作などを誘発する危険性や、アレルギー反応を起こす場合がある。

刺激すべき場所や患者の状況に合わせて鍼と灸は使い分ける必要がある。最終的には、患者の状態や好み、状況（防災上、灸がつかえないところもある）などを考慮して決めるが、上記のような鍼と灸の特徴は頭の中で整理しておくべきである。

なお高齢者の場合、基本的に補する必要があるので、灸を積極的に使用したほうが良い。

高齢者に適している灸法とその具体的な方法

中高齢者に灸治療は適していると紹介したが、より補するためには、間接灸を用いる。

1）隔物灸

施灸部（皮膚）に生姜のスライス、味噌、塩、ビワの葉などを置き、その上に温灸専用艾を置いて燃焼させる方法である。未病段階や冷えに起因する腹部症状などに有用とされる。

a. 生姜灸

生姜を厚さ3mm程度にスライスし、経穴に置く。生姜の上に艾炷を乗せ、点火する。温熱感、施灸周囲の発赤を目安とする。

b. にんにく灸

にんにく（大蒜）を厚さ3mm程度にスライスし、経穴に置く。にんにくの上に艾炷を乗せ点火する。温熱感、施灸周囲の発赤を目安とする。

c. 味噌灸

味噌を3～7mm程度の厚さの円形にして経穴に置く。味噌上に艾炷を乗せ点火する。温熱感、施灸周囲の発赤を目安とする。

d. 塩灸

臍の上で塩を成形し、その上に艾炷をのせ点火する。温熱感、施灸周囲の発赤を目安とする。臍に入り込んだ塩は取りにくいので、火傷に注意する。最近は和紙などで、塩を入れる器をつくり、その中に塩を入れ、その上に艾柱をのせて点火する方法も取り入れられている。

2）温灸

皮膚との間に空間をつくり、間接的に温める灸。間接的に温熱刺激を与える方法で、簡便で安全性が高いことから、家庭用として薬店などで販売されており、セルフケアにも用いられている。

a. 棒灸

艾を直径1～2cm、長さ20～30cmの円柱状にタバコのように紙巻きにしたもの。艾に生薬が練り込まれているものもある。皮膚からの距離の調節により、刺激量、刺激範囲を調節できる。皮膚からの距離を調整して、鍼治療の雀啄刺激のように刺激する（図1）。臍下や内果などの虚している部分に用いると良い。

b. 温筒灸

下部に糊が付いた紙製の筒の中に艾が入っており、下から艾を押し、皮膚との間に空間をつくり、皮膚にすえ、上部に点火する。筒は直径8mmほどでやや広い部位を温める。セルフケアの灸に適している。

c. 台座灸

糊がついた直径20mmほどの台座に、直径2mmほどの穴が開いており、その上に直径5mm、長さ10mm程度の棒状の艾が固定されている。セルフケアの灸に適している。

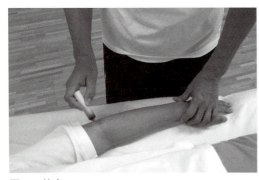

図1　棒灸

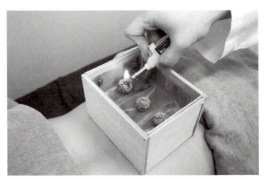

図2　箱灸

d. 箱灸

金網で区切られた箱の上部に艾を置き燃焼させる。広い部分に温熱刺激を与えることができる。刺鍼部位の上に置けば、灸頭鍼より安全に灸頭鍼と同様の効果が見込める（図2）。

セルフケア灸

灸施術は、専門家による施術の他に、セルフケアとして広く一般に行われている。

陰暦2月2日を灸の日とする風習は全国にある。「二日灸」は俳句の季語となっており、小林一茶も「かくれ家や猫にもすゑる二日灸」、「褒美の画先（へ）掴んで二日灸」などの俳句を残している。

1）セルフケア灸の効果

古来よりセルフケアとして灸が用いられているが、治療の効果を持続させるためにも活用すべきである。

愛媛県立中央病院東洋医学研究所が49人に、米粒大7壮の直接灸を週3回以上行うように指導をしたところ、灸指導2ヵ月後には、肩こり改善4人、膝関節痛改善3人、腰痛改善3人、上肢痛・しびれ改善3人、身体の軽快感・全般的体調の向上感7人、施灸自体または施灸直後の快感4人、不眠の改善2人などの効果がみられたという。その他、セルケア灸の様々な臨床効果が報告されている。

2）セルフケア灸の指導法

セルフケア灸を指導するには、灸のすえ方、灸点、壮数、頻度、火傷対策が必要である。注意点等を記載したプリントを渡すと良い（図3）。

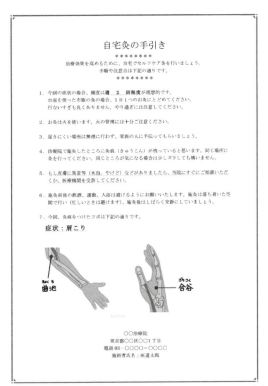

図3　患者に渡すセルフケア灸のパンフレットの例

直接灸の場合、艾炷は半米粒大が適当である。患者には口頭、プリントによる指導のみならず、実際につくらせてみるべきである。
　棒灸、円筒灸、台座灸についても火傷や火事の心配があるので、プリントを渡し、治療院で実際に行わせてみるべきである。
　灸点はマジック等でつけてあげると良い。直接灸の場合は、灸点が移動しないように注意させる。間接灸の場合は、灸点の周囲で反応のある場所へ刺激しても良い。
　施灸頻度は直接灸の場合は、3日すえて1日休むのが基本となっている。
　火傷したり、水泡ができた場合、無理につぶさず水泡が収まるまで待ってから再開すべきである。また、セルフケア中に火傷した場合は、ただちに灸を中断していただくように指導する。

高齢者に灸をするときの注意点

1）インフォームド・コンセント
　直接灸はもちろん、間接灸でも熱源との距離や施灸時間により火傷になる恐れがある。説明の上での施術でも患者が想像した状態とは異なり、苦情を受ける可能性がある。灸治療を行う際には、具体的で十分なインフォームド・コンセントを行うことが重要である。

2）施灸姿勢
　灸をすえるときは、常に身体をまっすぐにして、傾けないようにしないと施灸したとき取穴が不正確で、いたずらに状態の良い部位を傷つけるだけであると「千金方」に書かれているが、中高齢者には、背腰部、股関節、膝関節の変形により、施灸に最適な肢位がとれないことがある。この場合は、タオル、枕等で施灸するのに安定した肢位をつくり施灸する。火をつける順番は、上の方、量の少ない方を先にする。

3）ドーゼ
　養生訓には、「衰えた老人は、身体の下部に力が少なくなる。それで、のぼせやすくなる。多く灸をすると、ますます足腰が弱くなる。とくに上部と脚に多くの灸をしてはいけない。身体の中部に灸をするにしても、ちいさな灸で、1日に1回か2回、1カ所に対し10回ばかり灸をするといい。毎日回数を重ねて、10回くらいするといい。しかし、老人といっても人によっては灸に強い人がいるが、用心をするのにこしたことはない」と書かれている。本人が希望しても若年者と同様にドーゼオーバーに気をつけるべきである。

4）火傷
　有痕灸は火傷、化膿の危険性や美容上の問題をはらんでいるので、施術にあたり十分な説明と同意が必要である。具体的には、「最初はチクッとありますが、次からはさほど熱くないですよ」とか「蚊に刺された程度の痕で、しばらくすると痕は消えます」などと、艾を実際に見せて、昔のように大きなものではないことを説明すべきである。
　高齢者は熱さに対して鈍感になっている。また、熱ければ熱いほど治療効果があると思いこみ、熱さを我慢したりするので、患者の主観的な熱さだけでなく、皮膚の状態を勘案してドーゼを決定すべきである。
　火傷が起きた場合は、流水または氷嚢などで15分以上冷却し、受傷部位を清潔に保ち、医療機関の受療を勧めるべきである。

5）糖尿病
　現在、「糖尿病が強く疑われる人」と「糖尿病の可能性を否定できない人」を合わせると、全

国に2210万人いると推定されている。そのうち74％が40～74歳であるなど中高齢者には糖尿病が多く、しかも、糖尿病が疑われる人の約4割はほとんと治療を受けたことがない。糖尿病は感染症を起こしやすく、また傷が治りにくく、壊疽を起こしやすいので、問診等で糖尿病の病歴、治療歴について確認し、また合併症の予防に努めなくてはならない。糖尿病が進行した場合や、皮膚疾患、非常に熱がる人などには灸を行わないのが基本だが、どうしても希望された場合は主治医なとと連携しながら、有痕灸を用いず温灸を使用する。

6）灸あたり

　灸あたりは、施灸直後から翌日にかけて全身の倦怠感、疲労感、脱力感、頭重、めまい、食欲不振、悪寒、発熱、嘔気、下痢などを数時間から数十時間自覚し、その後急速に愁訴が消失する現象である。原因は不明であるが、灸刺激に対する生体の過剰反応とされており、刺激量が大きな要因と考えられている。

　予防のためには、初診患者、神経質な患者、不安や恐怖感がある患者には刺激量を少なくする。灸を行う前にはあらかじめ灸あたりに対する十分な説明を行うべきである。

　灸施術中や施術直後に灸あたりが発生した場合はしばらく安静臥床をとらせ、少し眠るように指示する。

7）禁忌

①施灸禁忌症

　法定感染症、高熱疾患、悪性腫瘍、重篤な心疾患、異常な高血圧時、異常な低血圧時など、循環障害がある場合、知的障害、精神障害のある患者に灸は禁忌である。

②施灸禁忌部位

　直接灸は顔面部、頚部、眼球、外生殖器、乳頭、臍部、浅層に大血管がある部位、皮膚横紋部には行わない。また、皮膚病の患部、化膿部位も禁忌である。

8）灸の有害事象

　灸による火傷が誘因となって起こった可能性が高い事象として、山下らは皮膚の悪性腫瘍、良性の増殖性外毛根鞘嚢腫（がいもうこんしょうのうし）、水疱性類天疱瘡（すいほうせいるいてんぽうそう）、熱傷による潰瘍、化膿（感染）上肢痛、後頭痛、肩背痛、腰痛、下肢足痛、肩上肢の運動障害、腰下肢あるいは膝部の運動障害、頭重感、熱傷潰瘍、カウザルギー様疼痛、喘息発作の誘発などを報告している。

　このうち有資格者の過誤と認められる記述があるものは、下肢の循環障害の患者に施灸し生じた水疱を木綿針でつぶし、熱傷が悪化して入院した1例のみである。灸による火傷痕の腫瘍化については巨大でしかも過度の施灸あるいは火傷を行っている例が多いと思われることから、自宅施灸などについても透熱灸ならば米粒大以下、温灸ならば火傷を起こさない温度で、灸師の指導により間欠的に行われるべきである。

　また、気管支喘息など呼吸器疾患に持病を持つ患者は、直接施術が行われなくても、発作等を誘発する危険性があるので、灸を行う際には、施術所に出入りする他の患者に注意を払う必要がある。

まとめ

　灸治療は中高齢者に多い慢性疾患、退行性変性を基礎とした運動器疾患に効果的である。また鍼との併用により、鍼の治療効果を持続させたり、定期的に行うことにより体調管理にも効果があると考えられる。また、セルフケア灸を指導することにより、患者自ら自分の体調に関心を持

つなど、中高齢者のQOL向上に役立つ。

　超高齢社会を迎えた我が国の保健増進のために、灸治療を積極的に取り入れるべきである。

参考文献
1) 徳竹忠司，浅井克晏．筑波大学理療診療録－平成三年度筑波大学理療科教員養成施設理療臨床部活動報告－．医道の日本 1992；578：47-52
2) 新木滋，岡部悦子，上村梨絵，栗本和歌子，対木美和子．灸治療の現状と今後－提言「お灸のすすめ」－．東京衛生学園東洋医療系学科卒業論文集2003年度（平成15年度）：31-43
2) 田中秀樹，野口栄太郎，小林聰，大沢秀雄，佐藤優子．麻酔ラットの十二指腸運動に及ぼす灸刺激の効果．全日本鍼灸学会雑誌2002；52（4）：427-434
3) 松本勅．現代鍼灸臨床の実際．医歯薬出版社，1989
4) 和田恒彦，會澤重勝，勝又隆弘．棒灸の温度特性－温筒灸、台座灸との比較－．日本温泉気候物理医学会2005；69（1）：37-38
5) 高橋永寿．－灸法の民間傳承－二日灸（二十日灸）資料集成．http://www1.cts.ne.jp/~soujudou/pg365.html
6) 柳田国男．歳時習俗語彙．民間伝承の会，1939
7) 山下仁，光藤英彦．灸療による慢性健康障害を持つ病人ケア（第3報）－問題点抽出のためのフィールドワーク－．全日本鍼灸学会雑誌1992；42（4）：300-307
8) 形井秀一．産婦人科疾患に対する鍼灸治療：鍼灸臨床の科学．医歯薬出版，2000．p.351-354
9) 厚生労働省．平成19年国民健康・栄養調査．平成22年3月
10) 新木滋，岡部悦子，上村梨絵，栗本和歌子，対木美和子．灸治療の現状と今後－提言「お灸のすすめ」－．東京衛生学園東洋医療系学科卒業論文集2003年度（平成15年度）．p.31-43，200
11) 尾崎昭弘．図解鍼灸臨床手技マニュアル．医歯薬出版，2003
12) 山下仁，江川雅人，宮本俊和，楳田高士，谷万喜子，鍋田理恵，漬田淳，山田伸之，形井秀一．鍼灸の安全性に関する和文献（4）－灸に関する有害事象－．全日本鍼灸学会雑誌2000；50（4）：713-718
13) 山下仁，江川雅人，楳田高士，宮本俊和，石崎直人，形井秀一．国内で発生した鍼灸有害事象に関する文献情報の更新（1998～2002年）および鍼治療における感染制御に関する議論．全日本鍼灸学会雑誌2004；54（1）：55-64

各論

各論
Chapter 1

頚椎症性神経根症・脊髄症

筑波大学理療科教員養成施設　佐藤卓弥・宮本俊和
東京通信病院整形外科　沖永修二

定義・原因・発生機序

Point

1. 加齢による椎間板や靭帯、骨の変性といった静的圧迫因子と頚椎の後屈動作などの動的因子により発生する。
2. 頚椎症や頚椎椎間板ヘルニアなどが原因となっており、麻痺の範囲などから神経根の高位を診断できる。
3. 頚椎症性脊髄症では、上肢のしびれに加え、進行すると手足の麻痺、膀胱直腸障害などの重篤な症状が出る。

　頚椎の加齢変性は、腰椎に比べて遅いため、頚椎症性神経根症（頚椎の変形によって神経根が圧迫されたもの）は40～60代に多く発症する。症状は頚部痛に始まり、やがて上肢痛や手指のしびれを生じる。頚椎の椎間板、ルシュカ関節、椎間関節などに生じた加齢変性は、椎間板の膨隆、靭帯の肥厚、骨棘形成の要因となり、やがて脊髄を圧迫することになる（頚椎症性脊髄症）。この症状の発現は、骨棘などによる静的圧迫に加えて、頚椎の後屈動作などの動的因子（頚椎不安定性）が関与していると言われている。一方、頚椎症性脊髄症は脊髄が圧迫されて神経症状を訴えるもので、手指のしびれなどに始まることが多く、進行に伴い手足の麻痺、膀胱直腸障害などの重篤な症状を来すことがあるので注意を要する。頚椎症性脊髄症の発生頻度は70代で最も高く、手指にしびれがある患者が高齢であれば、本症を疑う。

　頚椎症性神経根症の原因疾患には、頚椎症（変形性頚椎症）や頚椎椎間板ヘルニア（C5/6、C6/7、C4/5の順に多い）などがあり、頚部から上肢にかけて激しい放散痛、しびれが生じる。ジャクソンテスト、スパーリングテスト、肩引き下げテストにより疼痛が再現される。またその障害神経根が支配する領域の麻痺症状として、筋力低下、知覚麻痺、深部腱反射の低下・消失を認めることもある。疼痛領域や麻痺の範囲から障害されている神経根の高位を診断することが可能である。

　頚椎症性脊髄症は前述したように、手指のしびれで発症することが多く、頚部痛からの発症は少ない。手指のしびれは、頚椎症性神経根症では片手で、手や指の背側に訴えることが多く、頚椎症性脊髄症では両側で、手や指の掌側に起こることが多い。また、しびれの強さは、頚椎症性脊髄症では日内変動は少ない。これらの頚椎由来の上肢痛や手指のしびれは、頚椎の後屈で再現し増強する。しびれが日によって異なり、移動するものであれば頚椎疾患を除外して良いとされている。

症状・検査

Point

1. 頚椎症性神経根症と頚椎症性脊髄症のほとんどは、症状の出現部位や随伴症状などの問診の段階で違いを見つけられる。診断の確定にはMRIが必須である。
2. 頚椎症性神経根症、頚椎症性脊髄症ともに頚部の後屈動作やスパーリングテストなどの頚椎の圧迫テストが陽性となることが多い。頚椎症性神経根症では、各神経根の支配領域をもとに障害された頚神経を予測する。

1．症状

　頚部は頭部と体幹の間に位置し、1200〜1400gと言われる脳を支えると同時に上肢も懸垂している。また可動域が大きいために負担がかかりやすく、障害されやすい。頚部は頭部と体幹部と上肢をむすんでいるので、痛みがあるのは頚部なのか、頚部より上方・側方・下方に症状があるのか、部位に着目する。

　上方（頭部）に痛み、めまい、嘔気などの症状を訴える場合、頚部交感神経や椎骨動脈の循環障害などが原因と考えられる。下方（体幹部・足部）に歩行障害や頻尿・排尿遅延などの膀胱直腸障害を訴える場合は、脊髄に起因する神経症状を考える。側方（上肢）の放散痛、感覚異常、運動麻痺は神経根に起因する神経症状を考える（図1）。側方（上肢）の症状で、頚椎症性神経根症では、上腕、前腕、手指などに痛みやしびれを生じる。脊髄に問題が生じると手指全体の感覚鈍麻、

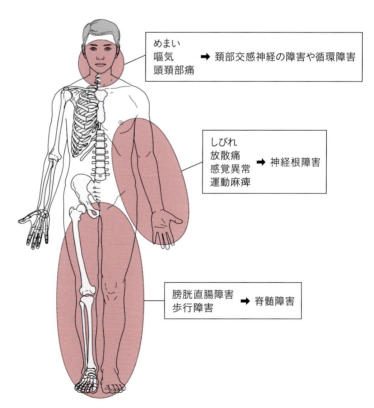

図1　頚椎症から生じる症状

しびれ感、手指巧緻運動障害、内在筋の萎縮がみられる。

なお頚椎症性脊髄症では、灰白質の障害と白質の障害で症状が違ってくる。灰白質由来の症状では、手指のしびれから始まり、書字、ボタンはめなどの巧緻動作が障害される。白質由来の症状では、歩行障害など下肢症状や排尿障害が出現し、温冷覚が障害される。

2．検査

1）立位

頚椎症性脊髄症の重症例では痙性歩行がみられる。また、片脚立位が不安定になることがある。頚椎と胸椎の前弯、後弯、脊柱の側弯の状態を主訴との関連を含め観察する。

2）坐位

①頚椎症性神経根症、頚椎症性脊髄症ともに頚部の後屈動作やスパーリングテストが陽性となるが、後者では必ずしも陽性とは限らない。スパーリングテストは、頭部を患側に倒して頭部を圧迫する。神経根が圧迫されると患側上肢の疼痛やしびれが増悪する。また、頚椎棘突起の陥凹や叩打痛を調べ、問題となる頚椎を予測する。

②頚椎症性神経根症では上肢や手指の筋力低下、知覚障害、腱反射の低下がみられることが多く、これらの検査から障害高位を調べる（図2）。

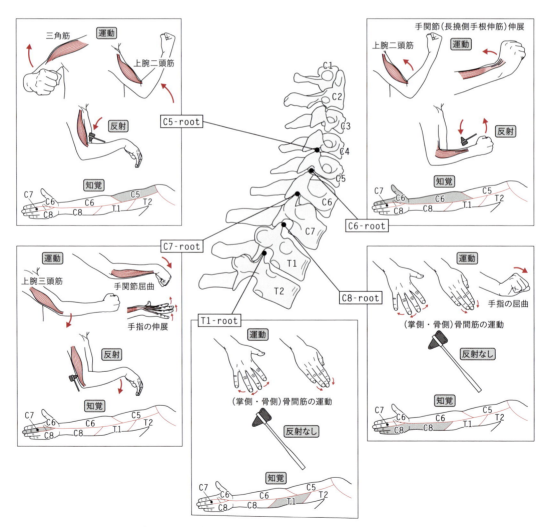

図2　C5〜T1までの神経根の支配領域
（福林徹，宮本俊和 編．スポーツ鍼灸の実際．医道の日本社，2008より転載）

1. 頚椎症性神経根症・脊髄症

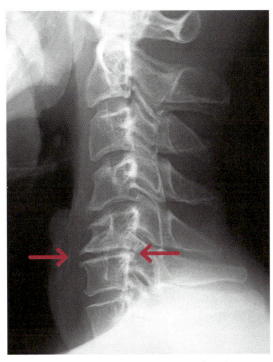

側面像でC5/6の椎間板に変性と骨棘形成（矢印）が見られる

図3　頚椎単純X線写真

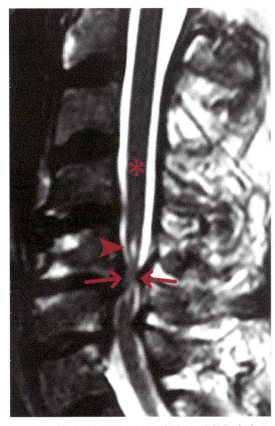

頚椎を側面から見た断面である。脊髄の正常部分（＊）に比べて、矢印の部分で前後からの圧迫によって脊髄が著しく細くなっている。さらに圧迫された部分の上下の脊髄の内部に信号の異なった白い部分が見られる（矢頭）。重症を示す所見である

図4　図3と同じ症例のMRI矢状断像

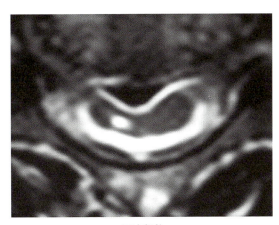

圧迫部位

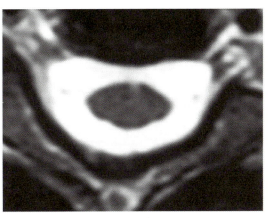

正常部位

頚椎を下から見た断面である。正常に比べて圧迫部分で脊髄が著しく扁平化し、内部に信号の異なった白い部分が見られる

図5　図3と同じ症例のMRI軸断像

③頚椎症性脊髄症の病変は灰白質から白質へと進行する。したがって、上肢の筋力低下、知覚障害、腱反射の低下が現れ、続いて膝蓋腱やアキレス腱などの下肢の腱反射の亢進、ホフマン徴候が陽性となる。

なお、上肢のしびれがあってもアレンテスト、ライトテストが陽性で、スパーリングテストが陰性の場合は、斜角筋症候群や小胸筋症候群など胸郭出口症候群の可能性がある。

3．画像検査

単純X線写真では椎間板の変性と骨棘形成が見られるが、これらの所見は中高齢者では正常者でも高頻度に存在するため、診断の決め手にはならない（図3）。異常のある部位が神経学的異常と対応するかを常に考える必要がある。診断の確定にはMRIが必須で、頚椎症性脊髄症では脊髄の圧迫の部位と程度、脊髄内部の信号変化を直接見ることができる。ただし、頚椎症性神経根症では現在のMRIの分解能が細い神経根を直接見るには不足しているため、椎間板や骨棘の突出から圧迫を推測するにとどまる。頚椎症性脊髄症で脊髄の圧迫だけでなく、脊髄内部の信号変化があれば重症を示す所見であり、手術を行う判断材料の1つとなる（図4、図5）。

現代医学的治療

Point

1. 頚椎症性神経根症の多くは保存療法で改善、治癒するが、頚椎症性脊髄症は適切な時期に手術を行わないと後遺障害を生じる場合がある。
2. 保存療法では、頚椎の後屈や深い前屈を避けさせる指導や装具の処方が行われる。

頚椎症性神経根症と頚椎症性脊髄症では治療方針が大きく異なることを知っておかなければならない。頚椎症性神経根症の多くは保存療法で改善、治癒する。これに対して頚椎症性脊髄症では、脊髄の圧迫に応じて適切な時期に手術を行わないと、手術をしても回復不能の後遺障害を生じる場合があるからである。

保存療法の本質は、脊柱管あるいは椎間孔をできるだけ広く保って神経組織の圧迫を避けることである。通常は頚椎軽度前屈位がその姿勢であり、逆に頚椎の後屈や深い前屈は神経を傷つける有害な姿勢であることを患者に理解させる。日常生活（うがいやひげ剃り、美容院での洗髪など後屈の機会は多い）、スポーツなどで頚椎が後屈していないか、常に自己チェックするよう指導する。

自己管理が難しい例やしびれ、痛みが非常に強い例では頚椎装具（図6）を処方する。この際も軽度前屈位となるよう、高さを調節することが大切である。頚椎の牽引療法がしばしば行われているが、神経症状に対する有効性は証明されていな

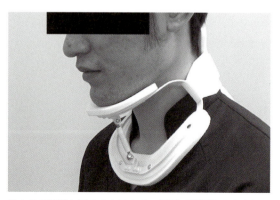

数カ月の装着に耐えられるよう、軽量で風通しを良くしてある。顎支えの高さを調節して軽度前屈位とすることが重要である

図6　頚椎装具

い。少なくとも牽引中の姿勢が軽度前屈位でなければ症状を増悪させる危険性がある。

　薬物療法としてはビタミン剤、痛みの強い例では消炎鎮痛剤、筋弛緩剤、最近では神経障害性疼痛治療薬としてプレガバリンが用いられる。

　頚椎症性神経根症の多くは、これらの保存療法を2カ月程度継続することで軽快が得られる。さらに、症状が消失すればその後に通常の活動に戻しても再燃しないことが多い。これに対して頚椎症性脊髄症では保存療法が有効な例は軽症例に限られる。上下肢、特に下肢に明らかな運動麻痺がある例や排尿障害がある例で、MRIでそれに対応する異常がある場合は、早期に手術を考慮しなければならない。手術は神経の圧迫の状態に応じて、脊髄の前後いずれかから圧迫原因を取り除くが、全身麻酔が必要であり、高齢者では全身的な合併症のチェックが重要である。術前のMRIで脊髄内部に変化がある場合（図4、図5）は、手術後に後遺症状が残りやすい。

鍼灸治療

> Point
> 1. 障害された頚椎側と痛みやしびれを感じる上肢の圧痛点を結び、1Hzで15分間の低周波鍼通電療法を行う。
> 2. 頚肩背部の筋緊張の緩和を目的とした治療を行う。
> 3. 肘周囲の圧痛、硬結部に置鍼する。

1．鍼治療

1）上肢のしびれ・痛みがある場合

　頚椎棘突起の叩打痛のある直側と上肢のしびれや痛みを感じる部位に刺鍼し、電極をつなぎ、3番鍼で1Hz15分間の低周波鍼通電を行う（図7）。伏臥位で症状が増悪する患者には、症状の出現する部位を上に側臥位で治療をする（図8）。

2）頚部の前屈・後屈、側屈、回旋による筋のストレッチ痛を感じる場合

　筋緊張の緩和を目的に、頚部を側屈、回旋時にストレッチ痛を感じる筋状のこり、硬結部に2番鍼を使用して軽いひびきを感じる程度に雀啄術を

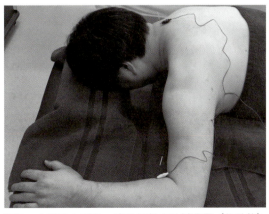

図7　上肢のしびれ・痛みに対する鍼通電（伏臥位）

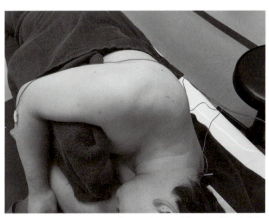

図8　上肢のしびれ・痛みに対する鍼通電（側臥位）

行う（図9）。その後、10分程度置鍼する。代表的な刺鍼部位は表1の通りである。

3）肘周囲の圧痛が強い場合
曲池、手三里、尺沢など圧痛の強い経穴に1番または2番鍼で10分程度置鍼する。

4）頸部後屈で違和感を生じた場合
すべての治療を終えた後に、座位で頸椎を後屈させ違和感を生じた姿勢で頸椎直側に雀啄術を行う。

2．灸治療
頸椎症に関しては、鍼治療のほうが効果的であると考えている。

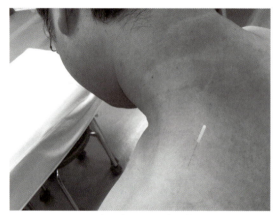

図9 ストレッチ痛に対しては雀啄後、置鍼する

表1 頸部の代表的な筋肉と刺鍼部位

	筋肉	刺鍼部位
項頸部	板状筋	天柱、風池
肩甲骨上部	僧帽筋	肩井
肩甲骨上角	肩甲挙筋	肩外兪
肩甲骨内縁	菱形筋	膏肓

■症例
57歳、男性
[初診日]
X年10月21日
[主　訴]
左頸肩腕痛としびれ
[診断名]
頸椎椎間板ヘルニアによる頸椎症性神経根症
[職　業]
ピアニスト
[現病歴]
2カ月前に上腕部に痛みを感じ始めた。3週間前にゴルフをしたが、その日は特に問題なかったが、2～3日経過してから左頸部から上腕後外側、前腕後面に痛みと指全体のしびれを感じるようになった。マッサージを受けたところ、頸腕の痛みは軽減したが、しびれは変化していない。歩行障害、膀胱直腸障害、めまい、耳鳴りはない。今回の主訴に関しては病院等を受診していない。当施設には、知人の紹介で受診した。
[主観的データ]
蛍光灯を変えるなど上向きの動作時でしびれが増強する。サックスを演奏時に、指に力が入りにくい。
[陰性所見]
頸椎の前屈動作、頸肩の筋緊張の左右差などは陰性であった。
[陽性所見]
頸部の後屈および左側屈でしびれが増強する。スパーリングテストとジャクソンテストで陽性となる。左肘関節の屈曲・伸展筋力低下。左右の僧帽筋および板状筋の緊張が強い。上腕二頭筋反射、上腕三頭筋反射、膝蓋腱反射いずれも左側亢進。前腕尺側の知覚鈍麻。握力は、右42.4kg、左38.7kg。
[評価]
頸椎症性神経根症によるしびれや筋力低下が疑われる。

［治療法］
　左側を上に側臥位で胸あてを抱えるような姿勢で、大椎の左直側に鍼を刺入して１Hzで15分間通電した。その後、坐位で頚部を後屈してしびれが再現した状態で第７頚椎左直側より刺鍼して軽いひびきが起こる程度で雀啄術を繰り返す。治療は週１回行うこととする。

［経過］
第１診：10月21日
　鍼治療を行うと同時に、整形外科の診断を勧める。
第２診：10月28日
　かかりつけの脳神経外科で、頚部のMRI検査をしたところ、C5/6、C6/7のヘルニアを指摘された。飲み薬を処方されたが特に症状に変化はない。
第３診：11月4日
　上腕部のしびれがなくなり前腕尺側と手掌部と範囲が狭くなった。しびれの強さはあまり変化しない。

第４診：11月11日
　頚部後屈によるしびれの程度も軽減してきた。
第５診：11月18日
　手指のしびれを除き、しびれはなくなった。頚部後屈時に上腕の違和感がある。上腕二頭筋力の左右差はなくなったが、上腕三頭筋の筋力は左側が低下している。
第６診：11月25日
　後屈痛はなくなり、第１、２指のしびれと前腕外側痛以外の症状はなくなった。
第７〜９診：12月2日・9日・16日
　しびれは徐々になくなり、前腕外側痛のみとなった。サックス演奏時の指の力の入りにくさはあまり感じなくなってきた。上腕二頭筋反射、上腕三頭筋反射、膝蓋腱反射の左側亢進は変化していない。
　その後、２〜３週間隔で治療することになり症状の再燃がみられなかったため治療を終了とした。

参考文献
1) 越智隆弘, 菊地臣一. NEW MOOK 整形外科 No. 6 頚椎症. 金原出版, 1999
2) 福林徹, 宮本俊和 編. スポーツ鍼灸の実際. 医道の日本社, 2008

各論
Chapter 2

肩関節周囲炎（五十肩）

筑波大学理療科教員施設　宮本俊和・濱田淳
東京逓信病院整形外科　冲永修二

定義・原因・発生機序

Point

1. 中高年に多い退行性疾患で、肩関節の疼痛と運動制限がみられる。
2. 関節可動域制限は、疼痛と拘縮で起こるため、拘縮の有無を確認することが重要である。
3. 可動域制限よりも痛みの改善を患者は求める傾向がある。

　肩関節周囲炎とは、「肩関節構成体の退行性変化を基盤として発症し、肩関節の疼痛と運動障害を主訴とする症候群で自然治癒するもの」と定義され、五十肩、あるいは凍結肩とも称される。明らかな原因なしで生じる突発性（1次性）と、腱板断裂や肩の外傷、あるいは神経疾患や肺疾患などに起因する2次性のものに分けられる。肩関節の全方向に可動域制限が見られるが、炎症の所見はなく、主に屈曲・外転が90°未満のものを五十肩と呼ぶことが多い。腱板断裂とともに、中高年において最もよく見られる肩関節疾患と言うことができる。

　発生原因としては、明らかな外傷性の起因は見あたらないことが多いが、日常の記憶に留まることのないような小外傷（無理な肩関節運動、打撲、圧迫、牽引など）がきっかけになっていたり、退行性変化による肩の軟部組織の変性を基盤にしていると考えられる。

　「自然治癒する」と言われているが、この場合の「治癒」とは、多くが痛みの消失を意味しており、治療により関節可動域制限がなくなっても、痛みが残っていれば、治療院への来院を患者は続ける傾向にある。しかし、逆に関節可動域制限が残っていても、痛みがなくなると患者は来院しなくなる。生活上の不便さが解消されれば「治った」と考えるようである。

　本疾患に対して鍼治療の効果は高いと考えるが、「痛みがなくなっても完全に治っていない」ということを告げ、生活上のアドバイスや運動療法などの指導が不可欠である。

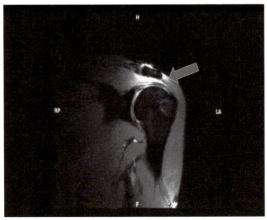

図1　腱板炎のMRI

検査・分類

> **Point**
> 1. 痛みの部位、疼痛誘発動作を確認する。
> 2. 疼痛期（急性期）、拘縮期（慢性期）、回復期のどの病期にあるか把握する。
> 3. 外転可動域が90°以上の場合は、腱板炎・肩峰下滑液包炎タイプか上腕二頭筋長頭腱炎のタイプかを調べる。

1．問診・理学検査

　まず問診にて、外傷歴・既往歴を確認する。
　①軟部組織の加齢変化による柔軟性の低下、②血管変性による血流低下、③治癒過程の遷延化による慢性炎症などが基盤にあると考えられるため、問診と理学検査で詳しく、痛みの程度、可動域の制限（方向と角度）を詳しく確認する。その際、高齢者は骨折しやすいため、必ず愛護的に行うように気をつけ、聴取した情報は経過観察のため、記録を残すようにする。

2．画像検査・血液検査（診断）

　狭義の本症の診断は、他の肩関節疾患（腱板炎、腱板損傷、石灰性腱炎（図1）、上腕二頭筋長頭腱炎、骨折などの外傷、変形性肩関節症、関節リウマチなどの関節炎など）を否定することで下される。つまり、他疾患を示す検査所見がないことが診断の条件となるわけで、これが狭義の本症の診断の特徴といえる。

3．分類

　また一般的に肩関節周囲炎は、疼痛期（急性期）、拘縮期（慢性期）、回復期に病期が分けられている。
　疼痛期は炎症の発生に伴い痛みも強く、可動域制限を伴う時期で、その後、関節可動の制限が強い拘縮期を経て、痛みが落ち着くものの、可動域制限が残存する回復期に向かう。早期から治療を行うと痛みの軽減のみならず拘縮を防いだり、可動域の制限を最小限にすることができる。
　患者の症状がどの病期に相当しているかによっ

て、治療内容や教育的プランの内容が異なる。
　本稿では、肩関節周囲炎を肩関節外転が90°までいかない拘縮型のタイプと、60～120°で痛みが生じるタイプに分けて説明する。

1）外転90°までいかない拘縮型タイプ

　肩関節外転が他動運動でも90°まで行かずに、それ以上外転すると肩甲骨が動くタイプで、夜間痛などがみられることがある。外転時に、大円筋、大胸筋、上腕三頭筋が緊張している。

2）外転60～120°で痛みが出現するタイプ

　腱板炎・肩峰下滑液包炎と上腕二頭筋長頭腱炎のタイプに分けられる。
　腱板炎・肩峰下滑液包炎タイプでは、ペインフルアークサイン（肩関節を外転させていくと60°～120°の範囲で疼痛が出現し、それ以上外転させ疼痛が消失すると陽性）やインピンジメントサインが陽性となり、肩鋒下に圧痛がみられる。ドロップアームテスト（肩関節外転90°に挙上させた後、その状態を維持するように指示するが、挙上を保てないものが陽性）が陽性の場合は棘上筋の断裂も考えられる。肩峰下滑液包炎では、ダゥーバン徴候が陽性となる（肩関節を内旋位にし、大結節と肩峰の間を触診して痛みがあることを確認する。触診したまま肩関節を90°外転させていくと外転に伴って痛みが消えたら陽性）。
　上腕二頭筋長頭腱炎のタイプでは、ヤーガソンテストやスピードテストが陽性となり、結節間溝の圧痛が陽性となる。
　以上のタイプによる治療は、鍼治療の項で後述する。
　なお肩関節の可動域制限を臨床的に評価するに

は、指椎間距離をみると良い。指椎間距離とは親指を脊柱棘突起上に沿うように上方移動させ、親指と第7頸椎棘突起の距離をいう。肩関節可動域には肩甲骨の動きが関与するため、肩甲骨につく筋の緊張状態を確認することも重要である。

現代医学的治療

> **Point**
> 1 狭義の本症は自然治癒する。
> 2 可動域訓練は自動介助運動が基本となる。温熱療法も併用される。

　狭義の本症は自然治癒するとされるが、自然治癒には半年から1年の長期間を要することが多い。したがって、治療の目標は、痛みの緩和と治癒期間の短縮の2点となる。

　治療の中心は関節可動域改善の運動療法であり、薬物療法（注射を含む）はこれを補助する目的で用いる。

1．運動療法の注意点

　①病期による調節が重要である。急性期の中でも発症後初期に過度に行うと、痛みのため筋緊張が増し、さらに痛みと拘縮を生じる危険性がある。患者の痛がり方が強ければ、三角巾固定などで局所安静を保つとともに、運動療法は肩甲上腕関節自体ではなく、体幹や肩甲胸郭関節など、痛みを生じない部分から始める配慮が必要となる。患者が安心して筋のリラクゼーションを獲得できるようになったことを確認後に、肩甲上腕関節の可動域訓練を始め、慢性期、回復期になるにつれて運動の強さを追加する。

　②可動域訓練は自動介助運動（健側肢や器具を用いて自分で痛みを調節しながら行う）が基本である。運動の方向については、外転や伸展はインピンジメント症状を生じやすいので、初期には屈曲と外旋を中心に行う。筋のリラクゼーションと疼痛緩和を目的に、温熱療法（温浴、ホットパックなど）を併用する。

2．薬物療法

　疼痛対策として非ステロイド消炎鎮痛剤を含有する外用薬、内服薬が用いられる。しかし、本症の特徴的症状であり、患者の苦痛の中心である夜間痛には効果が乏しい。関節内へのステロイド注射は痛みの軽減に有効であるが、単独ではなく運動療法と併用することが重要である。関節内へのヒアルロン酸注射については有効性に異論がある。

　狭義の本症は、保存療法で治癒すると考えて良い。実際には、長期間、適切な保存療法を行っても可動域制限と痛みが改善しない例がごく少数ではあるが存在し、これらに対しては手術（麻酔下での授動術）が行われる。しかし、これらの難治例は、狭義の本症とは異なり、検査で検出できない器質的異常が原因となっていた可能性がある。

2．肩関節周囲炎（五十肩）

鍼灸治療・運動療法

Point
1. 肩の挙上制限（外転、屈曲）の角度により鍼治療の方法を決定する。
2. 熱感がみられない場合は、疼痛部に直接灸や棒灸を行う。
3. 運動療法ではアイロン体操などが行われる。

1．鍼治療

本稿では、具体的な鍼治療としては、大きく肩の挙上制限（外転、屈曲）の角度で分類して決定する。

しかし、肩関節周囲炎の中には、関節不安定症、石灰沈着性腱板炎、または腱板断裂など外傷性のものが併存している場合があるため、激痛を訴える場合や、症状の改善がみられないときは専門医に紹介する。

1）外転90°までいかない拘縮型タイプ

0°〜90°までしか肩を挙げられないものは、拘縮が強いため、まず側臥位で患側を上して胸当てを抱える姿勢をとらせる。その状態で、大円筋、大胸筋、上腕三頭筋などに2番鍼で筋肉内に刺鍼し、10分程度置鍼する。その後、患者を坐位にして術者は肩関節を徐々に外転させて、可動域の制限がみられるところで疼痛部に刺鍼する（図2）。

2）外転60〜120°で痛みが出現するタイプ

①腱板炎・肩峰下滑液包炎

前述したように、インピンジメントサインやペインフルアークサインが陽性になり、肩峰下に圧痛が見られれば、このタイプに鑑別される。治療は疼痛部を上にして、側臥位。胸当てを抱きかかえるようにして低周波鍼通電療法を行う。刺鍼部位は、1極を棘上筋（秉風）に、もう1極を棘下筋（天宗）あるいは疼痛部とし、1Hzで棘上筋が収縮する強さで通電する（図3）。急性期で痛みが強い場合は、疼痛局所に刺鍼し、100Hzで疼痛部位に刺激を感じる強さで通電する。

②上腕二頭筋長頭腱炎

ヤーガソンテスト、スピードテストが陽性にな

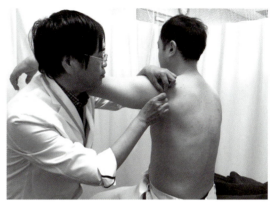

図2　外転90°までいかない拘縮型タイプの刺鍼例

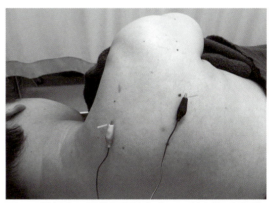

図3　腱板炎・肩峰下滑液包炎では棘上筋（秉風）と疼痛部を結んで通電する

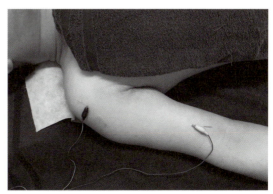

図4　上腕二頭筋長頭腱炎では上腕二頭筋長頭と結節間溝を結んで通電する

63

った際は、結節間溝に圧痛が見られる。そこで刺鍼部位は、1極を上腕二頭筋長頭に、もう1極を結節間溝として、1Hzで上腕二頭筋が収縮する強さで通電する（**図4**）。

以上の治療に加えて、肩甲骨の動きをチェックする。

肩甲骨の動きが悪いときは、菱形筋、肩甲骨挙筋、僧帽筋など肩甲骨に付着する筋肉の緊張を緩和する目的で、置鍼や低周波鍼通電療法を行う。

夜間痛は、関節運動時の痛みとは別のところ、

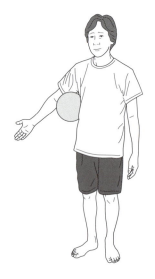

図5　ボールを用いた、外転90°までいかない拘縮型タイプに対する運動療法
（福林徹，宮本俊和　編．スポーツ鍼灸の実際．医道の日本社，2007より転載）

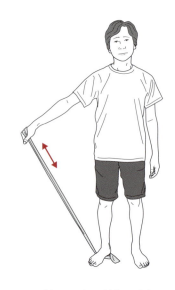

図6　チューブを用いた、外転90°までいかない拘縮型タイプに対する運動療法
（福林徹，宮本俊和　編．スポーツ鍼灸の実際．医道の日本社，2007より転載）

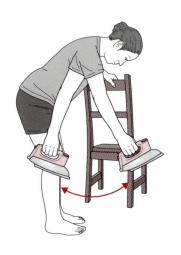

図7　アイロン体操

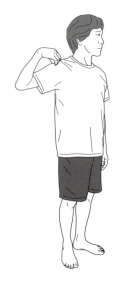

図8　肩甲骨周囲筋群のトレーニング
（福林徹，宮本俊和　編．スポーツ鍼灸の実際．医道の日本社，2007より転載）

たとえば上腕から肘にかけて発症することが多いので、仰臥位で、三角筋と上腕二頭筋の間や三角筋と上腕三頭筋の間など夜間痛の訴える経絡上に1、2番鍼で5～10分程度、浅刺する。

2．灸治療

熱感がみられない場合は、疼痛部に半米粒大の灸を3壮すえる。また、上記の鍼治療で置鍼や低周波鍼通電療法を行っているときに、棒灸で5分程度温めると良い。

3．運動療法

肩関節周囲炎で最も重要な対処法は運動療法である。運動療法は、可動域拡大を目的とするが、可動域内での筋力強化も併せて行う。

1）外転90°までいかない拘縮型タイプ

腋の下に20cmのゴムボールをはさみ、ボールを5秒間圧縮するような内転運動を10回繰り返す（図5）。これを1日3回程度行う。痛みが軽減してきた段階では、ゴムチューブ（セラバンドなど）を用いて外転運動や屈曲運動を行う（図6）。痛みがほぼ消失した拘縮した肩関節では、手掌を壁につけてしゃがみ込むような矯正運動を行う。

2）外転60～120°で痛みが出現するタイプ

ゴムチューブ（セラバンドなど）を用いて外転運動や屈曲運動を行う。その他、アイロン体操などを行う（図7）。アイロン体操とは、アイロンなどの重みのある物を持って肩関節を振り子のように動かす運動である。また入浴時にタオルを用いて可動域拡大運動を行っても良い。また、肩甲骨周囲筋群のトレーニング（可能域が拡大するように、痛みのない範囲で、肩関節をぐるぐると回転させる）も併せて行うことが重要である（図8）。

参考文献
1） 三笠元彦．五十肩の歴史．整形災害外科1994；37：1527-32
2） 山口徹，北原光夫，福井次矢 総編集．今日の治療指針 Volume55．医学書院，2013

各論
Chapter 3

上腕骨外側上顆炎

筑波大学附属盲学校　原早苗
筑波大学理療科教員養成施設　宮本俊和
東京逓信病院整形外科　沖永修二

定義・原因・発生機序

Point

1. 上腕骨外側上顆炎は、上腕骨外側上顆部を中心とする疼痛を主症状とし、著明な圧痛を有する疾患で、「テニス肘」とも呼ばれる。
2. 日常生活では、タオルをしぼる動作や、ドアノブを回す動作、テニスではバックハンドストローク時に痛みが誘発される。
3. 30～50代に好発する。

　上腕骨外側上顆炎は、上腕骨外側上顆部の疼痛を主症状とする疾患で、著明な圧痛を有する。上腕骨外側上顆には、短橈側手根伸筋（ECRB）、総指伸筋などの手関節筋や手指伸筋が付着しており（図1）、これらの筋に負担のかかる日常生活動作やスポーツ動作の繰り返しによって発生する付着部の炎症や微小な断裂が原因とされている。

　日常生活動作では、手関節を背屈させる筋の使い過ぎで発症することが多く、タオルをしぼる、蛇口をひねる、ドアノブを回す、肘を伸ばしたまま物を持つなどの動作が困難になる場合が多い。また、テニスのバックハンドストロークで発生するために、テニスプレーが原因でなくても上腕骨外側上顆炎のことを「テニス肘」と呼ぶ場合が多い。

　一方、退行性変性が起きている中高齢者では、肘関節の変形を併発する場合がある。変形性肘関節症は、肘関節の疼痛、腫脹の他に、肘関節の屈伸動作での引っかかり感やロッキングを生じ、進行すると尺骨神経による神経症状を発症する。これらの症状を訴える場合は、専門医への受診を勧める。

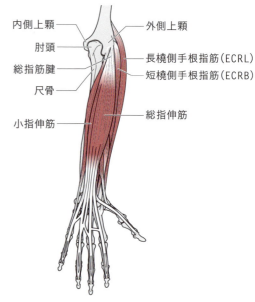

図1　上腕骨外側上顆と前腕の筋（右前腕；手背面）

症状・検査

> **Point**
> 1. 上腕骨外側上顆の圧痛と、前腕伸筋の緊張がみられる。
> 2. 30～50代の女性に好発しやすい。職業やスポーツ、趣味などを聴取し、手作業や把握動作を繰り返したりしていないか確認する。
> 3. トムゼンテスト、中指伸展テスト、チェアーテストなどの疼痛誘発テストが陽性となる。整形外科ではMRI所見と臨床所見とを対応させて診断される。

1．問診

1）年齢、性別
好発年齢は30～50代の女性に多く発症しやすい。

2）職業、趣味
職業、スポーツ、趣味を聴取し、手作業や把握動作を繰り返す動きを行っているかを確認する。テニス、ゴルフ、野球などのスポーツ、パソコン作業、過労などで発症することが多い（**表1**）。

3）日常生活上の制限事項
発症初期や安静時は無痛かだるさが主で、徐々に動作時痛が起こり、やがて日常生活動作に影響を及ぼす。

4）症状の程度
①急性型
前腕から手関節にかけての過激な運動の最中に、急に上肢の脱力と肘部外側の疼痛をきたす。

②亜急性型
前腕伸筋群にストレスのかかる作業を繰り返しているうちに徐々に発症し、数日から数週間のうちに症状が悪化し、作業を続けることが不可能になる。

③慢性型
職業の関連でみられ、再発を繰り返す。疼痛は比較的軽度で、高齢者の場合は退行性変性も関連している。

2．検査

1）炎症所見
熱感、腫脹がみられるかどうかを調べる。安静時に熱感がみられなくても、テニスなどの運動後や手指や手関節を使う動作を繰り返した後に、熱感が強くなる場合は、運動後のアイシングが必須である。

2）圧痛
上腕骨外側上顆に限局性の圧痛がほとんどの場合みられる。肘頭窩、橈骨小頭、関節裂隙の圧痛がみられる場合は、変形性肘関節症を疑う。

3）可動域
上腕骨外側上顆炎では、肘関節の可動域制限がみられることは少ない。変形性肘関節症を併発しているときは、可動域の制限がみられる。肘の屈

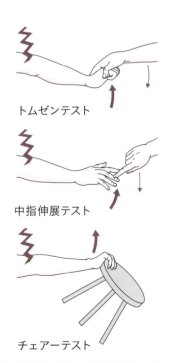

図2　上腕骨外側上顆炎の疼痛誘発テスト

伸時にひっかかりやロッキングがある場合は、関節内遊離体（関節鼠）が考えられるのでX線検査が必要となる。

4）筋力

握力は、症状の程度を客観的に評価する指標の1つとなる。握力測定時には、握力計を把持する際に肘痛があり、握力の低下がみられる。肘関節軽度屈曲位で測定するより、伸展時の方が、肘痛が強く握力も低下する。

肘に痛みがなく筋力が低下する場合は、頚椎の問題や橈骨神経などの絞扼による障害が考えられるので注意を要する。

5）筋緊張

前腕の伸筋、特にECRB、ECRL、総指伸筋に緊張がみられる。鍼治療の目的は、筋緊張の緩和が主体となるので、筋緊張は重要な所見である。

6）上腕骨外側上顆炎の疼痛誘発テスト（図2）

①トムゼンテスト

患者は肘関節を回内し、握り拳をつくる。術者は患者の手背に手を置き、手関節を掌屈させるように抵抗をかける。患者がそれに反して手関節を背屈させると、上腕骨外側上顆部に疼痛が誘発される。

②中指伸展テスト

患者は肘関節を回内し、手関節および中指MP関節を伸展する。術者は患者の中指を屈曲させるように抵抗をかける。患者がそれに反して中指を伸展させると、上腕骨外側上顆部に疼痛が誘発される。

③チェアーテスト

患者は肘関節を回内し、肘伸展位で椅子をつかみ、持ち上げる。すると上腕骨外側上顆部に疼痛が誘発される。

画像検査・現代医学的治療

> **Point**
> 1. 本症は自然経過が良好で、ほとんどが保存療法で治癒する。
> 2. 保存療法としては、手の使い方の指導とともに、ECRBへの装具や運動療法が推奨される。
> 3. 薬物療法では、非ステロイド系消炎鎮痛剤を含む外用薬と、痛みが強ければ内服薬が処方される。

1．画像検査

単純X線写真では腱は見えない。一部の症例で腱の変性に伴う石灰化（図3）が見られることもあるが、多くの例では異常がなく診断の根拠にならない。むしろ変形性肘関節症など、他の肘疾患がないかを確認するのに意味がある。

MRIは腱を直接描出できる点で単純X線写真より優れる。ECRB腱の肥大、変性に伴う腱内部の信号変化、さらに重症例では腱の断裂（図4）を見ることができる。しかしMRIも軽症では異常のないこともあり、逆に肥大や腱内の信号変化は正常例でも見られることがあるため、単独で診断の決め手にはならない。MRI所見と臨床所見とを対応させることが重要である。単純X線写真と同様、関節内の異常など他の疾患の合併を調べることができる点でも価値がある。

2．現代医学的治療

本症の自然経過は良好で、80％以上の症例が1年以内に治癒するとの報告もあり、ほとんど（90～95％）は保存療法で治癒すると考えて良い。

保存療法の本質はECRB腱起始部への負荷を軽

減することであり、痛みを生じる有害な動作を避けさせる指導が最も重要である。有害な動作として、スポーツに関連するものではテニスのバックハンドなどは特定しやすい。一方、ADL動作ではさまざまな状況でECRB腱を使用するため特定しにくい。患者が理解しやすい指導法の一例として、物を握るときに手のひらを下に向けて握らない、手のひらを上に向けるか、無理なら反対側の手で行う、というものがある。補助的治療として薬物と装具がしばしば用いられる。

1）薬物療法

非ステロイド系消炎鎮痛剤を含む外用薬を、痛みが強ければ内服薬を短期的に用いる。従来、副腎皮質ステロイドと局所麻酔剤の腱起始部への注射が、鎮痛と抗炎症効果を期待してしばしば行われてきた。しかし腱の脆弱性を増す副作用があり、最近では有効性が疑問視されている。

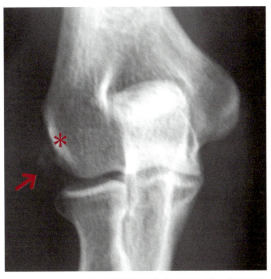

腱自体は見えないが、外側上顆（＊）表面の腱に相当する部分に石灰化（矢印）が見られる
図3　単純X線写真

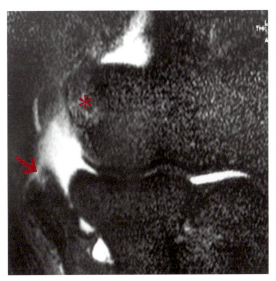

本来は外側上顆（＊）に付着していたECRB腱（矢印）が断裂して下方に垂れ下がっている
図4　MRI

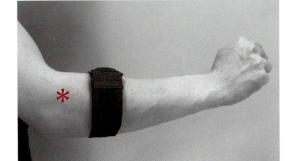

外側上顆から4〜5cm遠位のECRBの筋腹部分を圧迫する
図5　装具

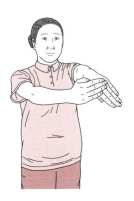

安静時痛がなくなった時点で、ストレッチを行う。ストレッチは肩関節90°、肘関節伸展位で、手関節を回内したまま掌屈させ、10秒程度繰り返す。これを5〜10回行う
図6　肘外側のストレッチ

2）装具

装具は既製品があり、外側上顆から4〜5cm遠位のECRB筋腹部分を圧迫することによって、筋収縮時の腱起始部への牽引力を緩和する（図5）。装具は手の使い方について患者に注意を喚起させる効果もある。

3）運動療法

強い痛みが軽快した段階で、治療と予防を兼ねて運動療法を開始する。運動療法は、ECRBの柔軟性を増す静的ストレッチと筋力強化訓練の2つからなり、温熱療法を併用する。ストレッチは、肘伸展位で手関節の受動的掌屈を、健側手を用いて行う（図6）。筋力強化では500g程度の軽い負荷をかけ手関節の自動背屈を行う。非常に稀であるが、これらの保存療法を行っても1年以上に渡ってADL動作に支障のある痛みが持続する場合がある。これらに対しては、手術で腱の変性部分の切除と腱再生刺激、関節内炎症滑膜の切除などを行う。

鍼灸治療・セルフケア

Point

1. だるさや熱感の有無に注意し、基本的には低周波鍼通電療法を用いる。だるさがあるときは置鍼を行う。
2. 熱感がなければ灸も加え、場合によっては患者自身が自宅で行うセルフケアを指導する。

1．鍼治療

鍼治療は、基本的には低周波鍼通電療法を用いるが、通電により重だるさを訴える場合は、置鍼のみとする。低周波鍼通電療法では、ステンレス製の寸6－3番（長さ50mm、直径0.2mm）鍼を用いる。

1）前腕の伸筋の緊張がみられる場合の治療（前腕伸筋パルス）

ECRBや総指伸筋などの緊張した筋と上腕骨外側上顆などの圧痛部に刺鍼して、筋が収縮する程度の強さで、1Hzで15分間の低周波鍼通電療法を行う（図7）。前腕伸筋の刺入部位は、患者の手関節背屈運動に抵抗をかけ、痛みを訴える筋を触察して決定する。

2）前腕の伸筋の緊張がなく上腕骨外側上顆部に痛みがある場合（上腕骨外側上顆部パルス）

上腕骨外側上顆をはさむように刺鍼して、刺鍼部にジーンとした刺激感を感じる強さで15分間の低周波鍼通電療法（100Hz）を行う。筋収縮はなくても良い（図8）。

3）肘の関節裂隙に圧痛があり肘関節の変形が見られる場合（肘関節部パルス）

上腕骨外側上顆と関節裂隙の圧痛部に刺鍼して、100Hzのジーンと刺激感を感じる程度の強さで、15分間の低周波鍼通電療法を行う。筋収縮はなくてもかまわない（図9）。

2．灸治療

1）透熱灸

疼痛部に熱感がなく、上腕骨外側上顆や肘の関節裂隙の圧痛が著明な場合に行う。上腕骨外側上顆の圧痛部に糸状灸または半米粒大の灸を3壮すえる（図10）。

2）棒状灸

疼痛部に熱感がない場合に行う。疼痛部や前腕後面から手背にかけて棒灸で4〜5分間温める（図11）。低周波鍼通電中や置鍼中に行うと疼痛

3. 上腕骨外側上顆炎

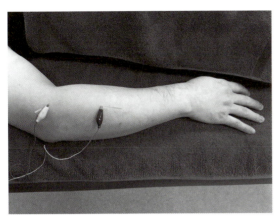

図7　前腕伸筋パルス

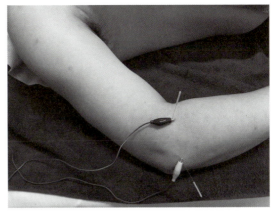

図8　上腕骨外側上顆部パルス

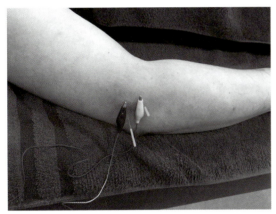

図9　肘関節部パルス

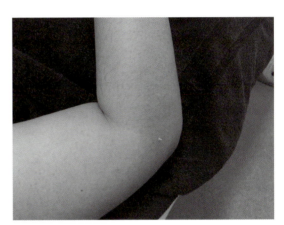

図10　透熱灸

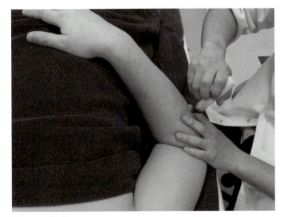

図11　棒灸

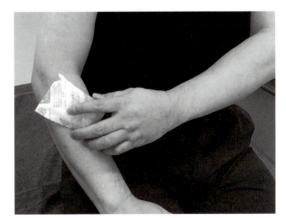

図12　上腕骨外側上顆へのアイシング

表2　鍼灸治療の適応と効果

1．上腕骨外側上顆炎は、変形性膝関節症などの退行性疾患に比べると比較的、鍼治療の予後は良好である。
2．低周波鍼通電療法とセルフケアの併用により、2週程度で疼痛が軽減し、4週程度で日常生活動作が軽快する。
3．変形性肘関節症を伴う場合は、肘伸展位で把握動作がなかなかとれない場合がある。

の軽減につながる。

3）セルフケア灸

　肘関節の熱感がなく、上腕骨外側上顆の圧痛や関節裂隙の圧痛が強い場合は、患者自身に自宅で疼痛部に、市販の温筒灸を1日1回すえてもらう。

　なお、鍼灸治療の適応と効果については**表2**の通りである。

3．セルフケア

　安静時痛が強い場合、把握動作や重いものを持つ動作を避ける。痛みが強いときは、肘痛を誘発する動作を続けた場合、動作直後にアイシングを行うことが重要である。前述した装具やストレッチに加え、ここではアイシングと把握運動について簡単に紹介する。

1）アイシング

　肘関節に熱感がある場合や熱感がなくてもテニスやパソコン作業など肘痛を誘発する動作を繰り返した後には、動作終了後にできるだけ早く氷嚢で上腕骨外側上顆を中心に冷やす（**図12**）。また、前腕の伸筋群を保冷剤でこするようにアイスマッサージを行う。

2）把握運動

　ゴムボールやテニスボールを5秒間しっかり握り、その後1秒間力を抜く動作を10回から15回程度行う。最初は、肘関節やや屈曲位から始め、痛みがなくなったら肘伸展位で行う。

■症例
　45歳、女性、154cm、53kg
[初診日]
　X年1月21日
[主　訴]
　右肘痛
[診断名]
　上腕骨外側上顆炎
[職　業]
　ピアニスト
[現病歴]
　5年間テニスをしているが、10月頃から打ち方を変えたためか、12月初旬から右肘の痛みを感じた。しかし、テニス教室のレッスンがあったため、その後も週1〜2回、1日1時間30分テニスを続けていた。ピアノを週1回、1時間くらい弾いているが、テニス肘以降、ピアノを弾いているときと弾いた後に痛みを感じるようになった。症状が改善しないため、12月下旬に整形外科を受診。電気治療を行っているが症状に変化がないため、患者の紹介で本学臨床部を受診した。現在、テニスはプレーしておらず、ピアノは弾いていない。
[主観的データ]
　バックハンドストローク、スマッシュで痛み、練習後は痛みが増強する。タオルをしぼる、ドアノブを回す、トング使用時に痛みがある。ピアノを弾く動作で痛みがある。
[陰性所見]
　熱感、腫脹はない
[陽性所見]
　右トムゼンテスト、中指伸展テスト陽性。
　圧痛：右上腕骨外側上顆、右肘関節裂隙、右肘頭窩。
　緊張：右側の腕橈骨筋、前腕伸筋。
　握力：右16.3kg（痛みがある）、左23kg。
[評価]
　右上腕骨外側上顆炎
[治療]
　鍼治療：仰臥位で、右ECRB腱と総指伸筋に刺鍼して、筋が収縮する程度の強さで、1Hzで15分間低周波鍼通電を行う。また、関節裂隙の圧痛部と右肘頭窩に置鍼した。
　運動法：前腕伸筋のストレッチとテニスボールを握る把握運動を行う。
　アイシング：テニスやピアノ練習後に保冷剤を用いて右上腕骨外側上顆や圧痛部、前腕伸筋にアイスマッサージを5〜10分程度行う。
[経過]
　第1診（1月21日）〜第2診（1月28日）

右上腕骨外側上顆の圧痛とトムゼンテスト、中指伸展テストでの痛みはやや軽減した。前腕の伸筋の緊張は変わらない。

第3診（2月8日）

　ピアノの練習を始めた。弾いているときの痛みは軽減したが、弾いた後にだるさが残る。右上腕骨外側上顆の圧痛は軽快してきたが、前腕の緊張は強い。

第4診（2月15日）〜第5診（3月4日）

　ピアノを弾いているときの肘痛はなくなったが、前腕の痛みはある。右上腕骨外側上顆の圧痛とトムゼンテスト、中指伸展テストでの痛みはなくなった。タオルをしぼる動作の痛みは軽快している。前腕の伸筋の緊張はある。

第6診（3月29日）

　ピアノを弾いているときに前腕の違和感があるが、練習後のだるさはない。日常生活での痛みもなくなった。

第7診（4月5日）

　4月1日にピアノの演奏会を行ったが、肘痛はなかった。日常生活での問題はない。その後、2週間に1回の鍼治療を行っているが、そば打ちやテニスなどで、症状は増悪することはあるが、日常生活動作で肘痛を感じることはなくなった。

参考文献

1) 織田弘美，高取吉雄　編．整形外科クルズス改訂第4版．南江堂，2003
2) 中村蓼吾　編．肘と手・手関節の痛み．南江堂，1997
3) 石井清一，金豊澤，和田卓郎　編．肘診療マニュアル．医歯薬出版，2007
4) 日本整形外科学会診療ガイドライン委員会，他編．上腕外側上顆炎の診療ガイドライン．南江堂，2006

各論
Chapter 4

腰部脊柱管狭窄症（LSS）

東京大学医学部附属病院リハビリテーション部鍼灸部門　粕谷大智
東京大学医学部附属病院22世紀医療センター運動器疼痛メディカルリサーチ&マネジメント講座　松平浩

定義・原因・症状

Point
1. 馬尾や神経根が慢性的に圧迫され、下肢の痛みやしびれを代表とする異常感覚が現れる症候群を（症候性）腰部脊柱管狭窄症と呼ぶ。
2. 神経根症は自然経過を含む保存療法で軽快しやすい。
3. 変性すべりや変性側弯があると、難治化や再燃する傾向にある。

体幹の要ともいえる脊柱の中には脊柱管と呼ばれる空間があり、腰椎部では脊髄から移行した馬尾が走行し、左右椎体間で神経根が分岐し椎間孔を通る。一般的には、若いうちは脊柱管および椎間孔には十分なスペースがあるが、加齢に伴い脊椎の関節（椎間関節）や神経組織と接する黄色靱帯の肥厚が起こり、場合によっては腰椎のすべりや側弯を伴い、脊柱管や椎間孔のスペースが徐々

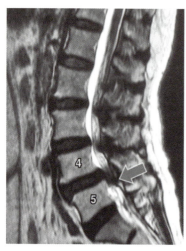 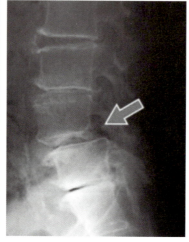 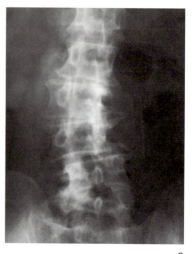

a：第4/5腰椎間の高度狭窄、b：第4腰椎の変性すべり、c：腰椎変性側弯

図1　典型的な画像所見
（松平浩，他．ホントの腰痛対策を知ってみませんか．公益財団法人労災保険情報センター，2013より転載）

に狭くなっていく。馬尾や神経根が慢性的に圧迫され神経組織の循環（還流）不全が生じ、その結果として下肢の痛みやしびれを代表とする異常感覚が現れる症候群を（症候性）腰部脊柱管狭窄症（Lumbar spinal stenosis；LSS）と呼ぶ。

本症は、高齢者に起こる坐骨神経痛の原因の代表選手でもあるが、患者が訴える症状は、1つの神経根障害（単根性障害）により下肢・殿部の疼痛を特徴とする神経根症状を示す"神経根型"と、両側下肢・殿部のしびれや異常感覚（冷感、灼熱感、絞扼感など）を特徴とする多根性障害の馬尾徴候を示す"馬尾型"、両方の症状がある"混合型"に大別される。わが国における症候性のLSSは、365万～580万人と推定されており、有病率は年齢ともに増加する。

責任高位（症候の主因である狭窄部位）として多いのは第4/5腰椎間であり（図1a）、必然的に第5腰髄神経根障害が最も生じやすい。神経根症状は、脊柱管の狭窄が高度でないと出現しない馬尾徴候よりも自然経過を含む保存療法で軽快しやすいが、変性すべり（図1b）や変性側弯（図1c）があると、難治化や再燃する傾向にある。

LSSに特徴的な症状は、「立位の持続や歩行してしばらく経つと下肢症状が生じるが（図2a）、腰椎が軽度前屈位となる側臥位、坐位、自転車走行時には基本的に無症状あるいは下肢症状の悪化がない（図2b）」というもので、神経性の間欠跛行（歩行中に神経症状が悪化して歩けなくなり、少し前屈み姿勢で休むと症状が改善し再び歩き出せる状態）が典型的な徴候として知られている。したがって、LSSを疑う際は、的確な問診が鍵となる。確定診断は、症状を説明できる狭窄の有無や程度をMRIで確認して行う（図1a）。一方、MRIで多少の脊柱管狭窄があっても無症候性である場合は決して少なくないことも知っておく必要がある。

問診・鑑別

> Point
> 1. LSSを疑う際は、的確な問診が鍵となり、姿勢や体位による症状の変化をしっかり捉えることが重要。
> 2. 椎間板ヘルニアでは坐位や前屈み姿勢で、LSSでは腰椎後屈位や立位持続で下肢症状が出現しやすい。
> 3. 会陰部・肛門周囲における灼熱感・しびれ感と歩行時の尿（便）漏れ感などの馬尾徴候（重症例）は速やかに専門医へのコンサルトを考慮する。

1．基本の問診項目

LSSを疑う際は、姿勢や体位による症状の変化をしっかり捉えることが重要である。基本の問診項目としては、次の3項目がある。

① 下肢に痛みやしびれがあるか？
② その症状は、歩いたときや長く立っているときに出たり強まるか？（図2a）
③ その症状は横向きで寝ているときや座っているとき、あるいは自転車に乗っているとき（腰椎が軽度前屈位）は症状が軽減し、楽になるか？（図2b）

3つとも「Yes」なら、LSSの可能性を疑い、MRIで狭窄の有無や程度の確認（図1a）を考慮する。

次にLSSと鑑別すべき疾患について、症状の観点から解説する。

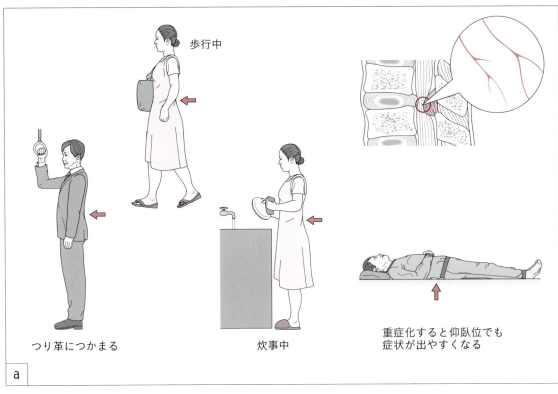
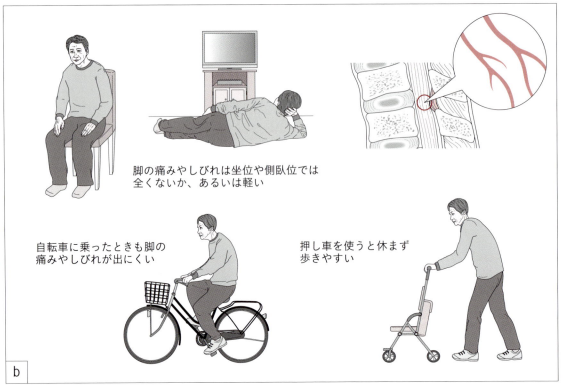

a:症状が出やすい姿勢、b:症状が出にくい姿勢

図2 腰部脊柱管狭窄症の症状と姿勢との関係
（松平浩, 他. ホントの腰痛対策を知ってみませんか. 公益財団法人労災保険情報センター, 2013より一部改変して転載）

2．症状による鑑別

1）症候性の椎間板ヘルニアとLSS

椎間板内圧が高まる坐位や前屈みでの腰から殿部より遠位への放散する痛みは、椎間板ヘルニアに伴う神経根刺激症状を疑う。逆に、坐位や側臥位といった軽度前屈み姿勢は楽で、腰椎の前弯が強まる立位持続、歩行中、さらには伸展負荷で下肢症状が出現・増強する場合は、腰椎後方要素による圧迫が主因であるLSSを第一に念頭に置く。前者は若〜中年に多く、後者は退行性変化を基盤とする場合がほとんどのため高齢者に多い。ただし病態的には両者が合併する場合もある。

症候性のLSSでは、腰椎の後屈により脊柱管が狭小化し神経組織の圧迫が強まる。前屈み姿勢になると脊柱管の狭小具合が少しゆるみ神経組織の圧迫が減り、それに伴い神経組織の循環不全が改善しやすい。そのためLSS患者の症状は、腰椎後屈位（洗濯物を干す時など）や立位持続（電車通勤時や台所仕事時など）、背筋を伸ばした歩行時において出現しやすく、腰椎の軽度前屈（リラックスした坐位や側臥位、自転車走行時や押し車使用の歩行時）では無症状であることが多い（図2ab）。そのため、このような姿勢・体位による症状の変化を的確に捉えることが問診のポイントとなる。

なお、LSSでは通常無症状である臥位や坐位でも下肢痛が増強する場合は、椎間孔部での狭窄〔変性側弯（図1c）に伴いやすい〕あるいは前述した椎間板ヘルニアが神経根障害に関与している可能性を疑う必要がある。

2）末梢動脈疾患とLSS

間欠跛行は、下肢の末梢動脈疾患（peripheral arterial disease；PAD）の代表的な症状でもある。そのため足部の動脈が触知できるか、さらにはABI（ankle brachial pressure index）検査を行うことは重要である。ABIが0.7未満の場合、ふくらはぎなどの筋阻血に伴う血管性の間欠跛行が現れるとされている。なお、症状がなくてもABIが0.9以下を示せば、PADの潜在が疑われる。その場合、脳血管や冠動脈といった生命予後にかかわる動脈硬化が潜在している可能性を疑って、患者指導を行う必要がある。

近年、LSSとPADの合併例は6.7％と決して稀とはいえないことがわかってきた。ABIが低値を示しても側副血行路の発達により足部動脈が触知可能な場合があるので、少なくともPADを罹患しやすい高齢の喫煙習慣のある男性では、ABIを定期的に測定するほうが望ましい。なお、足背動脈は10人に1の割合で先天性の拍動欠損があるとされるため、足背動脈が触知できなくても必ず後脛骨動脈の拍動を確かめるようにしたい。

3）馬尾徴候（重症例）

重症例、つまり速やかに専門医にコンサルトを考慮すべき症例かを見極めるために、会陰部・肛門周囲における灼熱感・しびれ感と歩行時の尿（便）漏れ感の有無を必ず確かめる。本症状を伴う患者は決して多くはないが、圧迫の強い状態が続き、神経が悲鳴を上げているサイン（専門的には重症型の馬尾徴候と言い、複数の神経根の障害を強く疑う症状）であり、基本的には保存療法に抵抗性である。一方、手術により改善する場合が少なからずあるので、本症状を確認したら速やかに専門医にコンサルトをするべきであろう。なお、尿閉に至るといった膀胱直腸障害は、LSSでは極めて稀である。むしろ尿閉を伴う馬尾徴候（いわゆる馬尾症候群）は、硬膜管を著しく圧迫した脱出タイプの椎間板ヘルニアに起因する急性発症の場合が多い。その場合、発症してから速やかに手術を行う必要がある（48時間以内に行わないと予後が悪い）。

「安静時しびれ」とも言われる両足底の異常感覚（患者は「砂利を踏んでいる感じ」「膜が1枚かぶっている感じ」などと表現）は、治療抵抗性で手術治療をしても改善しにくい症状の代表格である。前述した重症型の馬尾徴候の1つと言えるが、会陰部症状よりも不可逆的な場合が多いことは明らかであり、術後の不満足度に影響する。

馬尾徴候のある患者では、馬尾神経の解剖学的配列から圧迫部位より遠位の深部腱反射は低下する。たとえば最も頻度の高い第4/5腰椎レベルで

狭窄が高度であればアキレス腱反射の低下あるいは消失を、それより高位の狭窄を伴えば膝蓋腱反射の低下や消失をみうる。しかし高齢者の多いLSSでは、脳梗塞後や頚椎症性などの脊髄症を合併していることもあり、この場合は下肢深部腱反射が正常でも、それはLSSとしての低下を反映している可能性があるため注意を要する。

保存療法

> **Point**
> 1. Kemp徴候が陽性となる典型的なLSSの根症状を伴う患者には「膝抱えポーズ」をしばらく徹底するよう指導するとよい。
> 2. 再燃・再発しやすい変性すべり、変性側弯がある患者には、体幹を安定させる筋力トレーニングや腰椎前弯の矯正を目的としたペルビックティルトを指導する。
> 3. 薬物療法ではリマプロスト（プロスタグランジンE1誘導体製剤）が第一選択である。

1．セルフマネージメント

　復習になるが、LSSが原因の典型的な坐骨神経痛とは、神経根の圧迫が強まる立ちっぱなしや歩行時、さらには洗濯物を干すときなど腰を反らしたときに出現する殿部から下腿にかけての痛みである。他覚的にはKemp徴候（患者の腰部へ他動的に後側屈負荷をかけ殿部より遠位へ疼痛が誘発されるサイン）が陽性になる。しかし、神経根の圧迫が減り神経組織の循環不全も改善すると想定できる前屈み姿勢では、基本的に無症状である（図2b）。このようなKemp徴候が陽性となる典型的なLSSの根症状を伴う患者には、図3に示した「膝抱えポーズ」をしばらく徹底するよう指導するとよい。悪化しつつある神経組織の環境（圧迫とそれに伴う神経組織の循環不全）の改善、言い換えればLSSに伴う機能障害の回復を早めるセルフマネージメント法である。

　なお症状が改善した後は、特に再燃・再発しやすい変性すべり（図1b）、変性側弯（図1c）がある症例では、ドローイングやプランクといったなんらかの体幹を安定させる筋力トレーニングを処方する方が望ましい。腰椎前弯の矯正を目的としたペルビックティルトも併せて指導するとよい。

2．薬物療法

1）第一選択薬

　薬物療法としては、圧迫された神経組織の循環不全を改善する作用があり、短期的ではあるが有用性を示す無作為比較試験結果のあるリマプロスト（プロスタグランジンE1誘導体製剤：15μg 1錠1日3回）が第一選択薬である。効果判定は、6〜8週で行う。

2）NSAIDs

　根症状の急性期で下肢痛の訴えが強い場合は、炎症性疼痛の要素があると判断し短期的にロキソプロフェンを代表とする非ステロイド性抗炎症薬（nonsteroidal anti-inflammatory drugs；NSAIDs）を用いてもよいが、患者は高齢者がほとんどであるため消化器系などの副作用リスクを勘案し長期投与は避けるべきである。COX-2阻害薬であるセレコキシブのほうが、少なくとも胃潰瘍リスクは低い。

3）近年、日本でも使用できるようになった選択肢

　慢性的な経過で症候性となることが多いLSSでは、同じ坐骨神経痛（神経根症状）でも腰椎椎間板ヘルニア（特に髄核が脱出したタイプ）よりも炎症性要素は乏しい場合が多いと想定でき、神経

障害性疼痛に対する第一選択薬でもあるプレガバリンを使用するほうがNSAIDsを安易に用いるよりも望ましい。

抗炎症作用はないが、肝障害に留意すればアセトアミノフェンも安全性を勘案した選択肢である。ここまで述べた治療で疼痛コントロールが難しい場合は、ブロック療法が検討されるが、弱オピオイドで神経障害性疼痛にも有益性があるトラマドール（アセトアミノフェンとの配合剤も存在する）が追加される場合がある。

4）その他の選択肢

そのほか、下行性疼痛抑制系の賦活が神経障害性疼痛の軽減につながる薬剤として、抗うつ薬とワクシニアウイルス接種家兎炎症皮膚抽出液がある。前述したプレガバリンとともに安静時にもある神経障害性疼痛に選択を考慮する薬剤でもある。前者では、神経障害性疼痛に対するNNT（number needed to treatment）は三環系抗うつ薬より劣るとされるものの、副作用を勘案するとセロトニン・ノルアドレナリン再取り込阻害薬（serotonin noradrenaline reuptake inhibitor；SNRI）であるデュロキセチンのほうが用いやすい。

馬尾徴候の典型的な自覚症状である両下肢しびれに対しても、リマプロストが第一選択薬であるが、少数例ながら有用性を示すクロスオーバー比較試験結果のある牛車腎気丸も有効な場合がある。夜間に起こることの多い有痛性筋痙攣（こむら返り）には、就寝前に芍薬甘草湯の服用が奏効しやすい。

●間欠跛行を伴う坐骨神経痛が出たら、2週間ほどは家にいるときに、できるだけ寝転がって背中を丸める姿勢をとる

●飽きたり、脚が疲れたりしたら、椅子や折りたたんだ布団に両脚を乗せて休むようにする

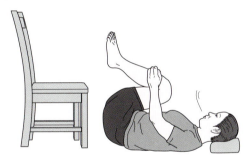

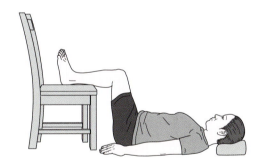

●仰臥位で両脚を軽く開き、手で膝を抱える。なるべく高めの枕をし、深呼吸をする

●1回につき30分は続けたほうがよいので、飽きないように、音楽やラジオを聴きながら行うとよい。できれば1日3回は膝抱えタイムをつくるようにする

図3　LSSの坐骨神経痛に効果的な膝抱えポーズ
　　（松平浩，他．ホントの腰痛対策を知ってみませんか．公益財団法人労災保険情報センター，2013より一部改変して転載）

鍼灸治療

> **Point**
> 1. 鍼治療は、自覚症状や理学的検査により判断した責任高位とされる狭窄部周囲の筋緊張や循環状態に変化を与えることを主な目的として行う。
> 2. 神経根型は保存療法の適応だが、馬尾型は保存療法で効果をみることは少なく、特に膀胱直腸障害、麻痺症状が出現した症例では、可及的早期に手術療法を行ったほうが望ましい。
> 3. 神経根型の多くの症例は、鍼治療の直後、自覚症状の軽減や累積効果も認められる。

1．鍼治療
1）具体的手順

筆者（粕谷）らの施設では自覚症状や他覚所見より判断した狭窄部周囲である椎間関節部の刺鍼と障害されている末梢神経の神経刺激を主に行っている。以下、治療方法について述べる。

①障害レベルの確認方法

歩行や立位によって起こる自覚症状や他覚所見にて障害神経レベルを判断する。ベットサイドの理学的検査は重要であるが、狭窄症の場合、安静時は自覚症状がないか軽い場合がほとんどで、ベッドで安静にした状態で所見を取ろうとしても情報は得られにくい。では何を行うか。狭窄症の患者は立位や歩行で症状が出現することが多いため、ベッドの横で立位負荷（3分から5分）や歩行負荷をして症状の再現をさせた後、症状の範囲や知覚検査等を確認し、原因とされる根障害のレベルを推定する。実際に神経根型の自覚症状は単根性（1つの神経領域）の下肢痛が多く、しびれ感などの異常感覚は単独では少ない。また片側性が両側性より多い。それに対して馬尾型は、下肢や殿部のヒリヒリ、ジンジン、チクチクなどの異常感覚や下肢の脱力感を呈するもので、神経根型のような疼痛は訴えない。症状は両側性で多根性が多い。

たとえば、下腿前側（スネのあたり）から足先にかけての痛みはL5の神経根障害で末梢神経は深腓骨神経、下腿外側から足先の痛みはL5・S1神経根障害で、末梢神経は浅腓骨神経、下腿後側（ふくらはぎ）から足底の痛みはS2神経根障害で、末梢神経は脛骨神経となる（図4）。狭窄症はL5・S1神経根障害が多く、浅腓骨神経領域の下腿外側から足先（小指側）に沿った痛みやしびれを訴える患者が多い。したがって神経刺激は浅腓骨神経を刺激する治療法を多用している。

②患者の体位

患者の体位は側臥位か伏臥位で行う。側臥位では枕を抱かせて、背中を少し丸めることで脊柱の棘突起や椎間関節などを触診しやすい状態にする。伏臥位では腰椎の前弯が強くならないよう胸枕を少し下げ、お腹のあたりにくるようにする。伏臥位の姿勢が困難な患者が多く、慣れてもしばらくすると、かえって疼痛を訴えることがある。これは伏臥位により腰椎の前弯が強くなってしまい症状を発症させてしまうことがあるため、患者が楽な姿勢（体位）で行うことが大切である（図5）。

③椎間関節の刺鍼方法

椎間関節付近への刺鍼により疼痛部位へのひびき感などがポイントとなる。

一般的な刺鍼方法は、腰椎椎間関節ブロックの方法を用いることが多い。この方法は、刺入部位がより後弯するように腹部に枕を入れ、腰椎前弯を減少させることにより、椎間関節部の負担を軽減することができる。刺鍼方法は2パターンあり、刺入目標として伏臥位にて棘突起の下端より外方に約1.5〜2cm、または2横指外側が椎間関節部の中央にあたる点とする（図6）。そこに寸6-2番〜2寸-5番を直刺で刺入。4〜5cmほど刺入し

4．腰部脊柱管狭窄症（LSS）

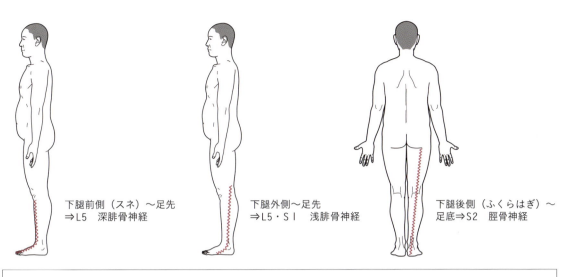

下腿前側（スネ）〜足先
⇒L5　深腓骨神経

下腿外側〜足先
⇒L5・S1　浅腓骨神経

下腿後側（ふくらはぎ）〜足底⇒S2　脛骨神経

痛みやしびれと一致する神経を刺激➡神経根（障害部位）の血流改善
注：症状のある部位の末端神経を刺激しないと効果はない。
例：下腿外側の痛み（浅腓骨神経領域）で脛骨神経の刺激は効果が認められない

図4　障害神経のレベル

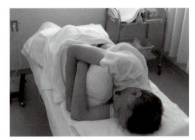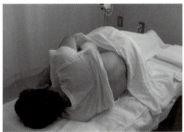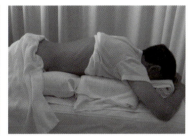

図5　施術上の注意（腰椎の前弯を強めず、安定した体位をとる）

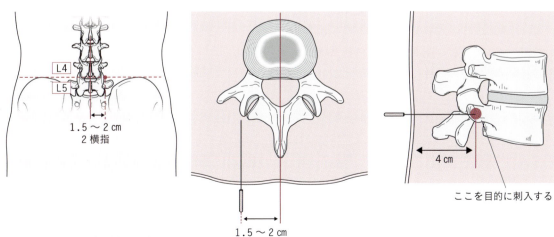

図6　椎間関節の刺鍼法の一例

た際にもちっとした感覚（粘着感）の組織が針先を通して感じられ、疼痛部位へのひびき感が得られればよい。逆に疼痛部位へのひびき感が得られないときは効果が期待できない。もう1つの刺入法は棘突起の下端より外方に約6〜7cm外側で中心部に向かい45°の角度で2寸-3または5番を刺入。同じく粘着感が感じられ、疼痛部位へのひびき感が得られればよい。腰椎椎間関節ブロックの場合は透視下で行うのに対し、鍼灸治療の場合は主観的な部分と患者の訴えに頼らざるを得ないため、椎間関節部を正確に刺激していると断言できない。そこで解剖学的には、棘突起直側の椎体部分や横突起を目標としたほうが後枝内側枝を目標とした刺激よりも、わかりやすく便利である。刺入時に誘発されるひびき感（関連痛）は患者の愁訴と一致する部位であることを確認し、一致すれば直後より症状が軽減することが多い。

④末梢神経刺激の実際

自覚症状のある下肢の支配神経領域の経穴部に置鍼をする。具体的には下腿の前側部である前脛骨筋周辺の痛みやしびれ感には足三里から深腓骨神経に刺激を与える。下腿外側領域の痛みやしびれ感には陽陵泉から浅腓骨神経に刺激を与える。浅腓骨神経刺激は腓骨頭の下の陽陵泉を刺入ポイントとし、この部で神経を索状物として容易に確認できる（図7）。強く圧迫すると浅腓骨神経領域にひびきが得られる。鍼は皮膚に直角に腓骨に向けて刺入する。確認で低周波鍼通電をすることで浅腓骨神経領域の筋収縮が得られ足関節が外反する。下腿三頭筋から足底部の痛みやしびれ感には委中、承山、承筋から脛骨神経に刺激を与える。脛骨神経刺激は委中を刺入ポイントとするが、膝関節の屈曲によってできる横線のほぼ中心で、膝下動脈の内側の圧痛点を狙う。2〜3cm刺入すると足底部にひびき感が得られる。通電刺激をすることで足関節の底屈が得られる。この鍼刺激は痛みの閾値を変化させ、神経の血流を改善する効果があるため直後効果が得られやすい治療法である。

2）鍼灸治療の効果

LSSの主症状である間欠跛行の発生機序は、第一に脊柱管内における神経の圧迫、第二に神経内の血流障害である。一般に第1選択として保存療法が行われていることから考えると鍼灸治療も用いる価値がある治療である。我々の施設では症状のある領域の神経刺激を行っている。今のところ神経を刺激する鍼通電刺激の作用機序については基礎研究で神経内血流の改善や末梢循環の改善、それに伴う血管を拡張させる化学物質であるサブスタンスPやCGRP（カルシトニン遺伝子関連ペプチド）の発生などが報告されている。また臨床的には局所皮膚血流や筋内循環改善等の効果も認められている。LSSの痛みやしびれなどの知覚異常は時に耐えがたく、患者のQOLを著しく損なう場合が多いことから、非侵襲的な鍼灸や鍼通電療法により症状の改善が得られることは意義が大きいと思われる。

2．灸治療

LSS患者の症状は、①腰下肢が冷えて痛む、②重だるさ、③寒冷刺激や気候の変化により増悪す

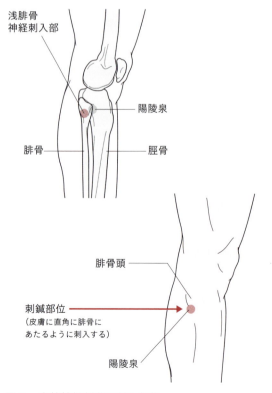

図7　末梢神経刺激の刺入部位

ることが多いため、主に足の太陽膀胱経である腎兪、大腸兪、委中、承山、飛揚に、胆経では環跳、陽陵泉に灸を施行する。

おわりに

　保存療法においてまず重要なことは、LSSは姿勢依存性であること、そして神経性間欠跛行の病態について説明し、急速な進行は稀であることを教育し患者を安心させることである。患者は将来歩けなくなるのではと不安を抱く人も多く、また、日常生活の活動性低下と高齢によりうつ状態に陥っている人も少なくない。よって患者を過度に悲観させる説明は鍼灸臨床においても避けるべきである。

　神経根型の大半は、鍼治療の直後、自覚症状の軽減が認められ、累積効果も認められる傾向であった。これは神経根型に対する鍼治療は有効性があり、QOLの向上とその維持が可能となり、LSSに対して有用性があるものと考える。

参考文献

1) 菊地臣一, 他. 整形外科1986；37：1429-39.
2) Yabuki S, et al. J Orthop Sci. 2013；18(6)：893-900.
3) Ishimoto Y, et al. Osteoarthritis Cartilage2013；21 (6)：783-8.
4) 松平浩, 他. ホントの腰痛対策を知ってみませんか. 公益財団法人労災保険情報センター, 2013. p.34, 35, 38, 39.
5) Onda A, et al. Eur Spine J. 2013；22 (4)：794-801.
6) Matsudaira K, et al. Spine (Phila Pa 1976) 2009；34 (2)：115-20.
7) 関根利佳, 他. 痛みと漢方2003；13：84-7.
8) Uesugi K, et al. J Orthop Sci. 2012；17 (6)：673-81.
9) 日本整形外科学会, 日本脊椎脊髄病学会. 腰部脊柱管狭窄症診療ガイドライン2011. 南江堂, 2011. p.20, 39.
10) 山田宏. ペインクリニック2013；34 (1)：67-76
11) 松平浩, 唐司寿一, 東川晶郎. 腰部脊柱管狭窄症―その基本知識と薬物療法. 日本医事新報2013；4679：81-8.
12) 高橋啓介, 他. 保存療法としての経皮的電気刺激療法の効果. 別冊整形外科1990；18：99-102
13) 井上基浩, 他. 坐骨神経の循環動態に及ぼす腰部鍼刺激と坐骨神経電気刺激の影響. 全日本鍼灸1998；48 (2)：130-140
14) 粕谷大智, 他. 腰部脊柱管狭窄症に対する鍼灸治療の臨床的研究. 日温気物医誌1999；62 (4)：201-206
15) 粕谷大智. 腰下肢痛に対する鍼灸治療-腰部脊柱管狭窄（症）. ペインクリニック2011；32 (4)：519-528

Column 医療従事者からよく聞かれる鍼灸Q&A

回答：東京大学医学部附属病院リハビリテーション部鍼灸部門　粕谷大智

　高齢になるにつれ、患者は多愁訴化していきます。すなわち、それは1人の患者が多くの医療機関に通院していることを意味します。医療従事者は鍼灸治療がどのようなものかわからず、不安を抱いていることが多いです。そこで、ここでは医療従事者から質問が多い項目について、粕谷大智氏に回答いただきました。

Q1　鍼灸治療でどこまで良くなるのか？　また治療中に痛みが悪化することはないのか？

　我々が行っている治療は、治療前に顔色や会話、バイタルを確認し、以下の内容を治療目的として行っています。
①症状を少しでも軽くして日常動作がしやすい状態にする。
②高齢患者の疲労の変動は大きく、適時、刺激量を変え対応する。
③意欲（モチベーション）をできるだけ保つよう工夫する。
　つまり、毎回患者さんの状態を把握しながら治療を行い、悪化した場合は原因等を考慮し対応しなくてはいけません。ですので、特に高齢者の治療においては、病気や老化による機能・形態の変化そのものが治るような説明は行わず、上記のような方針で治療を行っていることを医療従事者にも丁寧に説明する必要があります。

Q2　ワーファリン等の抗凝固剤や抗血小板剤服用の患者に出血傾向があるが、鍼灸は大丈夫か？　また、高齢者は水虫やキズ、タコなど、神経障害、循環障害、易感染からくる足病変を認める患者が多いが、足局所の鍼灸治療は大丈夫か？

　鍼灸治療による火傷や出血等は十分に注意する必要があります。「各論12　糖尿病性神経障害」で灸治療を含めた施術の注意について述べているので参照してください。医療従事者には、患者さんの状態によってリスクがある場合は治療を行わず、鍼の刺す場所（局所を避ける）や刺激の強さ（場合によっては接触鍼）などを工夫して、少しでも症状を軽くするよう心掛けていることを説明します。

Q3　血行が良くなることで、がんが進行するのでは？

　この質問は、鍼灸治療で末梢神経内の血流改善が得られる場合、がん細胞が増殖する可能性について懸念しています。鍼灸治療でそのような大きな変化はないと思われますが、運動による全身活動の増加や温熱療法についても同様の疑問を持つ医療従事者は少なくありません。現状のエビデンスの面からも、はっきりわからないというのが本当のところです。ですが、高齢のがん患者さんの場合、治療で痛みや疲労、副作用などの改善が得られるメリットのほうが大切と思われます。なお、がん患者における鍼灸治療の中止基準は下記の通りです。
- 血液所見：ヘモグロビン7.5g/dl以下、血小板50,000/μl以下、白血球3,000/μ以下
- 臓器、血管、脊髄の圧迫
- 強い呼吸困難、運動制限を伴う胸膜、腹膜への滲出液貯留
- 中枢神経系の機能低下、意識障害、頭蓋内圧亢進
- 低・高カリウム血症、低ナトリウム血症、低・高カルシウム血症
- 起立性低血圧、160/100mmHg以上の高血圧
- 110/分以上の頻脈、心室性不整脈

各論

Chapter 5

変形性股関節症

筑波大学理療科教員養成施設　徳竹忠司
東京逓信病院整形外科　冲永修二

定義・原因・発生機序

Point
1. 変形性股関節症の痛みは大腿前面・膝関節に感じることがある。
2. 痛みの程度と関節のX線写真上の変形の重症度には、必ずしも相関性はない。
3. 股関節のX線検査を受けていない患者には画像評価を勧める。
4. 股関節周辺は評価・施術に際して露出しにくい部分であるので、患者とのコミュニケーションを十分に取っておく必要がある。

1. 定義

　変形性股関節症は、大腿骨頭と寛骨臼の表面にある硝子軟骨の破壊によって起こる股関節の機能障害である。

　股関節は、最大荷重で体重の5倍近くが負荷される関節なので、関節表面を覆い、クッションの役割を果たしている軟骨に不具合が生じると、関節を構成している骨にも異常が発生する。何らかのきっかけで硝子軟骨に小さな障害が発生し、経年的に状態が悪化していくことになるが、進行の早さ・程度については、発症年齢・荷重暦・体重・素因・性別などの様々な要因が関与するために個体差がある。

　本邦では、本疾患患者の多くは女性である。鍼灸治療を行う上での身体情報収集に関しては、他の関節部分よりも露出しにくいために、十分なコミュニケーションとインフォームド・コンセントが必要である。また、鍼灸治療が効果を発揮できる部分は変形の本態ではなく、二次的に発生している軟部組織の短縮あるいは、筋肉由来の痛みとなるため、理学検査においても股関節症の評価とともに、鍼灸治療で対応できる、問題を抱えた軟部組織の部位を見つけ出すことが重要となる。

2. 原因・発生機序

　股関節症は、発症のエピソードなどの原因が明確でなく、加齢によると考えられる一次性変形性股関節症と、原因が明らかとなっている二次性変形性股関節症に分けられる。

　変形性股関節症全体の8割ほどが二次性と言われ、女性が多くを占める。女性が多い理由としては、臼蓋形成不全や発育性股関節脱臼などの二次性変形性股関節症の原因となる状態が女児に多いためである。

　二次性変形性股関節症を考える場合は、患者の小児期に関する情報を問診で得ることになるが、記憶があいまいな場合が多い。画像情報がない場合には、年齢が高ければ一次性・二次性両方の可能性を想定し、40代以下であれば、とりあえず二次性と考えて、医療機関の受診を勧める。

股関節症はX線写真を用いた軟骨破壊の程度とそれに伴う変化によって、前期・初期・進行期・末期の4段階に分けられる（**表1・図1**）。

4段階の分類と患者の自覚する痛みには相関性がない場合があるため、自覚的痛みが軽度であっても、股関節ROMの制限が大きく、X線検査などの画像検査を受けたことのない患者は、現状の評価を医療機関で行っておくことが必要である。

表1　股関節症の分類
（「安藤謙一：変形性股関節症テキスト－疾患理解と治療法，p.12，2010，南江堂」より許諾を得て改変し転載）

状態＼分類	臼蓋形成不全	関節裂隙狭小化	嚢胞形成	骨硬化	骨棘	下肢短縮	臼蓋破壊
前期	＋	－	－				
初期		＋	±	±	±		
進行期		＋＋	＋	＋	＋	＋	
末期		＋＋＋（消失）	＋＋		＋＋		＋

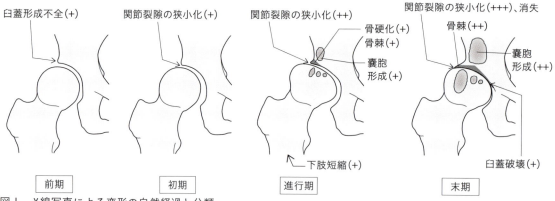

図1　X線写真による変形の自然経過と分類
（「安藤謙一：変形性股関節症テキスト－疾患理解と治療法，p.12，2010，南江堂」より許諾を得て改変し転載）

症状・理学検査

Point

1. 股関節の痛みは、別の部位に病態が潜む場合があり、また別の部位の痛みが変形性股関節症由来の場合があるため、周辺もよく観察する。
2. 人工股関節手術例では、理学検査を行う前に股関節の脱臼の危険性を十分認識しておく。
3. 理学検査では、関節だけでなく筋肉にも着目する。

1. 症状

股関節症の症状は自覚的な症状で始まる。初期は股関節に荷重が加わるスポーツや労働などの動作後に軽い違和感を鼠径部に覚えるようになる。その後、違和感は次第に明確な痛みとなり、動作開始時痛が現れる。つまり初期の段階では、動作

開始時痛も短時間で軽快・消失をするが、次第に痛みの持続時間が延長していくことになる。

軟骨の軽度の障害であっても、炎症が発生すれば自発痛も感じることになる。

さらに進行すると、動作時痛が強くなるために動作に制限が加わるようになる。そうすると筋力低下や関節可動域制限・股関節の屈曲拘縮といった痛みのための二次的な病態が発生する。

屈曲拘縮が明確となると、仰臥位での就寝に際しては、寝具の重さにより関節に伸展方向への負荷がかかり、痛みが発生する。そのため側臥位で股関節屈曲位を取らなければ入眠が困難となる場合もある。

初期の場合は痛みの部位が股関節部ではなく、大腿前面あるいは膝関節に感じる症例もあるので、年齢を問わず、患者が大腿部・膝関節の痛みを訴えた場合には股関節にも観察の視点を置く必要がある。股関節を中心とした部位の自覚的な痛みの原因には、内臓器疾患、腰部疾患、仙腸関節障害、その周辺筋の痛み等、股関節以外からの連関痛の場合もあるため、初診時には可能な限り、症状の再現が得られるように所見収集に工夫をすることが重要である。

2．理学検査

人工股関節置換術を受けている患者のROM観察は自動運動のみとし、当該患者が指導を受けている肢位のみとするのが安全である。無造作な複合運動では脱臼を起こす危険性があるので（高齢者では特に要注意）、検査前に確認する必要がある。身体的情報収集の前に、患者が日常生活の中で不便を感じている事柄を明確にしておく必要がある（表2）。また、日常生活動作に起因する痛みの聴取は、理学検査を行う際にできて、患者の負担軽減や時間節約にもつながる。

問診にて脱臼の危険性がないとわかった際、関節運動を行っていく。関節に動的な負荷を加える際は、必ず自動運動と他動運動を比較する。自動運動でROM制限がある場合、それが何に基づいているかは、他動運動を行うことで、ある程度まで絞り込める。

たとえば、自動ROM制限が痛みのために生じている症例に他動で行ってみると同じ角度でも痛みが出現しないことがある。この現象には筋収縮が関係していることが予想される。それが収縮時痛であるか、筋収縮による関節のぶつかりであるかは、他動時に意図的にインピンジを起こさせて確認をすれば良いことになる。

筋力低下があってもROM制限は起こるので、この際の関節の観察も必ず自動と他動を実施することが重要である。注意すべきは、他動時に無理な動きを強制させないことである。

余裕があれば、関節を0°～90°まで他動で動かすときに0°と90°というポイントのみに意識を向けるのではなく、1°～89°の動きのスムーズ感・抵抗感を感じながら動かし、エンドポイントでは終末感覚（エンドフィール）を感じ取る。弾力性のある終末感覚であるか、硬くロックされる終末感覚であるか、正常な関節であれば弾力性のある終末感覚で停止するはずである。

炎症の有無についての所見のうち、他覚的な発赤・腫脹・熱感は股関節を取り囲んでいる器官に厚みがあるため、施術者が認識できなくても、「炎症はなし」と即答すべきではない。患者が自発痛を自覚している場合には、炎症を考慮する必要がある。なお変形性股関節症だけでなく、高齢者に共通することだが、他動的に関節を検査したり、運動させたりする場合は、口頭で十分説明しながら行い、急に動かさないなどの配慮が必要である。

1）立位での観察

患者が立位姿勢の保持が可能な状態であれば、まず立位での観察を行う。履物・厚手の生地のズボンは脱いでもらう。来院が予定されていれば事前に着替えの準備を依頼しておくことも必要である。

A：静的観察（骨盤の傾き、股関節アライメント、腰椎アライメント）

①前面

患者の前面に位置して、左右の上前腸骨棘を探

表2　患者の主観的な訴えを明確にしておく

> いつ：朝（寝具の中、寝具からの立ち上がり、起床後の歩行時）、歩行時（平地、昇り・下り坂、階段昇・降時）
> 　　　就寝時（仰臥位時、寝返り時）、安静時（臥位時、腰掛け座位時、立位時、条件なし）
> どこで：屋内・外、職場
> どのような**姿勢**で：片側荷重時、起立動作時
> どのようなことをすると：重量物の移動
> どこが**痛む**か：自覚部位が明確か否か、痛みの部位を指1本で示すことができるか
> どのように**痛む**か：患者の言葉で表現
> どのようなことをすると痛みが楽になるか：安静、保温
> どのような条件がそろうと最も痛いか：患者に認識があるか

し、そこに施術者の左右の母指腹をあてる。

　上前腸骨棘を探すときに、初めから母指を用いると、不快感を与える場合があるので、四肢腹・母指球など面積の広い部分を用いて的を絞り、それから母指を当てるようにすると、太っている患者であっても速やかに上前腸骨棘を見つけることができる。

　骨盤の傾きが極端であれば、目視で理解できる。

　上前腸骨棘に置いた左右の母指を中心にして、四指を腸骨稜・大転子に触れて、骨盤の傾きや骨盤と大腿骨の位置関係を感じ取る。

　大転子の触察は、前方から触れると大腿筋膜張筋の膨隆が邪魔になるので、大転子の後方から四指を当ててみると理解しやすくなる。可能な範囲で大転子の頂点を探し、直上の腸骨稜との距離を左右で比較する。

②側面

　患者の側面に位置して術者側の上前腸骨棘を示指または中指で触れておく。太った患者では下腹が突出していて骨盤の前端が理解しづらいことがあるためである。

　次に、骨盤の前傾・股関節の屈曲・腰椎の前弯増強がどのようになっているかを確認する。これは股関節の屈曲拘縮の有無を推測するためである。股関節が屈曲位となっていると、立位では大腿骨が土台となるため、骨盤が前傾した状態とならざるを得なくなる。すると体幹の位置を保持するために腰椎部の前弯が増強することになる。

③後面

　後面に位置し、左右の上後腸骨棘を探す。

　上後腸骨棘はその上を筋肉が走行しないため、よほどのことがない限り触察は難しくはない。前面と同様に上後腸骨棘においた左右の母指腹を中心に四指で腸骨稜・大転子を触れて、骨の位置関係を確認する。大殿筋・中殿筋の大きさも確認しておくとよい。

B：動的観察

①片脚立位

　患者が転倒しないようにフォローしながら片足立ちを試みる。左右で比較し、患側荷重のときにどのような現象が見られるか、痛みの発生はあるかを確認する。中殿筋の筋力低下があるとトレンデレンブルグ徴候が陽性となり、荷重側の反対側に骨盤が傾く（図2）。

②歩行

　屋内である程度の直線が確保できるのであれば、歩容の観察を行う。

③自動ROM・MMT

　立位で可能な範囲の運動を行う。特に股関節の外転が十分できるかを観察することと、動作時の筋収縮の触察をして筋萎縮の状態を評価する。

④腰部・膝に関する情報収集

　立位で行える一般的な理学検査を実施股関節以外の問題の除外に役立てる。

2）腰掛け座位での観察

　患者に足部が床から離れる高さに設定したベッドに腰掛けてもらう。

5. 変形性股関節症

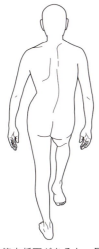

荷重側に中殿筋の筋力低下があると、反対側に骨盤が傾く

図2　トレンデレンブルグ徴候

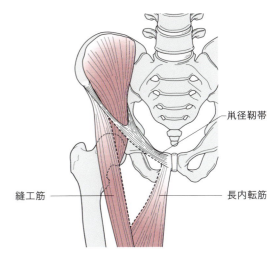

図3　鼡径靱帯、縫工筋、長内転筋で囲まれた大腿三角

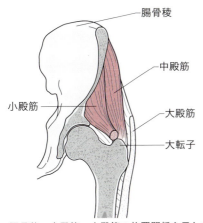

大転子、腸骨稜、中殿筋、小殿筋の位置関係を示している

図4　股関節前額面のイメージ

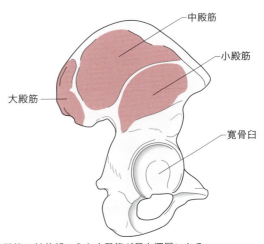

殿筋の付着部のうち小殿筋が最も深層にある

図5　骨盤の外側面（筋の付着部）

①神経学的所見

腰部に関する情報収集：深部反射、感覚検査、腰椎の伸展負荷などを行う。

②動的観察

座位で行える股関節の運動を実施して、自動と他動でのROMを比較し、痛みがあればその性状も比較する。

自動運動は筋肉を収縮させた動き、他動運動は筋収縮を伴わない動きとなるので、両者を比較することでとりあえず筋収縮痛の有無がわかる。

座位時の内外旋は股関節が屈曲位にあるため、関節前面の腸骨大腿靱帯などがゆるみ、仰臥位・立位の中間位よりも大きな回旋が可能である。

3）仰臥位での観察

股関節に屈曲拘縮があると長時間の仰臥位は苦痛となる場合があるため、膝とベッドの間にタオルなどを挿入し、股関節に伸展負荷が加わらないような工夫が必要である。

仰臥位では、股関節の屈曲に際し、制限因子となるタイトハムストリングの有無、腸腰筋の短縮の有無（トーマスの肢位）、股関節の内外転のROMを観察し、大腿三角部分での左右差を、熱

感・腫張・動脈拍動などに注目しながら確認する。皮下脂肪が多い場合は、股関節を少し外転・外旋の位置にすると大腿三角の観察が行いやすくなる（図3）。

また可能であれば、股関節の伸筋・外旋筋のストレッチも実施する。仰臥位では、大腿筋膜張筋・腸骨筋・大腿四頭筋・内転筋群の圧痛の確認ができる。

4）側臥位での観察

側臥位では大腿筋膜張筋の短縮チェック、中殿筋のMMTが確認できる。筋の圧痛として中殿筋・小殿筋が確認できる。ただし小殿筋は中殿筋・大腿筋膜張筋の深層にあるので、直接の圧痛として確認はできないが、股関節を少しずつ外転位にしながら浅層の構造物をゆるめていき、大転子と腸骨稜の間を圧迫していくと、痛みの性状に変化が生じる場合があるので、左右を比較してよくみる必要がある（図4・図5）。

5）伏臥位での観察

腰部の問題や股関節の屈曲拘縮の状態によっては伏臥位ができない場合がある。そのときは側臥位で情報収集を行う。

伏臥位では、大腿直筋の短縮の有無を確認する。殿踵間距離を観察する要領で膝関節を屈曲させる。この屈曲に股関節の軽度伸展を加えた場合と比較して、大腿前面のストレッチ感をチェックする。大腿直筋は股関節と膝関節を超えている二関節筋であるために、膝関節の屈曲と股関節の伸展でストレッチが十分加えられることになる。

画像検査・血液検査・現代医学的治療

Point

1. 診断には単純X線写真が用いられるが、進行性のものは血液検査やMRI検査で他疾患が除外される。
2. 運動療法では外転筋を中心とする筋力強化などが行われるが、温水中での訓練が理想的。
3. 臼蓋形成不全や進行例に対しては手術療法が実施される。

1．画像検査・血液検査

本症の診断と重症度の分類は単純X線写真によって可能である（表1・図1）。本症では通常、X線上の進行は年単位で非常に緩徐である。もし短期間で進行が見られる場合は、感染性関節炎や関節リウマチなど他疾患の除外のため血液検査やMRI検査を追加する。

2．現代医学的治療

股関節に限らず、中高年者の変形性関節症は軟骨細胞の経年的な機能低下が原因である。軟骨の機能（衝撃の緩和と摩擦の低減）が損なわれると、軟骨自身、さらに軟骨を支える骨の破壊を生じる（図1）。軟骨の機能低下を回復させる技術は現在のところ確立されていないため、原因療法がないことが本症の治療上の大きな問題点である。現在の治療法としては、①軟骨破壊がないか軽度の段階で進行を予防する、②軟骨破壊が進んだ段階で自己組織または人工材料を用いて関節機能を回復させる、の2つの方法に分かれる。前者は保存療法と手術、後者は手術から成る。

1）保存療法

①股関節の軟骨への負荷の軽減

職業や趣味などで歩行量が多い例では、それを減らすことが有効である。しかしほとんどの例では通常の歩行量であり、さらに歩行量を減らすこ

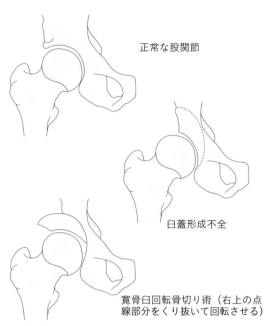

図6 臼蓋形成不全に対する寛骨臼回転骨切り術

臼蓋を一旦くり抜いて回転させ、大腿骨頭を覆うように向きを変えて再度固定することで、臼蓋形成不全を解消する

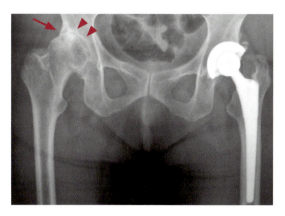

左で臼蓋縁の骨棘形成（矢印）と関節裂隙の狭小化（矢頭）、大腿骨頭の変形が見られる。右の人工関節で白い部分が金属、金属の間の半透明の部分がプラスチックである

図7 進行期変形性股関節症（左）と人工股関節置換術後（右）の単純X線写真

とは社会活動上困難であるとともに全身的な活動能力の低下という弊害を生じる。同じ歩行量で軟骨への負荷を軽減させるためには荷重量を減らすことが有効であり、杖の使用、体重の減量が勧められる。しかし実際には、外見などのため杖が使いにくい状況が多く、減量も通常の有酸素運動が困難なため難しいことが多い。

②薬物療法

非ステロイド系消炎鎮痛剤、アセトアミノフェンの内服薬のほか、最近では痛みが強い例にオピオイド製剤も用いられる。十分な薬物療法を行ってもADL動作や職業に障害があることが、手術適応の一つの目安である。膝関節でよく行われる関節内注射は、股関節が深部にあるため困難で一般には行われない。

③運動療法

股関節の安定化に重要な、外転筋を中心とする筋力強化と、症例に応じて必要な範囲の可動域を維持するストレッチを行う。ただし地上の重力下での強化訓練では軟骨の負荷を増すことが多く、温水中での訓練が理想的である。有酸素運動を希望する場合は、エルゴメーターや水泳を勧める。

④補高

脚長差によって歩容が悪い例では、足底板で脚長を揃えることが歩容の改善に有効である。

2）手術療法

①軽症例への予防的手術

本邦では、本症の70〜80％が乳幼児期の股関節脱臼や発育期の臼蓋形成不全を原因としている。このため、軟骨の破壊が生じる前の段階で、手術によって臼蓋形成不全を解消できれば、本症の発生や進行を食い止められる可能性がある。この目的で開発された代表的な手術法が寛骨臼回転骨切り術である。寛骨臼をくりぬいて向きを変え、大腿骨頭にかぶせることで臼蓋形成不全から正常に近い適合性を回復させるもので、長期的に変性性関節症の進行を予防できることが示されている（**図6**）。

②進行例に対する手術

進行例に対して最も有効なのが人工股関節置換術である。金属やセラミックと、プラスチック（ポリエチレン）の組み合わせで関節機能を回復

させるもので、除痛が確実で患者の満足度も非常に高い（**図7右**）。しかし、現在の人工関節の最大の問題点は耐久性にあり、改良が試みられてはいるものの、通常の歩行量でも手術後10年を越えれば入れ替え手術を要する例が発生することが避けられない。さらに仕事や趣味などで股関節の使用量が多い例では、数年程度しかもたない場合もあり、若中年者では人工関節以外の治療法を考える必要がある。このような例に対しては、前述の寛骨臼回転骨切り術の他に、大腿骨の骨切り術、股関節固定術などが行われてきたが、人工関節に比べて機能や除痛効果が劣るため、治療上の課題となっている。

鍼灸治療

Point
1. 骨格筋内の循環促進、トリガーポイントの不活性化、柔軟性の確保を目指して鍼治療を行う。
2. 正確に筋肉をとらえられるように、触診が重要となる。
3. 股関節に関与している筋肉は厚いため、灸治療は直接行わず、全身状態の改善に用いる。

　股関節症の場合で、鼠径部から殿部に自覚症状があり、それが炎症による症状でなければ、鎮痛を最終目的として、関連する骨格筋内の循環促進、トリガーポイントの不活性化、柔軟性の確保を目指して鍼治療を行う。

　筋力増強の訓練は、関節の状態により負荷量・方法が個別に異なるため、安易な指示はかえって関節への負荷となってしまう恐れがある。

　股関節部の症状であっても、足関節・膝関節・脊柱の柔軟性も考慮に入れた鍼灸治療プランが必要である。下腿の屈筋群・大腿四頭筋・ハムストリングス・股関節内転筋群までを含めた施術を行うことで、股関節の動きの行いやすさの確保につながる。ここでは、股関節周辺の骨格筋で股関節の動きに影響を受けやすい代表的な筋肉の中から、イメージを抱きにくい、①腸骨筋、②大腿筋膜張筋、③小殿筋を対象とした触察と低周波鍼通電を解説する。

1. 腸骨筋

　腸骨筋は股関節の前面にあるため、股関節を完全屈曲したとき、「何かがはさまっている感じがする」という訴えのときに原因となっているケースがあり、低周波鍼通電で、はさまり感を軽減することができる。患者姿位は仰臥位で、屈曲での拘縮がある場合は膝関節下にタオルなどを挿入しておく。

1）触察
①おおまかに行う場合
　術者の母指先が患者の頭方を向くようにして左右の鼠径部に母指球を軽くあてる（**図8**）。

　上前腸骨棘から恥骨に向かう鼠径靱帯上を左右同時に移動してみると大腿動脈の拍動部よりも外側で上前腸骨棘寄りに、最も膨隆している部分がある。そこがおおむね下前腸骨棘となるので、その部のすぐ内側に腸骨筋、大腰筋（両者は異なるものであるが両方が合わさって腸腰筋となる）が下方へ走行している。

②刺鍼を意識した触察
　まず下前腸骨棘の目安をつけるために、大腿直筋の触察から始める。

　仰臥位における股関節中間位ではわかりづらい

5．変形性股関節症

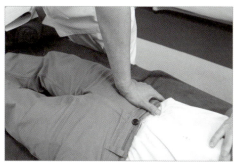
片手

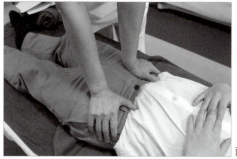
両手

図8　腸骨筋への触診

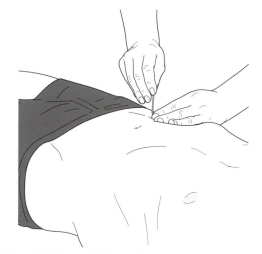

図9　腸骨筋への刺鍼。下前腸骨棘の内下方へ刺鍼を行う

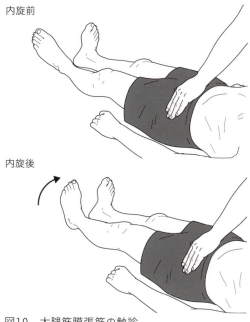

図10　大腿筋膜張筋の触診

ため、膝下に太めに巻いたタオルなどを挿入して、股関節を軽度屈曲位とする。患者に軽く膝関節を伸展してもらい鼡径部で上前腸骨棘の内下方にある下前腸骨棘付着の大腿直筋の収縮を確認する。

下前腸骨棘の位置が決まれば、その部の内下方に腸骨筋が走行していることになる。

2）刺鍼・通電

下前腸骨棘の内下方に刺鍼する。その際は鼡径靭帯よりも腹側には刺鍼しないように注意する。また内方に刺鍼部位が寄りすぎると、通電をしたときに大腿神経に電気が流れ、大腿四頭筋が先に収縮を始めてしまうため注意が必要である（図9）。使用鍼はステンレス製寸3-3番鍼（あるいは2寸-5番鍼）を用いる。

腸骨筋が皮下にある部分になるので、深刺の必要はない。注意すべきは刺入鍼度を深くし過ぎないことである。刺鍼位置が鼡径部よりも下方になると障害物がなく余分に深刺できてしまうため注意が必要である。通電周波数は、筋内循環の促進を期待する場合は1Hz程度の低頻度とする。

なお通電の確認は、上前腸骨棘の腹部側で震動があることで行う。

2．大腿筋膜張筋

大腿筋膜張筋は股関節の屈曲・内旋・外転と、その作用の幅が広く、主動作筋ではないが立位安定・歩行に際し重要な作用をするので疲労しやすい筋肉である。

1）触察

仰臥位で患者にリラックスしてもらい、術者は大転子の前から上前腸骨棘にかけて手掌をあてる。

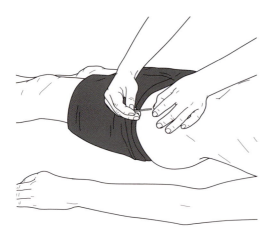

図11 大腿筋膜張筋の刺鍼。大転子の前方に刺鍼を行う

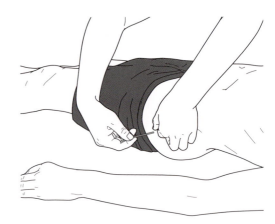

図12 小殿筋の刺鍼。大転子の頂点と腸骨稜の中間あたりに刺鍼を行う

次に患者に股関節を内旋してもらう。大腿筋膜張筋が収縮をすると手掌の下で硬くなる部分が触れられる。数回繰り返しながら小さな内旋動作にしていく（図10）。単純なことではあるが、この段階で大腿筋膜張筋の筋腹部分が触れられたことになる。

2）刺鍼・通電

①刺鍼

大転子の前方に行うが、女性の場合はこの部の皮下脂肪が厚くなっていることがある。大腿筋膜張筋は浅層の筋肉ではあるが、浅すぎると鍼尖が筋腹に届かないことがある（図11）。

使用鍼はステンレス製寸3-3番鍼（あるいは2寸-5番鍼）を使用。筋内循環の促進を期待する場合は1Hz程度の低頻度とする。

②通電の確認

大腿筋膜張筋の停止となっている腸脛靱帯に筋収縮の震動が伝わっていることで確認できる。

また筋収縮の大きさによっては股関節に内旋運動が起きるので、足部が内方へ動くことでも観察できる。

3．小殿筋

1）触察

小殿筋は、中殿筋・大腿筋膜張筋の深層にあるので、直接の触察は一般的にはできないことになっている。

そこで表層の筋肉をゆるませて深部まで圧迫力が伝わる条件で自覚症状の再現などがあれば、施術対象とする。小殿筋にトリガーポイントが発生すると、大腿後側や下腿外側に関連痛が生じる。

2）刺鍼・通電

小殿筋の刺鍼と通電は、伏臥位・側臥位・仰臥位といずれの姿勢でも行えるが、初めのうちは仰臥位でのアプローチが良いと考える。

刺鍼部位は大転子の頂点と腸骨稜の中間あたりに行うが、小殿筋の起始部は腸骨稜に近い部にはないので、中間地点よりも頭方にならないようにする（図12）。

深度は中殿筋の厚みに依存するので、通電を行いながら深度設定を変えていくのが良いと考える。もう1つの方法としては、2寸-5番鍼を用い、腸骨外面に鍼尖が到達するまで刺入してから通電をする方法もある。通電周波数は筋内循環の促進を期待する場合は1Hz程度の低頻度とする。

なお通電の確認は、除外をすることから始める。1つは中殿筋である。小殿筋の浅層にあるので、どうしても収縮を伴ってしまう場合がある。中殿筋の収縮は腸骨稜直下の外面で収縮が起こっていることで確認できる。

2つ目は大腿筋膜張筋である。前述のとおり腸脛靱帯を手がかりに確認ができる。

最後に小殿筋そのものの収縮である。筋線維の前方部分が収縮をしていれば股関節の内旋が起こるが、全体が収縮している場合には特別な動きは起こらない。

灸治療

灸治療については、股関節に関与している筋肉は厚いため、股関節に対する直接的な効果というよりは、全身状態の緩和のために行うものとして考えると良いだろう。

■症例
67歳、女性、身長162cm、体重59kg
［主 訴］
股関節痛、腰痛
［現病歴］
60歳頃から動作開始時に右鼠径部に違和感を覚え始めた。日常生活に支障はなかったため医療機関の受診はしていなかったが、63歳になってから股関節の動きにくさを意識するようになり、整形外科を受診。X線検査の結果、変形性股関節症の診断を受ける。ただし関節の状態には重篤な問題はまだ見られないため経過観察となり、自覚的な痛みが強い場合は来院の指示を受け、筋力強化を股関節への荷重なく行うために、水中での歩行運動の指示を受けていた。動作開始時には腰痛も同時に訴える。

当施設への来院動機は、家族が通っていたことにより、家族から勧められたことがきっかけ。
［治療］
画像診断の結果、変形性股関節症が発症していることは明らかであるが、ベッドサイドの関節可動性の観察では、関節そのものの痛みは確認できない。患者はズボンや靴下の履きにくさを訴えているが、股関節屈曲時の拘縮など、腰椎の可動性も含めた動作制限と考えられた。すなわち、股関節については軟部組織の短縮に伴う症状と思われる。

腰痛については、動作開始時痛があることから、腰椎の変形に基づく可能性が前弯減少、後屈・後斜屈時痛から想像できた。股関節の屈曲拘縮が見られるため、立位においても骨盤が前傾し、その上の腰椎を良肢位に保つために姿勢保持筋の一つである多裂筋の筋疲労が中心であると考える。

治療は股関節の屈曲位に関与していると考えられる、右腸骨筋と大腿筋膜張筋、大腿直筋の柔軟性確保を期待し、低周波鍼通電（1Hz、15分）を実施した。また腰部の痛みに対しては、筋内循環の促進を期待し、多裂筋に低周波鍼通電（1Hz、15分）を実施した。
［経過］
1週間後に来院。初回治療後3日ほどは、股関節の違和感、動きにくさ、起床時腰痛は軽減をしていたが、以降は治療前と同様となった。

初診時の陽性・異常所見のうち、変化のあったものは、腸骨筋の圧痛の軽減と大腿筋膜張筋のストレッチ痛であった。治療計画は初診時のままにして、以下の治療対象筋を追加することとした。
［第2回目治療内容］
仰臥位：右腸骨筋、大腿筋膜張筋、大腿直筋への低周波鍼通電（1Hz、15分）。初診時の大腿直筋の通電は、服装の都合から納得のいく部位での刺鍼・通電ができなかったため、第2回目は、大腿部の露出も依頼した。

伏臥位：左右腰部多裂筋への低周波鍼通電（1Hz、15分）。通電部位を左右それぞれ2カ所とする。右中殿筋、小殿筋への低周波鍼通電（1Hz、15分）を追加。
［まとめ］
この患者は最終的には、足関節背屈時に下腿後面に痛みの訴えがあったため、腓腹筋、ヒラメ筋へ低周波鍼通電を実施。治療効果に満足いただくことができた。

ただし股関節屈曲時の拘縮は改善していない。治療後の仰臥位での屈曲角度は若干水平に近づくものの、次回来院時には復している。患者自身は積極的にストレッチ・水中歩行を実施していることから、それらの効果をより発揮できるようにするための補助として、低周波鍼通電を必要な部位に適切に実施することが必要であると考える。

参考文献
1）安藤謙一．変形性股関節症テキストー疾患理解と治療法ー．南江堂，2010
2）イブラハム・アダルバード・カパンディ．関節の生理学．医歯薬出版，1996
3）片岡治 監修．股関節の痛み（痛みへのアプローチ）．南江堂，2007

各論
Chapter 6

変形性膝関節症

筑波大学理療科教員養成施設　宮本俊和
土門治療院　土門奏
東京逓信病院整形外科　冲永修二

定義・原因・発生機序

Point

1. 変形性膝関節症患者は、介護予防の対象者から登山を行う活動的な人まで幅広い。
2. 変形性膝関節症の変形の程度は、痛みの程度と一致しない場合があるため、生活環境や体重、筋力、アライメント異常を観察する。
3. 痛みの軽減とともに、ADLなどの機能面の改善を目的とした評価と治療が必要。

1．定義

　変形性膝関節症（Osteoarthritis of the knee：膝OA）は、膝の関節軟骨や軟骨下骨組織などが変性することによって生じる疾患で、膝痛とともに起立や歩行などの日常生活に影響を及ぼす。発症年齢は通常50歳以上で、女性が男性よりも多い。高齢者人口の増加に伴い、膝OAの対策は、①寝たきりや歩行制限などの介護予防、②階段昇降、立ち上がりやしゃがみ込みなどの日常生活の疼痛軽減と機能改善、③中高齢者に人気のあるウォーキングや登山時の膝痛軽減と予防など多岐にわたっている。なお膝OAは疼痛部位によって、①大腿脛骨関節のOA膝内側型（内側型OA）、②大腿脛骨関節のOA膝外側型（外側型OA）、③膝蓋大腿関節のOA型（PF型OA）に分類される。

2．原因・発生機序

　膝OAの病態は、関節軟骨の変性と磨耗が主体である。これにより関節包の滑膜は炎症を生じ、関節水腫や滑膜の肥厚を引き起こす。また、衝撃や応力分布の変化に伴い、関節部の骨硬化や骨棘を生じさせる。磨耗が進行すると、関節裂隙は狭小化し閉鎖する。さらに進行すれば、脛骨の荷重面まで磨耗、欠損が生じる（図1）。関節面の磨耗により側副靭帯が相対的に弛緩すると、膝の側方の動揺が生じる。

　しかし、膝の変形の程度と膝痛の程度は必ずしも一致するわけではなく、①患者の身体的要因（O脚などの下肢のアライメント異常・下肢の筋力低下・体重）、②職業、スポーツ、③環境因子（寒冷・気圧）など様々な要因により影響される（表1）。

　膝OAの大部分は、大腿脛骨関節に生じることが多いが、膝蓋大腿関節のOAも存在する（図2）。大腿脛骨関節は、人体最大の荷重関節であるため、体重の影響を受けやすく、関節裂隙の圧痛を生じるとともに、半月板の損傷を伴うことが多い。一方、膝蓋大腿関節のOAは、膝伸展機構にかかわり、膝屈伸時に膝蓋骨と大腿部の裂隙間に痛みを訴える。

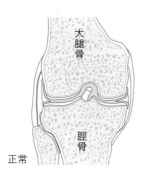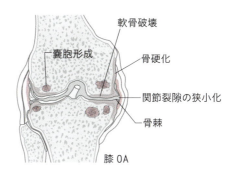

図1　膝OAの関節変化

表1　膝OAの危険因子
（大森豪，古賀良生，藤和男．疫学調査から見た内側型変形性膝関節症の発症要因．日本整形外科学会雑誌2006；80より引用改変）

職業	膝への負担の大きい重労働
スポーツ活動性	運動強度が大きい種目
肥満	高BMI
膝外傷	靱帯、半月、軟骨損傷、手術による半月板切除
下肢アライメント	内反膝（内側型膝OA） 外反膝（外側型膝OA）

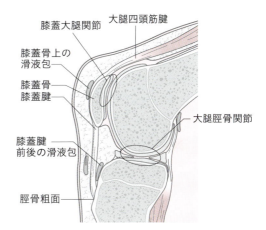

図2　大腿脛骨関節と膝蓋大腿関節
（宗田大．膝痛，知る　診る　治す．メディカルビュー社，2008より改変）

検査

Point

1. 疼痛部位によって、①内側型OA、②外側型OA、③PF型OAに分類する。内側型OAと外側型OAでは、半月板損傷が関与するかを確かめる。また、これらの混合型もあるので注意を払う。
2. 熱感や腫脹などの炎症症状、屈曲・伸展拘縮による可動域制限とADLへの影響を確認する。
3. 開眼片足立ちや30秒椅子立ち上がりテストを行い、運動負荷時の膝痛の状態や大腿四頭筋の筋力、膝の安定性などの機能評価を行う。

検査の順序は、問診の後に立位、座位、仰臥位、伏臥位、機能評価の順に行う。

1．問診

疼痛部位とともに、日常生活での疼痛誘発動作

や制限動作を問診する。内側関節裂隙を中心とした部位に痛みがあれば内側型OA、外側関節裂隙を中心とした部位に痛みがあれば外側型OAを疑い、膝崩れやロッキングが見られる場合は半月板損傷も考える。膝蓋骨周囲に痛みを感じ膝屈伸時に膝蓋大腿関節に痛みを感じる場合はPF型OAを考える。

　膝OAは、起床時の膝のこわばり感から始まることが多く、徐々に痛みを感じるようになり、座位から立位への立ち上がり、歩行や階段昇降、特に降りる際に強い痛みを訴える。また、膝OAの進行とともに、しゃがみ込みや正座など膝を深く曲げる動作ができなくなる。

　諸々の動作での痛みは、JKOM（日本整形外科学会版膝関節症機能評価尺度）などの患者立脚型の疾患特異的評価基準を用いて評価する。これらの日常生活活動に加え、仕事、趣味、スポーツなどを行う上での制限動作を問診する。

2．立位の検査
1）アライメントの観察
　内反変形の程度を見るためには、足部内側をそろえて立つように指示し、左右の大腿骨内側顆部の距離を測定する。次に、左右の膝がつくように力を入れさせたときに、内反の程度が減少する場合は、内転筋などの筋力強化により是正できる。また、膝の屈曲の程度を観察すると膝窩部でハムストリングの短縮を観察することがある。

　立位姿勢での観察は、脊柱の前・後弯、骨盤の傾斜、股関節の内・外旋の状態と膝痛との関連を観察する。膝の屈曲変形と内反変形はこれらのアライメントに影響を及ぼす。

2）しゃがみ込み動作
　しゃがみ込み動作は、股関節の屈曲、膝関節の屈曲、足関節の背屈動作の複合動作である。しゃがみ込み時の、疼痛の部位や関節角度を確認する。半月板損傷を伴う場合は、ロッキング症状を起こすことがある。

3）歩容動作の観察
　歩行時痛が強い場合は、疼痛回避歩行をとる。膝関節の安定性を保持させるため、大腿骨の外旋を大殿筋と大内転筋が行い、距骨下関節の外反から下腿内旋を前脛骨筋が行うため、下腿内旋歩行となり、歩幅が減少する。骨盤の回旋がみられない代わりに、体幹の側屈を行うので腸脛靭帯の緊張も強い。歩容動作と疼痛部位、筋緊張を観察し、歩行時痛や歩速の改善のために必要な治療部位を観察する。

3．座位の検査
1）膝の屈伸運動での可動域と筋力
　患者を床に足がつかない高さのベッドに座らせる。検者は一方の手で大腿前面を上から押さえ、もう一方の手で膝蓋骨に触れて、膝の屈伸運動を自動で行わせる。可動域の制限がみられた場合は、制限因子が、疼痛のためか、何かが挟まっているためか、拘縮が起こっているためかを確認する。

　次に屈伸運動を行う際に徒手による抵抗を加えて、筋力が低下しているかどうかを調べる。痛みがなく筋力低下がみられる場合は、廃用性萎縮が起こっている場合が多いので、筋力強化運動を行う必要がある。

2）膝屈伸時の軋轢音
　患者を床に足がつかない高さのベッドに座らせて、検者は膝蓋骨に触れて、膝の屈伸運動を行わせたときに軋轢音を触知できるか調べる。軋轢音がみられた場合は、関節角度と痛痛部位を確認する。また、仰臥位でも股関節と膝の屈伸運動に伴う膝蓋骨部の軋轢音を検査する。軋轢音が生じている場合はPF型OAを疑う。

4．仰臥位の検査
1）可動域
　仰臥位での膝関節の関節可動域（0～130°）は、股関節と膝関節の動きを伴うので、座位での計測に比べて日常生活動作により近い動きになる。可動域制限が膝痛のためか屈曲拘縮によるものかどうかを確認する。

2）熱感

膝周囲の熱感は、疼痛部位を反映する。また、安静時は熱感がなくても、歩行や階段昇降などの運動後に熱感が出現することが多い。そのため、疼痛や熱感が増強する場合は、運動や外出後はできるだけ早く、膝のアイシングをすることが重要である。

3）腫脹

膝関節部の腫脹や水腫は多くみられ、著明な場合には膝蓋跳動（**図3**）が明確にみられる。腫脹部に熱感がみられ、なかなか軽減しない場合は、整形外科の受診を進めるとともに、熱感を伴う場合の関節周囲の刺鍼は注意を要する。

4）圧痛

膝関節の圧痛は、診断上で最も重要な所見であるとともに、圧痛部への鍼灸治療は、疼痛軽減に有効である。

「内側型OA」では、膝関節裂隙の前内側部や大腿骨内側上顆の大内転筋付着部、鵞足部に圧痛がみられる。股関節外旋、膝関節屈曲位での内側関節裂隙後部の圧痛は、内側半月板損傷でみられる。「外側型OA」では、外側関節裂隙にそって圧痛がみられ、股関節内旋、膝関節屈曲位での外側関節裂隙後部の圧痛は、外側半月板損傷でみられる。「PF型OA」では、膝蓋骨と大腿部の関節裂隙で圧痛がみられる（**図4**）。

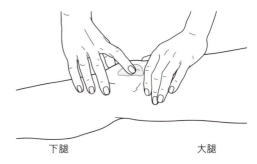

下腿　　　　　　大腿

大腿部にあてた検者の左手で関節液を膝蓋骨下に集め、右手指にて膝蓋骨が浮上するのを検査する

図3　膝蓋跳動テスト

5）筋緊張

筋緊張は疼痛部より、膝関節の安定性を保持するために外側広筋や大腿筋膜腸筋、内転筋などにみられることが多いため、筋緊張緩和を目的とした鍼治療は重要である。

6）半月板損傷

膝OA患者では内側半月板の変性や断裂を伴うことが多く、MRIの研究では有痛者の74〜91％で認められた報告がある。夜間痛や歩行時の痛みが強い場合やロッキングや膝くずれがみられる場合には、半月板損傷を疑いマクマレーテストを行う。外旋時、内側関節裂隙に触れれば内側半月板の損

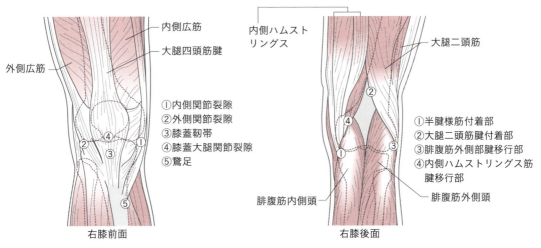

右膝前面

①内側関節裂隙
②外側関節裂隙
③膝蓋靱帯
④膝蓋大腿関節裂隙
⑤鵞足

右膝後面

①半腱様筋付着部
②大腿二頭筋腱付着部
③腓腹筋外側部腱移行部
④内側ハムストリングス筋腱移行部

図4　膝関節の圧痛部

傷、内旋時に外側関節裂隙に触れれば外側半月板の損傷が考えられる。半月板損傷では、関節裂隙の圧痛が著明にみられる。

7）PF型OAの検査
①膝蓋骨圧迫テスト
患者を仰臥位とし、膝蓋骨を圧迫しながら内側や外側に動かし、軋轢音や疼痛の有無を調べる。座位で軋轢音や痛みが誘発できなければ、立位でも検査をする。

②膝屈伸時の軋轢音
仰臥位で、股関節と膝の屈伸運動に伴う膝蓋骨部の軋轢音を検査する。検者は一方の手で大腿前面を押さえ、もう一方の手で膝蓋骨に触れて、膝・股関節の屈伸運動を自動で行わせたときに、どの角度でどの位置に軋轢音がするかを確認する。

5．伏臥位の検査
1）筋緊張
膝の屈曲拘縮がみられる場合は、大腿二頭筋や半腱・半膜様筋などのハムストリングスの筋や腓腹筋の緊張がみられることが多いので、これらの筋緊張緩和を目的とした鍼治療は重要である。

2）圧痛
後方からの関節裂隙部の圧痛は、半月板損傷でみられることが多い。大腿二頭筋や半腱・半膜様筋の筋腱移行部や腓腹筋起始部にも多くみられる。圧痛部の置鍼は、膝痛軽減のための有効な治療部位である。

6．機能評価
椅子の立ち上がり動作や立位でのバランスなどの機能面での評価は、日常生活動作と密接に関連している。以下の評価を行う場合は、転倒する恐れもあるため、十分な介助と配慮のもとに行う。

1）開眼片足立ち
下肢筋力と静的バランスをみる。立位で背筋を伸ばして両手を腰にあて、片足を床から離している時間を測定する。軸にした足の位置がずれたとき、腰にあてた手が離れたとき、軸にした足以外の身体の一部が床に触れた時に、測定は終了する。20秒保持できない場合は転倒の危険性がある。

2）30秒椅子立ち上がりテスト（CS-30）
大腿部の筋力をみる。椅子の中央部より少し前に座り、少し前屈みになる。両手は胸の前で腕組みをして腕の反動を利用しないようにして立ったり座ったりを30秒間繰り返し、回数を計る。回数とともに疼痛部位を観察する。

画像診断

> **Point**
> 1. 膝OAの診断には、単純X線写真が重要となる。
> 2. ただし膝OAの病態の根本は軟骨の変性であり、軟骨が写らない単純X線写真では初期の発症を把握できない。重症度を関節裂隙の狭小化の程度によって判断する。
> 3. 半月板損傷や骨壊死の鑑別にはMRIが有用である。

1．単純X線写真
単純X線写真は膝OAの画像診断に最も重要な検査であり、一般の医療機関に広く普及している点でも有用性が高い。基本的知識として、単純X線写真では骨は写るが軟骨は写らないこと、軟骨は骨と骨の間の関節の隙間（関節裂隙）として見えることを知っておく必要がある。膝OAが軟骨細胞の機能障害から始まることから、本症の初期では軟骨の写らない単純X線写真に異常が現れないのは当然である。進行とともに軟骨の摩耗とそ

表2　変形性膝関節症のX線進行度分類

進行度	骨棘または硬化像	関節裂隙の狭小化
0	なし	なし
I	あり	なし
II	あり	あり（関節裂隙は中央部で3mm以上6mm未満）
III	あり	あり（関節裂隙は中央部で3mm未満）
IV	あり	関節裂隙消失（骨接触）
V	あり	骨陥凹、破壊

れによる二次的な骨への影響が見えるようになる。軟骨の摩耗は関節裂隙の狭小化として現れる。このため、本症の重症度を関節裂隙の狭小化の程度によって表示することが、我が国で広く用いられている（表2、図5）。また軟骨の衝撃吸収能力が低下し骨への力学的負荷が増すことへの反応として、骨棘形成、軟骨下骨の骨硬化が見られるようになる。さらに軟骨の摩耗によって大腿骨脛骨間に冠状面でのアラインメントの変化を生じる。アラインメントの定量的評価には膝外側角（大腿脛骨角）の計測が簡便である。関節裂隙の狭小化は荷重によって増強するので、前後像の撮影を立位荷重位で行えば単純X線写真の膝OAに対する検出感度が向上する。さらに前後像を膝45度屈曲位で立位加重して撮影するRosenberg法は、関節裂隙の狭小化をより鋭敏に描出する（図6）。このように単純X線写真は膝OAの診断に大きな役割を果たすが、あくまでこれまでの変形が集積された結果であり、現在の病勢を示すものではないことに注意が必要である。

2. MRI

単純X線写真に比べて、骨だけでなく軟骨、靱帯、滑膜、筋肉などの軟部組織、さらに関節液の貯留、ベーカー嚢腫（図7）などの病的状態を直接描出できることが大きな長所である。膝OAの病態の根本が軟骨の変性であることから、MRIによって軟骨の変性を画像化できれば早期診断や治療効果の評価が可能となることが期待される。しかし現時点では、軟骨の形態の評価はある程度で

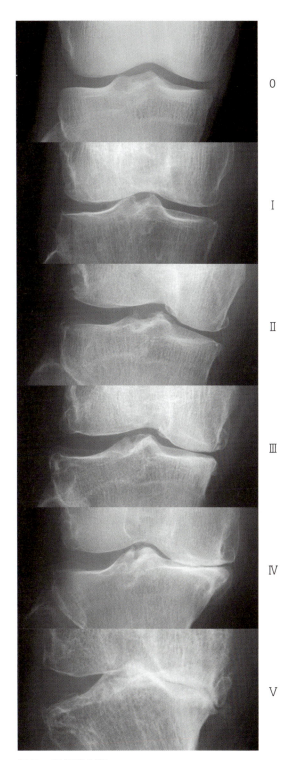

図5　進行度分類

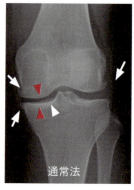 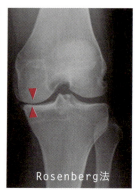

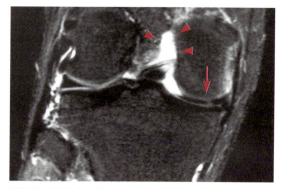

同一症例で左が通常の立位荷重位前後像、右がRosenberg法による。左でも内側関節裂隙の狭小化（赤色矢頭）や骨棘形成（矢印）、軟骨下骨の骨硬化像（白矢頭）が見られるが、右では狭小化がより明らかとなる

図6　X線像（通常法とRosenberg法）

関節液の貯留（矢頭）と内側半月板損傷（矢印）を容易に診断できる

図8　MRI（冠状断 STIR像）

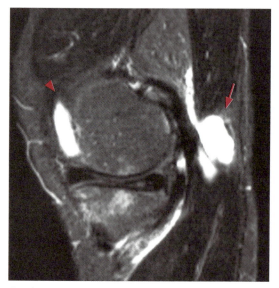

水を白く描出する撮像法である。前方関節腔の関節液の貯留（矢頭）と後方のベーカー嚢腫（矢印）を容易に診断できる

図7　MRI（矢状断 STIR像）

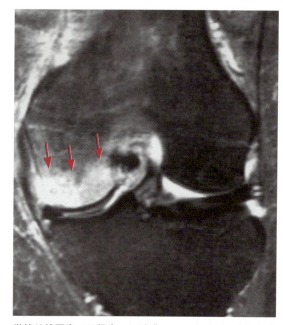

単純X線写真では軽度のOA変化のみであるが、大腿骨内顆骨髄内の血流異常（矢印）が明らかである

図9　大腿骨内顆壊死のMRI像（冠状断 STIR像）

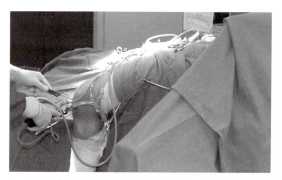

1cm以下の創から内視鏡を挿入しモニターを見ながら関節内部を観察し、触診している。麻酔や消毒など手術と同じ準備が必要である

図10　関節鏡

きるものの質の評価については実験段階に止まっている。現時点では、OAとの鑑別が問題となる半月板損傷（図8）や骨壊死（図9）の診断が容易にできる点で有用性が高い。

3．関節鏡

関節の内部を直接観察、触診し、必要なら組織標本を採取できるという点で最終的な診断法といえるが、手術と同じ侵襲を伴うため診断目的だけで行われることは稀である（図10）。

現代医学的治療

> Point
> 1 保存療法が第1選択となり、なかでも運動療法の指導とともに減量や行動様式など患者教育が重要である。
> 2 薬物療法ではNSAIDsやアセトアミノフェンが使用されるほか、装具療法として足底板も多く用いられる。
> 3 手術療法としては、年齢に応じて人工膝関節置換術と脛骨骨切り術が行われる。

膝OAの症状は痛みとADL障害であるが、これらの症状の重症度が画像検査上の変形の強さと必ずしも併行しないことに注意が必要である。

画像上は同じ程度でも、患者によって大きく症状が異なる。症状には患者側の様々な因子、すなわち肉体的因子（体重、筋力など）、社会的因子（職業、家庭環境、活動性など）、精神心理的因子（性格、痛みに対する感受性など）が影響すると考えられ、治療に当たってはこれらの因子を総合的に分析し対応する必要がある。

最近、数年でOA（必ずしも膝に限定しない）に対する国際的ガイドラインが複数発表され、治療法を保存療法（薬物治療と非薬物治療に分けている）と外科的療法とに分け、各治療法の有効性の評価を勧告という形で述べている。対象部位や国による医療事情が異なることもあり、すべての評価が一致しているわけではないが、ここではこれらのガイドラインをもとに、各治療法について現時点での我が国での状況を述べる。

1．保存療法

症状、画像所見ともに重症であっても保存療法が有効な場合が少なからずあり、すべての症例でまず試みるべきである。

1）患者教育

膝OAに関する情報提供とともに、本症が生活習慣病であり、患者自身で自らを管理すること（self-management）が必須であることを認識させる。肥満傾向のある患者では減量を、痛みを生じる動作、たとえば正座やしゃがみ込み、立ち上がりなどが明らかであればそれらを控えることや、その際の膝の負担を減らす工夫（座椅子、手すりなど住環境改善、上肢、杖の使用など）など、行動様式の変化を勧める。

一方、過剰な活動制限は廃用障害から膝OAだけでなく患者のQOL全体を悪化させることに注意が必要である。痛みなくできることは積極的に行うよう勧める。患者教育の具体的方法には様々なものがあるが、体系的なものの代表例としてArthritis self-management programがある。一般的に、self management programは痛みとメンタルヘルス改善に効果があるが身体的機能の改善には効果がないとされ、運動療法との併用を勧める意見がある。

2）運動療法

保存療法の中心となるもので非常に重要であり、

すべての患者に試みるべきである。等尺性筋力強化訓練が容易かつ安全で、SLR訓練を中心に股関節外転、内転訓練を組み合わせた三方向訓練が勧められる（後述）。機序は未確定であるが、除痛効果についても消炎鎮痛剤に優る有効性が証明されている。拘縮予防と可動域改善には入浴中の屈伸両方向へのストレッチを併用する。さらに意欲と余裕のある患者には、ウォーキング、自転車こぎ、水中運動などの膝軟骨への衝撃が少ない有酸素運動、患者の気晴らしとなるダンス、ヨガなども勧められる。もちろん運動療法にも限界があり、筋力強化訓練の効果は、膝OAのX線写真上の重症度および年齢が上がるほど低下するとされる。

3）物理療法

運動療法の補助として、ホットパックや温浴などの温熱療法を運動療法前に用いる。炎症所見の強い場合には逆にアイスパックなどによる冷却療法を用いる。

4）装具療法

①外側楔状足底板（図11）

日本人の膝OAのほとんどを占める内側型OAでは、大腿脛骨関節のうち内側の軟骨摩耗によって大腿脛骨角が増大し、荷重が膝の内側に偏る結果、さらに内側の摩耗が加速されるという悪循環が生じている。

外側楔状足底板は歩行解析研究で膝の内反モーメントを減少させることが証明されており、この悪循環を断つ目的で内側型OAの治療に広く用いられている。足底板に足関節サポーターを加えて距骨下関節を固定し、さらに大腿脛骨角のアライメントの矯正効果を目指すものもある。

②硬性装具（図12）

同じく内側型OAに対して、外反方向への矯正力を加える硬性装具が市販されている。外反装具が荷重面を移動させ、疼痛緩和効果があることが報告されているが、下肢のアライメントが変化するかについては異論がある。外反装具の欠点は、価格が高いこととともに長期に装着できるかどうかということで、患者のコンプライアンスが問題となる。

③軟性装具（図13）

単純な軟性装具は　寒冷時の保温の効果の他に、固有知覚とバランスを改善し、転倒防止への安心感を与える効果があるとされる。価格と装着のしやすさから広く用いられている。

5）薬物療法

①NSAIDs（non-steroidal anti-inflamatory drugs：非ステロイド系消炎鎮痛剤）経口剤

痛みを緩和する最も一般的な方法として、我が国で広く用いられている。様々な種類があるが、最近では副作用の少ない薬剤としてCOX-2阻害

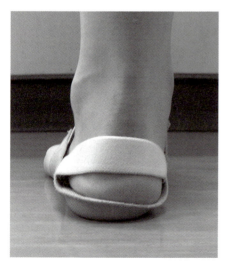

左が外側である。踵骨を外反させることで膝関節の内反モーメントを減少させる

図11　外側楔状足底板（後方から）

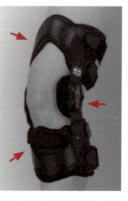

三点支持で外反矯正力を加える

図12　硬性外反装具

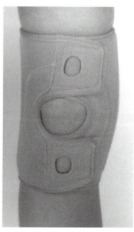

図13　軟性装具

剤が開発、販売されている。NSAIDsの有効性は明らかであるが、副作用として消化性潰瘍、肝機能、腎機能障害、心血管系障害などがあり、既往歴のある患者や高齢者では使用に注意を要する。使用方法としては、漫然と常用するのではなく、できれば痛みが強いときの緊急避難的な手段として用いることが望ましい。

②アセトアミノフェン（acetaminophen：APAP）

欧米ではOA全般に対して古くから用いられており、現在でも経口鎮痛剤の第一選択とされている。

③NSAIDs外用剤

我が国で発達したもので、貼付剤の他に軟膏、ゲル、ローションなどもある。経皮的に局所組織内に浸透するもので、経口剤と同等の効果を得たとの報告もある。経口剤に比べて全身への影響が少なく、前述の消化性潰瘍の副作用がほとんどないことが長所で、高齢者にも使いやすい。薬剤の種類によってかぶれや日光過敏症を生じる副作用があることを患者に説明しておく必要がある。

④関節内注射

他の保存療法によって痛みが許容内まで改善しない場合に適応となる。注射薬としては副腎皮質ステロイドとヒアルロン酸が用いられる。副腎皮質ステロイドには強力な抗炎症作用があり、関節液が多量にたまったり、炎症が強い場合に緊急処置的に使用すると極めて有効である。しかし反復使用は、軟骨、骨障害を生じるため控えるべきであり、他の薬剤に比べて感染を生じやすいことにも注意が必要である。現在我が国で最も多く用いられているのはヒアルロン酸である。軟骨基質の成分で軟骨細胞の保護作用のほか消炎作用や疼痛軽減作用があることが報告されている。週に1回5週程度連続投与することが多いが、ヒアルロン酸の種類による効果の差、どの程度重症の患者まで有効か、効果の持続期間や最適な投与方法については明らかでない。いずれにしても、関節内注射は一旦感染を生じると重篤な後遺症を残すため、感染予防のための厳重な予防手技が必須である。

6）健康補助食品

硫酸グルコサミン、硫酸コンドロイチンなどが市販されている。いずれも軟骨の基質成分であるが、治療上の有効性は証明されていない。

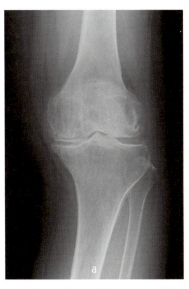 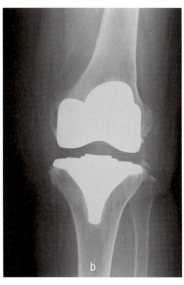 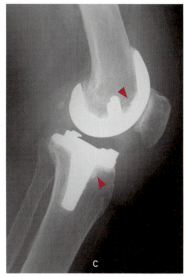

白い部分は金属で、隙間に見える部分にはプラスチックが挟まっている。術前（a）見られた関節裂隙の狭小と内反変形が術後（b）矯正されている。C：金属と骨の間の接着に骨セメント（矢頭）が使用されている。この例では膝蓋骨は置換していない。

図14　膝関節全置換術（a：術前前後像、b：術後前後像、c：術後側面像）

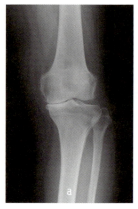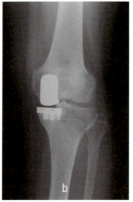 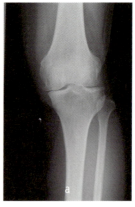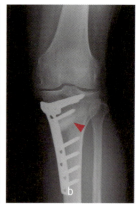

術前見られた内側関節裂隙の狭小と内反変形が矯正されている

図15 膝関節単顆置換術（前後像 a：術前 b：術後）

開大部分には人工骨（矢頭）が挟まれている。術前の内反変形が矯正されている

図16 高位脛骨骨切り術（前後像 a：術前 b：術後）

2．手術療法

保存療法を徹底しても患者の満足度が得られない場合に適応となるが、最終的治療法である膝関節全置換術の適応について、保存療法の試行期間やX線写真での重症度に関する明確な基準は定まっていない。

1）膝関節全置換術（図14）

いわゆる人工関節手術で、疼痛、運動機能の改善に有効性が非常に高く、性能の向上もあって我が国でも手術件数が毎年増加している。機種によって後十字靱帯の温存、骨セメント使用、膝蓋骨の置換の有無など、いくつかの違いがあるが、基本的には大腿骨、脛骨両関節面を金属で被覆し、間にプラスチック（高密度ポリエチレン）を挟む形式が用いられている。課題であった長期の耐久性についても、術後10年で90％以上の生存率が確立されており、今後も改善が予想されるが、平均寿命の長い我が国の現状では適応年齢は少なくとも65歳以上とすべきである。従来は西洋式のADLが想定され、デザイン上も深い屈曲角度は考慮されていなかったが、最近では東洋人の生活スタイルを考慮して屈曲可能角度を増した機種も開発されている。

膝関節全置換術の耐久年数を向上させるには、術後の患者教育が非常に重要である。膝安定性の維持のための大腿四頭筋を中心とする筋力強化訓練、拘縮予防のストレッチを継続させる。血行性感染の予防のため、局所の開放創や感染症、菌血症を生じる可能性のある他部位の感染症（上気道炎、齲歯など）があれば、早急に医療機関を受診するよう指導する。最近希望が増えているスポーツ活動については衝撃性の高い種目を禁止することが重要で、米国ではジョギングは禁止、ゴルフでもカート使用が推奨されている。

2）膝関節単顆置換術（図15）

内外側関節のいずれかに限局したOAに対して行われる部分的人工関節手術で、我が国ではほとんどが内側用である。良好な成績を得るためには、可動域がよい、X線写真上の変形が軽いなど適応となる条件が全置換術に比べて狭く、技術的にも難しい点があり、我が国では限られた施設で行われているのが現状である。

3）高位脛骨骨切り術（図16）

我が国でほとんどを占める内側OAに対して、脛骨骨幹近位部の冠状面での角度を外反方向へ変えることにより、果荷重の分布を外側へ移動させ疼痛の改善を得る手術である。O脚をX脚に変える手術と説明するのがわかりやすい。骨切り部分の補填と固定にはいろいろな方法があるが、最近では人工骨と金属プレートを用いることが多い。OAが内側に限局し、全置換術が行えない比較的若い年齢で活動性の高い患者がよい適応である。

自分の関節を温存できる長所があるが、骨切りした部分が癒合するのに術後2カ月程度必要なため、全置換術に比べてリハビリに時間がかかり社会復帰が遅れることが欠点である。またOAの進行のため将来全置換術が必要となる可能性が残ることにも理解が必要である。全置換術と同様、術後の運動療法の継続の指導が大切である。

4）関節鏡手術

関節用の内視鏡で、関節内を洗浄しながら炎症や痛みの原因となる変性組織を切除する、いわば関節内の掃除手術である。人工関節手術や骨切り術に比べて、簡単で患者への侵襲が小さいことが長所である。効果について、短期的には疼痛改善に有効とする報告もあるが、無効との意見も多い。OAとともに半月板断裂や関節内遊離体が合併し、これらが症状に関与している場合に限り有効な可能性があり、患者の詳細な評価が重要である。

3．生化学的検査

膝OAが軟骨の機能障害によることから、軟骨の代謝状態を示す物質が見つかれば、膝OAの病勢や治療効果の評価に用いることができる。血液、尿、関節液中物質が候補として研究されているが未発見である。現段階では、膝OAの鑑別対象となる関節リウマチ（RA）や炎症性の関節疾患の除外が必要な場合に価値がある。

鍼灸治療

Point

1. 鍼灸治療でも、①内側型OA、②外側型OA、③PF型OAに分類するが、どの型においても大腿四頭筋に低周波鍼通電を行う。内側型OAでは内側関節裂隙と鵞足部、外側型OAでは外側関節裂隙に置鍼を行う。
2. 熱感や腫脹が強い場合の治療は、周囲の置鍼または、100Hzの通電を行う。
3. 膝の変形が強くアライメントの異常が見られる場合は、腰部、股関節部の治療を併せて行う。

膝OAに関する鍼治療の大規模な研究は、アメリカ、ドイツ、スペインで行われており、膝痛の軽減と機能改善に対して一定の効果が認められている。鍼灸治療の目的は、疼痛の軽減とともに、QOLやADLの改善である。また、鍼灸治療により変形そのものが改善するわけではないため、患者自身が家庭で行うセルフケアの指導を併せて行うことが重要である。

1．鍼治療

1）基本治療

内側型OA、外側型OA、PF型OAのすべてに行う基本的治療を示す（**表3**）。ただし熱感が強いときや筋収縮に伴い膝痛が増強する場合は低周波鍼通電を行わない。

①大腿四頭筋への通電

患者を仰臥位にして膝の下にタオルなどを丸めて入れる。寸6または2寸－3番鍼を用い、内側広筋（血海など）や外側広筋（梁丘など）に刺鍼して（経穴か硬結があるところをむすぶ）、1Hzで15分間通電する（**図17**）。筋収縮に伴い、膝蓋骨が軽く動く程度の強さで通電する。

②膝周囲の圧痛部の置鍼

大腿四頭筋への通電中に、内側型OAでは内側関節裂隙と鵞足部、外側型OAでは外側関節裂隙、PF型OAでは膝蓋骨周囲の最大圧痛部に寸6－2番または3番鍼を1cm程度刺鍼する。

2）補助治療

以下の所見がみられた場合は基本治療に追加する。

①膝の屈曲拘縮やハムストリングスの緊張が強い場合

大腿二頭筋や半腱様筋などの緊張した部位に鍼通電を行う。また、下腿後側の緊張がみられる場合は腓腹筋に鍼通電を行う。筋が収縮する強さで1Hz、15分間通電する（**図18**）。

②内反変形や外反変形が強い場合

内反変形では大腿筋膜張筋や腓骨筋や腓腹筋外側頭、内転筋などの筋緊張がみられる場合が多く、これらの筋に寸6または2寸－3番鍼で刺鍼して（硬結のあるところをむすぶ）、1Hzで15分間通電する（**図18**）。筋収縮に伴い刺入した筋が軽く収縮する。

③熱感や腫脹が強い場合

熱感や腫脹が強い場合は、その部を避けて、腫脹を囲むように寸6－2番鍼で10分程度の浅刺

表3　膝OAの鍼治療法

	大腿脛骨関節型		膝蓋大腿関節型
	内側型OA	外側型OA	PA型OA
疼痛部	膝内側	膝外側	膝蓋骨周囲
圧痛	内膝眼・内側関節裂隙	外膝眼・外側関節裂隙	膝蓋骨の周囲
熱感	膝内側	膝内側	膝蓋骨の周囲
クリック音	なし	なし	膝屈伸時の膝蓋骨
検査	マクマレーテスト（半月板損傷）	マクマレーテスト（半月板損傷）	膝蓋骨圧迫テスト
治療法	①内側広筋－外側広筋に刺鍼して、1Hzで15分間通電する。通電中に内膝眼や内側関節裂隙などの圧痛部に置鍼する。②熱感・腫脹があるときは、腫脹部を囲むように刺鍼し、100Hzで刺激を感じる強さで10分間通電する。③膝の屈曲拘縮がみられる場合は、半腱様筋と大腿二頭筋に1Hzで筋が収縮する強さで15分通電する。	①内側広筋－外側広筋に刺鍼して、1Hzで15分間通電する。通電中に外膝眼や外側関節裂隙などの圧痛部に置鍼する。②熱感・腫脹があるときは、腫脹部を囲むように刺鍼し、100Hzで刺激を感じる強さで10分間通電する。③膝の屈曲拘縮がみられる場合は、半腱様筋と大腿二頭筋に1Hzで筋が収縮する強さで15分通電する。	①内側広筋－外側広筋に刺鍼して、1Hzで膝蓋骨が動く強さで15分間通電する。通電中は膝蓋骨周囲の圧痛部に置鍼する。②膝屈伸により軋轢音が聞こえる圧痛部に刺鍼し、100Hzで刺激を感じる強さで10分間通電する。③膝蓋大腿関節裂隙の圧痛部に軽い雀啄術を行う。

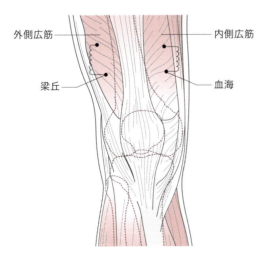

図17　大腿四頭筋の鍼通電療法の例

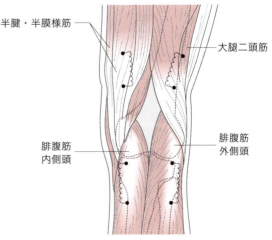

図18　ハムストリングスと腓腹筋の鍼通電療法の例

をする（図19・図20）。仰臥位で治療する場合は膝の下にタオルや枕を置き、膝を軽度屈曲して行う。

④痛みの部位が限局している場合

疼痛が強く圧痛が限局的している場合は、圧痛部に刺鍼して、50～100Hzで、刺鍼部にジーンと通電刺激を感じる強さで15分間通電する。関節部の刺鍼は、消毒を十分に行うとともに深刺を避ける。

3）アライメントを考慮した治療

膝の内反変形や屈曲拘縮がみられると膝関節以外に股関節の屈曲や脊柱が円背になってくる。このような状態では、脊柱起立筋、大殿筋や股関節周囲筋の緊張緩和を目的とした治療も併せて行う。

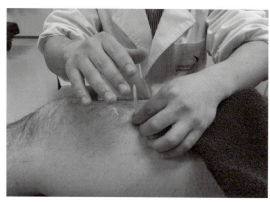

図19　熱感や腫脹が強い場合、腫脹を囲むように刺鍼する

2．灸治療法

関節部に熱感がない場合の灸療法は有効である。

1）透熱灸、知熱灸

膝痛軽減を目的に、膝の内側関節裂隙や膝蓋骨周囲の圧痛部などに、半米粒大で3壮すえる。

2）棒灸

寒冷により症状が増悪する場合や熱感を伴わない腫脹部は、疼痛部を中心に少し広い範囲で棒灸により5～10分程度温める。鍼通電中に使用しても良い。また、患者に自宅で行うように指導する場合もある。

3）セルフケア灸

自宅で、内側関節裂隙や膝蓋骨周囲のなどの圧痛の強い部位に、市販の温筒灸を毎日、一カ所に1壮すえるように指導する。1壮で感じない場合は2壮行う。また、1壮でも熱感を強く感じた場合は、我慢をせずに途中で取り除くように指導する。膝に熱感があるときは指導しない。

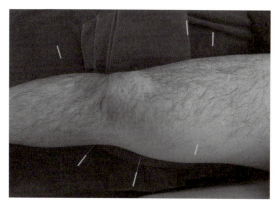

図20　腫脹を囲むように刺鍼した例

セルフケア

Point
1. 中高齢者では、筋力低下もみられるために減量や筋力強化の指導が重要となる。
2. 患者がどのような日常生活を過ごしているかを知ることが重要である。患者の病状に併せて実行可能なセルフケアやトレーニングを指導していく。

1．アイシング

自身でも可能な温庵法や施灸、RICE処置、アイスマッサージ、ストレッチ、セルフマッサージを指導する。特に、外出、旅行、運動などで普段

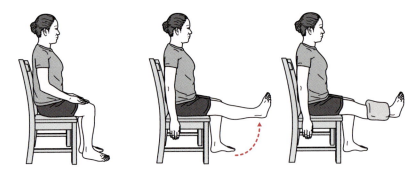

まずは負荷なしで行って、徐々に負荷を強くしていく

図21　椅子に座って行う体操

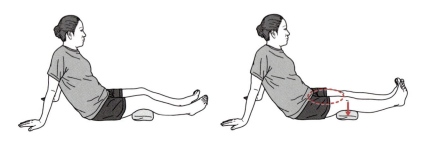

①長座位にて、膝の下に枕を入れる。②足関節を背屈位とし、大腿四頭筋（特に内側広筋）に力を込めて枕をつぶす。③力を込めたまま5秒間保持する。④少し休んだらまたすぐに力を込めて5秒間保持する。⑤これを10回連続して繰り返す

図22　大腿四頭筋セッティング

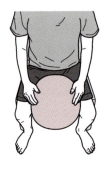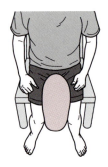

①椅子などに座り、両膝の間にエクササイズボールなどを入れる（座布団などでもOK）。②両膝でボールをはさむように力を込め、5秒保持する。③力を抜く。④またすぐ力を込める。⑤これを10回連続して繰り返す

図23　股関節の内転筋強化運動

以上に歩いて膝関節に熱感を生じた場合は、帰宅後や運動後にできるだけ速やかに膝関節部のアイシングを行うことが最も重要である。氷嚢に氷と冷水を入れて、熱感のある膝関節部を覆って10分ぐらい冷却する。保冷剤などを活用して疼痛部にアイシングするように指導する。アイシングは疼痛軽減に即効性がある。

2．運動療法

膝関節を安定させるためには、膝関節や股関節、足関節などの周囲筋群の強化が欠かせない。特に大腿四頭筋の筋力強化（図21、図22）は重要で、膝痛の軽減効果が報告されている。その他、股関節内転筋や外転筋のトレーニングを指導する（図23）。プールなどでの水中歩行は、膝への荷重も少なく、水圧による抵抗運動にもなるので、推奨される。以上のトレーニングで一時的に痛みが増強することもあるので、患者の病状に合わせてトレーニング処方をして、徐々に負荷量を上げていくことが重要である。

筋力強化とともに筋の柔軟性を保つための大腿四頭筋やハムストリングスのストレッチが重要である。また、ストレッチをする前と筋力強化前後のマッサージを行うことにより膝痛軽減と運動効果を高めることができる。

3．身体への負荷の軽減

体重の増加は、疼痛増強の要因であるため、肥満者には減量がもっとも重要である。また、荷物が重くなると膝に影響を与えるため、外出の際には荷物の軽量化やシューズによる路面からの衝撃吸収などを考える。ステッキは歩行や階段昇降の軽減に役立つ。また、登山やウォーキングなどでは、ダブルストック（二本のステッキの使用）により膝痛を軽減することが多い。その他、サポーターやブレースなどを用いることも考える。

■症例

84歳、女性、身長150cm、体重55kg

[初診日]

X年5月21日

[主　訴]

膝痛（左右）

[診断名]

変形性膝関節症

[現病歴]

7～8年前に特に誘引なく左膝痛を発症し、階段昇降やしゃがみ込み時の痛みが強くなり、そのうち右膝痛も感じるようになった。整形外科を受診したところ膝OAといわれた。半年前より左右の膝痛が増悪するとともに腫脹も強くなったために、整形外科を受診した。膝関節の水を抜き、ヒアルロン酸注射を何回か続けたが、痛みは軽減せず杖歩行をするようになった。喘息症状があるために、鎮痛薬などは処方されず湿布をしている。症状は増悪傾向にあり、平地の歩行も大変になったため本施設外来を受診した。

[主観的データ]

しゃがみ込み、正座、階段昇降ができない。座位からの立ち上がりや歩行時の痛みもある。

[JKOM評価]

痛みの程度VAS：84mm、膝の痛みやこわばり：32点、日常生活の状態：76点、普段の活動など17点、健康状態について：4点

[陰性所見]

右膝の熱感と腫脹はない。

[陽性所見]

左膝の熱感と左膝の腫脹がみられる。膝関節可動域（伏臥位）：右55～175°、左60～170°

マクマレーテストは左右陽性。大腿四頭筋の短縮が左右みられる。

圧痛：内側関節裂隙（左右）、大腿二頭筋腱（左右）。

筋緊張：外側広筋緊張（左右）。

[評　価]

膝OAの内側型、半月板損傷。

[治　療]

鍼治療：①伏臥位で、左右の大腿二頭筋と半腱様筋に刺鍼して、大腿二頭筋と半腱様筋が収縮する強さで、1Hzで15分間低周波鍼通電を行う。同時に、膝窩の圧痛部に置鍼する。②仰臥位で、

左右の外側広筋（梁丘）と内側広筋（血海）に刺鍼して、内側広筋と外側広筋が収縮する強さで、1Hzで15分間低周波鍼通電を行う。同時に内側関節裂隙などの圧痛部に置鍼する。

運動療法：大腿四頭筋強化のために、SLR訓練を行う。仰臥位で、膝をなるべく伸ばしたまま下肢を45°挙上して2～3秒間保持する。両脚交代で10回ずつ行う。反体側の股関節、膝関節は屈曲して行う。

アイシング：外出して帰宅した後や熱感が強く痛みが強い場合は、保冷剤を用いて膝痛の強い部位を中心にアイスマッサージを5分程度行う。

[経　過]

第1診（5/21）～12診（8/11）
　歩行時痛と立位から座位での痛みが軽減する。治療効果は2～3日程度である。この間、週1～2回治療を行う。

第13診（8/25）～16診（9/11）
　8月25日に受診する。治療間隔が2週間空いたためか膝痛は増強し、熱感も強い。膝痛の軽減は、1日～3日と日によって違うため、前回までの治療に加え、仰臥位で、内側関節裂隙などの圧痛部に刺鍼して、100Hzで10分間低周波鍼通電を行う。

第16診（9/15）～20診（10/2）
　治療した日は、1kmほどの自宅まで歩いて帰れるようになる。日によって痛みが強い場合がある。

第21診（10/6）～26診（11/16）
　痛みは、このところ軽減している。数年ぶりに、一泊の旅行に出かけたが、痛みは増悪しなかった。

[現在のJKOM評価]
　痛みの程度VAS：58mm、膝の痛みやこわばり：23点、日常生活の状態：34点、普段の活動など7点、健康状態について：4点

参考文献

1) 介護予防の推進に向けた運動器疾患対策に関する検討会．介護予防の推進に向けた運動器疾患対策について：報告書（案）．2008
2) 矢野健太郎，宮本俊和．中高年登山者における運動系愁訴とその対処に関する調査．登山医学2007；20：143-148
3) 大森豪，古賀良生，藤和男．疫学調査から見た内側型変形性膝関節症の発症要因．日本整形外科学会雑誌2006；80：927-932
4) 国文正一，鳥巣岳彦．標準整形外科．第10版．医学書院，2008
5) 梅原寿太郎，佐藤心一，他．内側型変形性膝関節症に伴う内側半月板断裂形態とその"半月板症"．膝2007；2（1）：57-61
6) 社団法人全日本鍼灸学会 編．エビデンスに基づく変形性膝関節症の鍼灸医学．医歯薬出版，2007
7) 福林徹，宮本俊和 編．スポーツ鍼灸の実際．医道の日本社，2008
8) 土門奏，宮本俊和．温灸が膝関節に与える影響．日本サーモロジー学会誌2008；27（2）：50-55
9) 黒澤尚．変形性膝関節症に対するホームエクササイズによる保存療法．日整会誌2005；79：793-805

各論
Chapter 7

頭痛

埼玉医科大学東洋医学科　山口智
埼玉医科大学神経内科　荒木信夫

定義・鍼灸の可能性

Point
1. 日本人の4割が頭痛を有しているという統計がある。
2. 片頭痛は女性の中年齢層でよくみられる。緊張型頭痛も中年齢層に多い。
3. 鍼灸治療は片頭痛、緊張型頭痛、薬剤の使用過多による頭痛（薬物乱用頭痛）に対して実施されている。

1．頭痛の定義と患者層

　頭痛は人間の研究は行えるが、動物モデルがつくりにくく、特殊なものであり、本症が人間生活に多大な影響を与えていることはよく知られている。

　詳しい分類については後述するが、慢性頭痛に関して言えば、日本全国47都道府県で4000例以上を登録・集計した調査では、約8％に片頭痛、約20％に緊張型頭痛があるという結果であった。つまり、頭痛が全くない人が6割で、4割の人には何らかの慢性頭痛があるというのが実態である。

　片頭痛の全国調査では、15歳以上の片頭痛有病率は、疑い例も含め8.4％、約840万人（前兆のある片頭痛2.6％、前兆のない片頭痛5.8％）である。性別では、成人男性の3.6％、成人女性の12.9％が片頭痛を有すると考えられ、女性の有病率は男性の3.6倍となっている。また年代別では、男性の場合20～30歳代がピークで60歳代は1％以下、女性の場合は30～40歳代がピークで、60歳代で9％、70歳以上が3％となっており、女性の中年齢層に多い病気と言える。緊張型頭痛も中年齢層に多く見られる点では片頭痛と同じだが、高齢者の患者は片頭痛よりは多いという統計も出ている。

　頭痛は、硬膜動脈、頭蓋内の静脈、脳の動静脈など、主に血管で痛みを生じている。つまり、脳を取り巻いている血管と硬膜でしか痛みは感じていないというのが実態で、その他の大部分の組織では痛みを感じることはない。神経では顔面を支配している三叉神経から出る細い枝が頭蓋内にも分布しており、その分布の先が硬膜あるいは血管である。具体的には、第1枝は眼から上の部分、第2枝は頬骨のあたりを支配していて、上の歯は第2枝が支配。下顎のほうは第3枝で、歯の下の痛みは第3枝が関係している。

2．頭痛と鍼灸

　慢性頭痛の診療ガイドライン2013では、鍼灸は「薬物療法以外の治療を希望する患者、薬物治療に耐えられない患者、薬物療法に禁忌のある患者、薬物治療に反応しない患者、妊娠または妊娠の可能性のある患者、薬物乱用頭痛の既往、明ら

かなストレス下にある患者に対する治療オプションである」と書かれているように、主に片頭痛、緊張型頭痛、薬剤の使用過多による頭痛（薬物乱用頭痛）に対して実施されている。

実際、鍼灸治療へ肩こりを主訴として訪れる患者は多いが、緊張型頭痛や薬剤の使用過多による頭痛（薬物乱用頭痛）の予備軍などがそのなかに存在している可能性がある。それらを念頭に置き、詳細な問診により頭痛の存在を見つけ、治療や患者指導にあたることができれば、鍼灸治療が患者の疼痛を改善するとともに、QOLの向上に果たす役割は大きいものと考えている。以下、ここでは片頭痛、緊張型頭痛、薬剤の使用過多による頭痛（薬物乱用頭痛）を中心に述べていく。

国際頭痛分類と片頭痛・緊張型頭痛・薬剤の使用過多による頭痛（薬物乱用頭痛）の病態

Point
1. 2014年に国際頭痛分類の第3版 beta版が公表されている。
2. 片頭痛、緊張型頭痛ともに病態はいまだ不明な点も多い。
3. 片頭痛の治療薬の使用などから、薬剤の使用過多による頭痛（薬物乱用頭痛）を引き起こす例がある。

1．頭痛の分類

国際頭痛学会（International Headache Society：HIS）は2004年にそれまでの研究の進歩とエビデンス、批判と意見を取り入れ、国際頭痛分類の初版を15年ぶりに改定し、国際頭痛分類第2版（International Classification of Headache Disorders 2nd Edition：ICHD-Ⅱ）として公表した。さらに2013年には新しい分類（国際頭痛分類第3版 beta版）が完成し、2014年10月に日本語訳が完成している。

それによると、第1部では一次性頭痛を4分類、第2部では二次性頭痛を8分類、第3部では有痛性脳神経ニューロパチーおよび他の顔面痛、その他の頭痛性疾患として2分類を挙げている（**表1**）。

一次性頭痛は、他の脳腫瘍や血管障害が原因で頭痛が起きているものではなく、頭痛だけが発生しているものである。この中には、サブタイプとして「片頭痛」、「緊張型頭痛」、「三叉神経・自律神経性頭痛（TACs）」が含まれる。「その他の一次性頭痛疾患」とは、1つ1つはさほど多くない頭痛だが、咳が続くと頭痛になる咳嗽性頭痛、非常に激しい運動をすると頭痛になる運動性の頭痛など多岐にわたる。なお群発頭痛は「三叉神経・自律神経性頭痛」の一部として位置づけられている。

二次性頭痛には、たとえば外傷に伴う頭痛や、脳血管障害に伴う頭痛がある。有名なものでは、くも膜下出血に伴う頭痛である。これは非常に激しい頭痛だが、くも膜下出血は、頭痛が何時何分何秒に起きるというぐらい、はっきりしている。

「非血管性頭蓋内疾患による頭痛」とは、脳腫瘍や頭蓋内圧亢進に伴う頭痛など、血管以外の多くの疾患に伴う頭痛のことである。

「物質あるいはその離脱による頭痛」では、二日酔いの頭痛がよく知られている。頭部以外の「感染症による頭痛」は、髄膜炎に伴う頭痛や風邪のときの頭痛が代表例である。原因は不明だが、体の中でサイトカインが放出され、それが関係して頭痛が起きているとも言われている。

また、「ホメオスターシス障害による頭痛」には、高山病や、透析患者が透析後に起こす頭痛など、いろいろな環境が変わったときに起きる頭痛が含まれる。

表1　頭痛分類第3版
（日本頭痛学会・国際頭痛分類委員会訳．国際頭痛分類第3版beta版．医学書院，2014 p.34〜41より）

第1部：一次性頭痛
1. 片頭痛
2. 緊張型頭痛
3. 三叉神経・自律神経性頭痛（TACs）
4. その他の一次性頭痛疾患

第2部：二次性頭痛
5. 頭頸部外傷・傷害による頭痛
6. 頭頸部血管障害による頭痛
7. 非血管性頭蓋内疾患による頭痛
8. 物質またはその離脱による頭痛
9. 感染症による頭痛
10. ホメオスターシス障害による頭痛
11. 頭蓋骨、頸、眼、耳、鼻、副鼻腔、歯、口あるいはその他の顔面・頸部の構成組織の障害による頭痛あるいは顔面痛
12. 精神疾患による頭痛

第3部：有痛性脳神経ニューロパチー、他の顔面痛およびその他の頭痛
13. 有痛性脳神経ニューロパチーおよび他の顔面痛
14. その他の頭痛性疾患

第2版と比べると、以前は第3部だった「寒冷刺激による頭痛」が第1部の「その他の一次性頭痛疾患」のサブタイプに分類されたり、第2部「二次性頭痛」の確定診断の基準が変更されるなど、細かい変更が多岐にわたっている

　その他に、歯科や口腔外科、眼科、耳鼻科などが関係する頭痛、精神疾患（統合失調症など）による頭痛も二次性頭痛に含まれている。
　神経痛による頭痛は、一次性、二次性頭痛ともに分類されており、有名なものでは三叉神経痛がある。これらは第3部の「その他の頭痛性疾患」にもなっている。

2．片頭痛の病態

　片頭痛の病態生理はいまだに不明な点もあるが、前兆の時期には脳血流の低下が生じ、頭痛期に増加するという「血管説」や、脳血管の変化が一義的ではなく、大脳皮質の神経的な変化が原因に挙げられている「神経説」が知られている。さらに、片頭痛の病態仮説として最も有力なのが、「三叉神経血管説」である。この説は、何らかの刺激で頭蓋内血管に分布する神経終末が刺激されると、血管作動性物質が放出され、血管が拡張し、神経原性の炎症が引き起こされ、炎症反応が次々と血管に遷延する。この刺激による興奮が脳に伝えられて悪心・嘔吐などの随伴症状や頭痛を引き起こすと考えられている。さらに、神経ペプチドのなかでもとりわけ、セロトニンやその受容体、特に脳血管に多く分布する $5-HT_{1B/1D}$ 受容体に関連したものや、血管拡張性物質である calcitonin generelated peptide（CGRP）が密接に関与している可能性が強いとされている。

3．緊張型頭痛の病態

　緊張型頭痛の病態についてはいまだ不明の点が多いが、筋肉の異常な持続的収縮による末梢性因子と中枢性の痛みのコントロール障害が主に関与し、さらに心理社会的要素も関連した、多要因の関与が考えられる。稀発反復性緊張型頭痛や頻発反復性緊張型頭痛では末梢性メカニズムの関与が大きく、慢性緊張型頭痛では中枢性メカニズムの関与が大きいと考えられている。さらに生化学的側面からセロトニンの関与も示唆され、片頭痛との連続性も議論されている。

4．薬剤の使用過多による頭痛（薬物乱用頭痛）の病態

　薬剤の使用過多による頭痛（薬物乱用頭痛）は薬剤の過剰摂取という原因のため二次性頭痛に分類されているが、実際は一次性頭痛が基礎にあり、特に片頭痛と合併して現れる臨床上極めて重要な頭痛のタイプである。実際、慢性緊張型頭痛や片頭痛と診断されているなかにも、薬剤の使用過多による頭痛（薬物乱用頭痛）が見逃されていると考えられる患者は少なくないことも報告されている。ヨーロッパ、北米、アジアでは一般人口の4％が片頭痛などの痛みに対する鎮痛薬の過剰摂取をしているとみられている。このうち1％が薬剤の使用過多による頭痛（薬物乱用頭痛）の状態であると述べられており、合剤や特にカフェインを含んだものは薬剤の使用過多による頭痛（薬物乱用頭痛）になりやすいために注意が必要である。

診断・現代医学的治療

Point

1. 片頭痛は拍動性で体動により増悪するが、緊張型頭痛は非拍動性で体動により増悪しない。
2. 治療薬の代表的なものはトリプタンである。
3. 薬剤の使用過多による頭痛（薬物乱用頭痛）は、原因となった薬剤の使用を中止するか、異なった種類の薬剤を用いる。

1．片頭痛

1）症状と診断

　片頭痛は、頭痛がないときは元気で何も問題ないが、症状がエピソーディックに（何の前触れもなく急に）出てくる。その症状は、吐き気を伴うこと、日常生活に支障を来たすぐらいの強い頭痛であるというのが特徴である。また、光過敏性があり、明かりが気になって眠れなかったり（テレビが嫌だという患者もいる）、あるいは音や匂いに過敏（音過敏、嗅覚過敏）になることも珍しくない。体を動かすと痛みが増すというのも特徴となっている（診察のとき、自分で頭を振ってください、頭を振って痛くなりますかと尋ねる医師がいるくらいである）。

　診断基準（**表2**）で重要なのは、4時間から72時間という時間と、C項目が2つ、D項目が1つ付けば良いということになっている。片頭痛というのは片側で、拍動性に痛むのが特徴だと考える人もいるが、両側で締め付けられるような頭痛で、かなり強い頭痛で寝込むと、Cの1、2がなくても、3、4は満たされる。これにD項目の吐き気があれば、片頭痛と診断できる。

2）現代医学における治療

　片頭痛には発作時と発作が起きていない時期があるため、それぞれに対応した治療薬が処方される。発作時の治療薬の代表的なものには、トリプタンがある。1990年に開発され（日本での臨床への導入は2000年代になってから）、これにより片頭痛の治療が画期的に進歩したと言われ、6〜7割の人に効果が見られる。

　他には、NSAIDs（非ステロイド系消炎鎮痛薬）、アスピリンなどもよく用いられる。

　なお日本で使用されるトリプタンは5種類あり、錠剤だけでなくて注射も含まれる。トリプタンを使う場合には頭痛が起こってから早いほど良いと言われている（内服薬の場合は特に）。副作用としては、喉や胸の締め付け感が報告されている。血管を収縮させる作用があるため、脳卒中や心筋

表2　片頭痛の診断基準
（日本頭痛学会・国際頭痛分類委員会訳．国際頭痛分類第3版beta版．医学書院，2014 p.3より）

```
A．B～Dを満たす頭痛発作が5回以上ある（注1）
B．頭痛の持続時間は4～72時間（未治療もしくは治療が無効の場合）（注2，3）
C．頭痛は以下の特徴の少なくとも2項目を満たす
    1．片側性
    2．拍動性
    3．中等度～重度の頭痛
    4．日常的な動作（歩行や階段昇降などの）により頭痛が増悪する，あるいは頭痛のために日常的な動作を避ける
D．頭痛発作中に少なくとも以下の1項目を満たす
    1．悪心または嘔吐（あるいはその両方）
    2．光過敏および音過敏
E．ほかに最適なICHD-3の診断がない
```

注1～3については省略

梗塞の患者、肝臓障害がある人やてんかん患者には使用禁忌となっている。

　一方、頭痛を起こさないようにする予防薬として使われる薬剤としては、βブロッカー、プロプラノロールがある。開発当初は心臓のための薬剤だったが、片頭痛にも著効があると言われている。その他、カルシウム拮抗薬（ロメリジン）、三環系の抗うつ薬、抗けいれん薬、てんかんに使うバルプロ酸なども使用される。

2．緊張型頭痛
1）症状と診断

　緊張型頭痛は片頭痛と相反するように、吐き気もなく、だらだら続く頭痛で、日常生活への支障は少なくて、動いても悪くならない、締め付けられるようなことが多いのが特徴となっている。このため、緊張型頭痛の診断基準（表3）も前述した特徴を踏まえて、片頭痛と鑑別できる内容となっている。

　なお緊張型頭痛は稀発あるいは頻発反復性緊張型頭痛か慢性緊張型頭痛、緊張型頭痛の疑いの4つに分けられる。稀発反復性緊張型頭痛は持続時間が30分から7日間持続する頭痛が、1カ月に1日未満、頻発反復性緊張型頭痛は1カ月に15日未満で、10回以上反復しているものを言う。慢性緊張型頭痛は1カ月に15日以上の頭痛が6カ月以上あり、それぞれの診断基準を満たしているものである。さらにそれぞれ頭部筋群の圧痛を伴うか、伴わないかにより分類されている。圧痛は頭痛の強度およびその頻度に相関し、前頭筋、側頭筋、咬筋、翼突筋、胸鎖乳突筋、僧帽筋などに認められるとされる。

　緊張型頭痛の診断に際して触診による頭蓋周囲の圧痛の存在は重要な異常所見であり、また後述するように、頭蓋周囲筋のみならず後頚部や肩甲上部・肩甲間部の筋群の過緊張が重要な役割を果たしている。これらの部位の触診は鍼灸臨床において重要である。

2）現代医学における治療

　発作時の治療薬は片頭痛と同様である。発作が起きていないときの予防薬としては、筋弛緩薬などが用いられている。

3．薬剤の使用過多による頭痛（薬物乱用頭痛）
1）症状と診断

　脳には様々な感受性の問題があり、鎮痛薬などで神経細胞を抑えると、逆に感受性が増して頭痛が起きやすくなるという現象が起きる。特別な薬ではなく、頭痛薬を使うことによって頭痛が悪

表3　緊張型頭痛の診断基準
（日本頭痛学会・国際頭痛分類委員会訳．国際頭痛分類第3版beta版．医学書院，2014 p.23より）

```
B．頭痛は 30分〜7日間持続する
C．頭痛は以下の特徴の少なくとも2項目を満たす
    1．両側性
    2．性状は圧迫感または締め付け感（非拍動性）
    3．強さは軽度〜中等度
    4．歩行や階段の昇降のような日常的な動作により増悪しない
D．以下の両方を満たす
    1．悪心や嘔吐はない（食欲不振を伴うことはある）
    2．光過敏や音過敏はあってもどちらか一方のみ
E．ほかに最適なICHD-3の診断がない
*****************************************************
注：各緊張型頭痛は主にその発症頻度で診断される（A項目）
```

表4　薬物乱用頭痛の診断基準
（日本頭痛学会・国際頭痛分類委員会訳．国際頭痛分類第3版beta版．医学書院，2014 P.107より）

```
A．以前から頭痛疾患をもつ患者において、頭痛は1カ月に15日以上存在する
B．1種類以上の急性期または対症的頭痛治療薬を3カ月を超えて定期的に乱用している（注1）
C．ほかに最適なICHD-3の診断がない
```

注1については省略

なることが薬剤の使用過多による頭痛（薬物乱用頭痛）であり、診断基準（**表4**）では、頭痛は1カ月に15日以上あると書かれている。つまり、月の半分以上は頭痛で、薬剤を3カ月以上飲んでいる。

なお薬剤の使用過多による頭痛（薬物乱用頭痛）の予後は、後述した治療がうまくいくと、半年で7割弱の人は改善できるが、約40％の人が頭痛を再発すると言われている。PETで脳の糖代謝を確認すると、薬剤の使用過多による頭痛（薬物乱用頭痛）になりやすい人は前頭葉の下部の代謝が低いというようなデータがあり、こうした脳の問題も指摘されつつある。

2）現代医学における治療

エルゴタミン（以前よく使われていた頭痛薬）や鎮痛薬、いわゆる市販薬、トリプタンも飲み続けると、薬剤の使用過多による頭痛（薬物乱用頭痛）を引き起こす可能性がある。

治療としては、まず原因となった薬剤の使用を中止する。それに伴い、頭痛が起きた際は、使用薬剤とは異なった種類の薬剤や予防の薬剤を使いながら、徐々に原因となった薬剤からの離脱を図る。筆者らは予防薬として抑肝散（漢方薬）を使う研究を実施しているが、非常に良好な結果が出ている。

4．群発頭痛

最後に群発頭痛について述べる。

群発頭痛は非常に特徴的で、数は少ないのが現状である。そのため的確な診断がなされず困っている患者は多い。群発頭痛と片頭痛の一番の違いは、群発頭痛は眼がえぐられるような激しい頭痛で、必ず一側に現れることである。片頭痛は片側の「片」と書くものの、半分ぐらいの人は、両側の人も多い。

しかも群発頭痛は頭痛だけでなく、眼を真っ赤になって涙を流し、汗が出て、鼻水が出る。これは自律神経の症状と言える。つまり、頭部・顔面

部の自律神経の症状を非常に多彩に伴うために、現在は三叉神経・自律神経性頭痛という名前が使われてきており、群発頭痛はその1つだという考えとなっている。

1回の頭痛は1～2時間で終わり（長くても3時間）、その痛みは激しく群れをなしてくると言われている。患者によっては、床に入って1時間したら頭痛で目が覚めて、七転八倒するほどの耐え切れない痛みだが、1カ月ぐらいで消失することが多い。治療にはトリプタン皮下注射が有効であるほか、100％酸素を15分ぐらい吸入させると痛みは消える。

鍼灸治療と生活指導

> Point
> 1. 片頭痛の鍼灸治療は、主に三叉神経に関連する側頭部や顔面部、および頚肩部に治療を実施する。また、刺激量は弱刺激とすることが多い。
> 2. 緊張型頭痛は、後頚部や肩甲上部・肩甲間部の過緊張緩和を目的に鍼灸治療を実施する。
> 3. 薬剤の使用過多による頭痛（薬物乱用頭痛）患者に対する鍼灸治療は、問診や病態の説明を詳細に行い、頚肩部や頭部・上肢の要穴を刺激部位とすることが多い。

1．片頭痛

主に片頭痛の非発作期に、頭痛の予防を目的に、三叉神経の支配領域である側頭部や顔面部、また三叉神経は三叉神経脊髄路核を経て、上位頚神経と密接な関係があることから、顔面部や頚肩部の圧痛や緊張の所見をもとに選択する。そして、高位中枢の機能異常（下行性抑制系の機能異常、アストロサイトの閾値低下など）の正常化と、先に示した通り、肩こりが高頻度に共存することから、誘因と考えられる肩こりに対し、その症状の再現性のある後頚部や肩甲上部の筋群の圧痛点を鍼治療部位として選択する。筆者らは、鍼治療を2カ月間継続すると、頚肩部の筋群や咀嚼筋の圧痛が改善し、頭痛日数の減少と関連性のあることを明らかにしている。

一方、片頭痛の予兆として、アロディニアなどが疑われる患者においては、上下肢の反応点を触診し治療を加えることもある。頭部を流注する経絡は足の陽経3経であり、その反応点に留意している。さらに頭痛日数が多い慢性片頭痛患者は、睡眠障害を合併し、脊柱起立筋群（特に心兪や膈兪）が過緊張していることも報告されており、慢性片頭痛患者の共存症状としても睡眠障害を訴える患者は少なくない。そのため、脊柱起立筋群を治療部位として追加している。

また、片頭痛患者の発作予防を目的とした鍼治療で最も重要なのは刺激量と考えている。筆者らは特に肩こり、頚肩部や顔面部の圧痛に注目しており、予兆期などの訴えでいつもと違う肩こりなどを訴えた場合や、いつもより圧痛が強いと感じた場合は、高位中枢の感作が始まっていることが推測されることから、弱刺激で行い鍼通電療法はほとんど実施しない。片頭痛発作中に来院することはほとんどないが、発作中は逆に側頭部などに高頻度の鍼通電療法や雀啄術などの強刺激を行うこともある。主な鍼治療部位を示すので参考にされたい（図1・図2）。

2．緊張型頭痛

慢性頭痛の診療ガイドラインにおいて、薬剤の使用過多による頭痛（薬物乱用頭痛）防止の観点から急性期治療薬の使用は、3カ月以上にわたっ

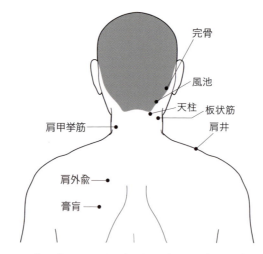

図1　片頭痛・緊張型頭痛の鍼治療部位（頚肩部）

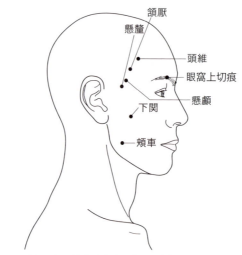

図2　片頭痛の鍼治療部位（顔面部）

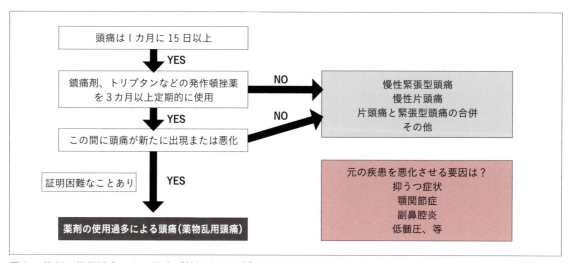

図3　薬剤の使用過多による頭痛（薬物乱用頭痛）フローチャート

て漫然と同一薬剤を連用しないほうがよいとされ、特に慢性緊張型頭痛には薬物療法よりも非薬物療法のほうが適しているとの記載もある。

筆者らの緊張型頭痛に対する鍼治療は、後頸部や肩甲上部・肩甲間部の筋群の過緊張を緩和し、循環動態を正常化することを目的に、片頭痛と同様に図1のような経穴や筋緊張部位へ、個々の患者の病態や全身状態を考慮して治療している。また、筋血流の上昇を目的に、僧帽筋や、頭半棘筋、板状筋、肩甲挙筋等に鍼通電療法も行っている。

日常の鍼灸臨床では鍼通電療法を用いることが多いが、先に示したように緊張型頭痛の病態が多岐にわたることから、患者の全身状態や鍼刺激に対する反応等を十分考慮しながら適切な刺激量を選択することも臨床上極めて重要な事項である。

3．薬剤の使用過多による頭痛（薬物乱用頭痛）

薬剤の使用過多による頭痛（薬物乱用頭痛）の病態は複雑であるが、①遺伝的要素、②精神的要素（依存傾向、頭痛恐怖、不安感）、③繰り返す刺激による中枢感作、④繰り返す刺激による延髄内腹側核のon cellの活性化（痛みを増強する作用を持つ）が起こり、痛みの調整機構が障害される。⑤受容体感受性の変容（トリプタンの連日投与により$5HT_{1D/1B}$受容体の活性低下、セロトニンの低下）、⑥中脳水道灰白質の機能的・器質的障害が考えられている。

以上のことから、鍼治療の臨床の基本は、問診や頭痛ダイアリー、服薬状況などから薬剤の使用過多による頭痛（薬物乱用頭痛）を見逃さないこと（図3）や患者に対し、頭痛の原因を説明し病識をしっかり持ってもらうことも重要である。

一方、薬物を中止する場合には専門医と連携して治療に当たることが必要不可欠であるが、薬物中止後に起こる反跳性頭痛に対する鍼治療と反跳性頭痛の時期が終了した後の元来の頭痛の予防に対する治療は、前述した片頭痛や緊張型頭痛と同様の方法を行う。

臨床的な印象では、元来の頭痛が片頭痛の場合には弱い刺激（置鍼術）で、緊張型頭痛の場合や元来の頭痛が片頭痛であっても3カ月以内に起こっている頭痛が軽度の場合には、比較的強い刺激（鍼通電療法や雀啄術）を行っている。他覚的な所見では、後頸部などを圧迫してjump signや顔をしかめるような場合は弱刺激、圧迫して心地良い場合には強い刺激にすることが多いが、患者の全身状態も考慮し、患者が心地良い（痛いが気持ち良い場合も含まれる）と感じる刺激を心がける。主な鍼治療部位は、頸肩部は緊張型頭痛の治療部位と同様で、併せて頭部や上肢の要穴に刺鍼を行うこともある。

4．まとめ

慢性頭痛はQOLを著しく低下させるだけでなく、社会全体としても損失を招く症状である。

これまで述べてきたように、頭痛の病態は多岐にわたるが、その治療も年々進歩してきている。鍼灸治療は一次性頭痛や薬剤の使用過多による頭痛（薬物乱用頭痛）に効果が期待できるが、詳細な問診とベッドサイドにおける理学所見を充分実施し、その病態を把握することが重要であり、頭痛専門医との連携を深めることが必要である。

参考文献

1）日本頭痛学会，国際頭痛分類委員会 訳．国際頭痛分類（第3版 beta版）．医学書院，2014．
2）日本頭痛学会 編，慢性頭痛の診療ガイドライン．医学書院，2006．
3）竹島多賀夫，五十嵐久佳．片頭痛症状の訴え方―肩こりと頭痛の部位．性状―診断と治療2004；92（6）：1075-1080
4）山口智．頭痛の鍼灸治療．ペインクリニック 2011；32（4）：495-507
5）山口智．東洋医学診療（鍼・灸）で取り扱う頭痛患者の鎮痛効果について（第1報）．日温気物医誌 1987；50（4）：207-219
6）山口智．東洋医学診療（鍼・灸）で取り扱う頭痛患者の鎮痛効果について（第2報）．日温気物医誌 1987；50（4）：220-231
7）山口智，松尾寛，小俣浩，他．東洋医学診療で取り扱う頭痛患者のサーモグラム．Biomedical Thermography 1988；8（1）：185-187

8）山口智．鍼治療が瞳孔反応に及ぼす影響．日温気物医誌　1995；58（4）：232-240
9）菊池友和，瀬戸幹人，山口智，他．鍼通電刺激が僧帽筋血流絶対値と皮膚血流に及ぼす影響-99mTcO4-クリアランス法による検討．日本東洋医学雑誌　2010；61（6）：834-839
10）竹島多賀夫，他，新国際分類普及委員会．慢性片頭痛と薬物乱用頭痛の付録診断基準の追加について．日本頭痛学会誌　2007；34：192-193
11）山口智．頭痛．in：川喜田健司，矢野忠．鍼灸臨床最新科学-メカニズムとエビデンス．医歯薬出版，2015．p.124-135
12）山口智．国際頭痛分類に基づく頭痛の病態と鍼灸治療．現代鍼灸学2014；14（1）：87-99
13）S.Jena, CM Witt, Brinkhaus B, et al. Acupuncture in patients with headache. Cephalalgia2008；28（9）：969-979
14）CM Witt, T Reinhold, S Jena, B Brinkhaus & SN Willich. Cost-effectiveness of acupuncture treatment in patients with headache. Cephalalgia2008；28：334-345
15）Linde Klaus. Acupuncture for migraine prophylaxis. Cochrane Database of Systematic Reviews2009：1
16）山口智，菊池友和，鈴木真理，他．神経内科診療と連携した鍼灸活用の実際．神経内科2013；78（5）：530-537
17）山口智．片頭痛の発作予防に対する鍼治療効果．日本頭痛学会誌2012；39（1）：25-27
18）菊池友和，山口智．鍼灸クリニカルレポート14．一次性頭痛に対する鍼治療効果（1）．医道の日本2012；71（8）：84-91
19）鈴木真理，山口智．鍼灸クリニカルレポート15．一次性頭痛に対する鍼治療効果（2）．医道の日本2012；71（9）：65-73
20）菊池友和，山口智．鍼灸クリニカルレポート16．薬物乱用頭痛（MOH）に対する鍼治療．医道の日本2012；71（10）：80-87

各論
Chapter 8

三叉神経痛

東京有明医療大学保健医療学部鍼灸学科、東京大学医学部附属病院麻酔科・痛みセンター　菅原正秋
帝京大学医学部麻酔科学講座　關山裕詩

定義・発生機序・症状

Point
1. 原因不明のものを典型的三叉神経痛といい、発症は50歳以上に多い。
2. 中高年層は帯状疱疹に起因する三叉神経痛も発症のリスクがある。
3. 帯状疱疹後神経痛に移行すると、アロディニアや疼痛過敏がみられる。

1．定義・発生機序

三叉神経痛とは、三叉神経領域に激しい疼痛をきたす病態の総称であり、典型的三叉神経痛と症候性（続発性）三叉神経痛のものに分けられる。原因不明のものを典型的三叉神経痛といい、何らかの病変があって起こるものを症候性三叉神経痛という。しかし、ジャネッタ（Jannetta PJ）によれば典型的三叉神経痛の多くは、脳内小血管が三叉神経根部を圧迫して疼痛発作をきたしていると報告しており、現在のところ神経血管説（neurovascular theory）が有力な説となっている。よって、精密検査を行ってなお原因不明のものが狭義の典型的三叉神経痛となる。

一方、症候性三叉神経痛の原因としては炎症、腫瘍、外傷などがあり、多種多様な器質的疾患により発症する。なかでも頭蓋内腫瘍によるものは、従来三叉神経痛の数％に過ぎないと考えられてきたが、近年の画像診断技術の発達によって10％前後が腫瘍によって生じると考えられている。腫瘍による三叉神経痛は典型的三叉神経痛と臨床症状が紛らわしく、鑑別診断には画像による検索が必要である。

また、中高年層の三叉神経痛の原因として注目しなければならない病態として、帯状疱疹に起因する三叉神経痛がある。帯状疱疹では罹患神経に神経炎が起こり疼痛を生じる。これを帯状疱疹痛といい、帯状疱疹発症後3カ月を経過してもなお疼痛が継続してみられる場合を帯状疱疹後神経痛（post-herpetic neuralgia：PHN）という。帯状疱疹がPHNに移行するリスク因子としては、①高齢者（60歳以上）、②重症の皮疹、③重度の痛みなどが挙げられる。PHNへの移行を防ぐには、十分な抗ウイルス療法を行い、リスク因子を有する患者には早期から痛みに対する治療を開始することが重要である。

2．症状

1）典型的三叉神経痛

発症は50歳以上が大部分を占める。40歳未満の発症は少ない。性別では、女性が男性の1.5～2倍を占めている。疼痛部位は、三叉神経の支配領域に限局し、片側性である。まれな両側性を除き、痛みが正中を越えて反対側に及ぶことはない。罹患枝は、『ペインクリニック診断・治療ガイド第

2版』（日本医事新報）にある塩谷正弘の「三叉神経痛」の報告によると、第2枝が最も多く38.1％を占め、ついで第3枝が35.2％、第2・3枝の合併が14.9％、第1・2枝の合併が5.3％、第1枝単独は4.2％である。

疼痛の特徴は、発作性の激痛（疼痛発作）である。疼痛の持続時間は短く、通常は1～2分であるが、10～20分にわたって続くこともある。その後、発作は突然完全に消失する。患者の痛みを具体的に表現すると、「電気が走るような」、「焼火箸を当てられたような」、「刃物で切り裂かれたような」など、いずれも耐え難い激痛であり、日常生活が著しく障害されることもある。この疼痛発作は睡眠中には起こらず、痛みのために目を覚ますことはほとんどない。痛みは神経の走行に沿い、多くの例で疼痛発作誘発領域（trigger zone）が存在し、この部分が刺激されると疼痛発作が誘発される。国際頭痛分類第3版beta版（ICHD-3）による診断基準を**表1**に示す。

2）帯状疱疹に起因する三叉神経痛

帯状疱疹では神経の走行に一致した皮疹と神経痛様の疼痛が特徴である。疼痛の程度は掻痒を訴えるものから激痛まで様々である。発症の初期においては皮疹がみられない場合もあるので注意が必要である。

PHNでは、持続性の疼痛と間欠性の疼痛が混在してみられる。疼痛の表現としては、ズキズキ、ヒリヒリ、針で刺すような、焼けるような、えぐられるような、切り裂かれるような、電気が走るようななど様々である。また、PHNの約半数ではアロディニア（allodynia）や疼痛過敏がみられる。アロディニアとは、正常人では痛みを感じない程度の弱い刺激により強い痛みが誘発される状態である。

表1　典型的三叉神経痛の診断基準
　　　（日本頭痛学会・国際頭痛分類委員会訳．国際頭痛分類第3版beta版．医学書院，2014．p.155より）

A．BとCを満たす片側顔面痛発作が3回以上ある
B．三叉神経枝の支配領域（2枝領域以上に及ぶことあり）に生じ、三叉神経領域を越えて広がらない痛み
C．痛みは以下の4つの特徴のうち少なくとも3つの特徴をもつ 　1．数分の1秒～2分間持続する発作性の痛みを繰り返す 　2．激痛 　3．電気ショックのような、ズキンとするような、突き刺すような、あるいは、鋭いと表現される痛みの性質 　4．患側の顔面への非侵害刺激により突発する
D．臨床的に明白な神経障害は存在しない
E．ほかに最適なICHD-3の診断がない

検査・現代医学的治療

> **Point**
> 1. 検査としては、頭部MRI、水痘・帯状疱疹ウイルスの抗体価の測定が施行される。
> 2. 典型的三叉神経痛には抗てんかん薬、帯状疱疹後神経痛には三環系抗うつ薬などが用いられる。
> 3. 病態によって、手術や神経ブロックなども行われる。

1．検査

頭蓋内の微小血管や腫瘍による圧迫が推察される場合は、頭部MRI検査を施行する。また、帯状疱疹が疑われる場合は、水痘・帯状疱疹ウイルス

の抗体価を測定する。いずれの検査においても異常がないものが狭義の典型的三叉神経痛となる。

2．現代医学的治療法

治療法としては、手術療法、薬物療法、神経ブロック療法、ガンマナイフなどがある。

1）手術療法

前述したように、脳内小血管が三叉神経根部を圧迫して疼痛発作をきたしていると推察される場合は、微小血管減圧術（ジャネッタの手術）を施行する。神経を圧迫している原因血管を神経から離して固定することで減圧を図り、神経痛を改善することができる。

2）薬物療法

典型的三叉神経痛の疼痛は、消炎鎮痛薬ではほとんど効果が期待できない。

第1選択薬としては、抗てんかん薬のカルバマゼピン（テグレトール®）を用いる。また、バクロフェンおよびラモトリギンの鎮痛効果は低いが、カルバマゼピンに抵抗性の患者に対する追加療法として推奨される。

PHNによる場合は、その疼痛の性質が神経障害性疼痛であるため、第1選択薬として三環系抗うつ薬やカルシウムチャンネル$\alpha_2\delta$リガンドのガバペンチン（ガバペン®）やプレガバリン（リリカ®）が用いられる。また、ワクシニアウイルス接種家兎炎症皮膚抽出液含有製剤（ノイロトロピン®）や麻薬性鎮痛薬なども用いられる。

3）神経ブロック療法

薬物療法で鎮痛が不十分あるいは副作用のある症例や手術後の再発症例などに対して試みられる。三叉神経節（ガッセル神経節）や三叉神経末梢枝である眼窩上神経・眼窩下神経・オトガイ神経が対象となる。初めに、試験的神経ブロックを末梢枝に施行して、明確な罹患神経を診断する。それらの診断と効果を確認した上で、神経破壊薬（純エタノール、フェノール）や高周波熱凝固法にて神経ブロックを施行する。末梢枝での神経ブロックで痛みが止まらない場合や罹患枝が複数の場合は三叉神経節ブロックが適応となる。

4）ガンマナイフ

ガンマ線による定位的放射線手術で、非侵襲的最先端治療の1つとして広く用いられている。適応は脳腫瘍や脳動静脈奇形などであるが、典型的三叉神経痛の場合でも、高齢者など全身麻酔下での手術にリスクのある患者や従来の治療で十分な効果が得られなかった患者に対して、ガンマナイフによる治療法が選択される。

鍼治療

Point
1. 鍼治療では、三叉神経末梢枝の出力部の経穴に単刺・置鍼する。
2. 低周波鍼通電療法においても、三叉神経末梢枝を対象に通電を行う。
3. 刺入は神経ブロックに似ているが、水平刺で骨に沿って進める。

1．普通鍼

三叉神経末梢枝の出力部およびtrigger zoneに一致する経穴への単刺・置鍼を基本とする。眼窩上神経領域では魚腰、攢竹、陽白など、眼窩下神経領域では四白、巨髎、下関など、オトガイ神経領域ではオトガイ孔（経穴なし）、大迎、頬車などを用いる（図1）。

2．低周波鍼通電療法

1）神経パルス

疼痛閾値の上昇を目的として三叉神経末梢枝に対して鍼通電を行う。刺激周波数は1～5Hz程度

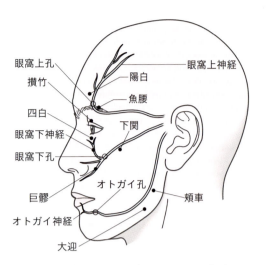

図1　三叉神経領域の治療に用いられる経穴

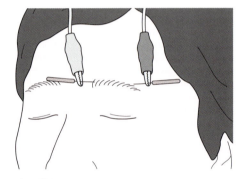

図2　眼窩上神経パルス

で、通電した場合にはその神経支配領域の皮膚上に放散する通電感覚が出現することを条件とする。低頻度通電が奏効しない場合は60Hz以上の高頻度通電を行うこともある。通電時間は10〜15分間を原則とする。

それらは、刺鍼領域に応じて、眼窩上神経パルス、眼窩下神経パルス、オトガイ神経パルスに分類できる。患者の病態に合わせて、選択する。

手順を、眼窩上神経パルスを例に説明すると、眼窩上神経パルスではまず眼窩上神経の出力部である眼窩上孔を目標として刺鍼する。

触診では、眉毛の長さの中点よりやや内側の部分で、指で押圧すると眼窩内に響くような感覚がみられる部位を目安とする。眼窩上神経ブロックではこの眼窩上孔で前頭骨に当たるまで注射針を垂直に刺入していくが、鍼は注射針のように直径が太くなく、孔を探りながら刺鍼することは難しいため、眉毛の上縁で水平刺を用いて鍼先を眼窩上孔の近傍まで近づける（**図2**）。この方法であれば前頭骨に沿って入れていくため、容易に眼窩上孔まで針先を進めることができる。刺鍼時あるいは通電時に前頭部へ放散する響きがみられれば、眼窩上神経パルスが行えたものと考える。

2）筋パルス

慢性的な疼痛がその局所に交感神経の過緊張状態を招き、筋の反射性緊張を引き起こすことがあるため、その筋緊張を緩和する目的で頭頸部の筋などに対し通電を行う。

例：側頭筋パルス、前頭筋パルス、頭板状筋パルスなど。

3）反応点パルス

中枢性の疼痛抑制機構を惹起する目的で、従来行われていた鍼麻酔のような四肢の遠隔部（上肢であれば肘より遠位、下肢であれば膝より遠位）に対して、鍼通電を行うことがある。

■ 症例

72歳、男性、身長165cm、体重62kg

［主訴］

左前頭部痛

［診断名］

三叉神経第1枝領域PHN

［現病歴］

X年9月、右前頭部から頭頂部にかけて皮疹と疼痛が出現した。近医皮膚科を受診したところ、帯状疱疹と診断され、アシクロビル（ゾビラックス®）の内服と軟膏塗布を行った。しかし、同年10月、疼痛が強いため皮膚科からの紹介で当院麻酔科外来を受診、星状神経節ブロックを行うこととなった。その後、PHNに移行したため、麻酔科外来での治療を継続した。

それから4年後、ペインコントロールの目的で

鍼治療を行うこととなった。

[既往症・家族歴]
　特記事項なし

[所見]
　血圧142/88mmHg（安静坐位）、脈拍60bpm整、血液生化学的検査はすべて正常。
　痛みの性質：持続性、ピリピリとした表在性の痛み。寒冷によって増悪する。trigger zoneはなし。

[治療]
　眼窩上神経パルス（左側のみ）を1Hzまたは60Hzの間欠通電を15分行った。治療は週1回のペースで行い、その経過中は薬物の使用を中止した。

[評価指標]
　痛みのFaced visual analog scale（FVAS）（図3）を用いた。

[経過]
　1週から4週目までは眼窩上神経パルス1Hz、15分を行い、それ以降は同神経に60Hzの間欠通電を15分というように切り替えて治療効果を比較した。図4に示すように、1Hz通電よりも60Hz間欠通電のほうが鎮痛効果を得られやすいことが確認できた。

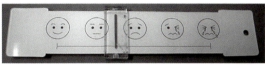
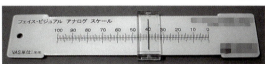

図3　Faced visual analog scale（FVAS）
上段は、患者に見せる面でフェイススケールとなっている。下段は、裏面で100mmのメモリが書かれている。中央にあるカーソルを患者に動かしてもらい、痛みなどの程度を評価する。

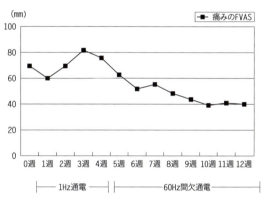

図4　症例のFVASの推移

参考文献
1) Janetta PJ. Arterial compression of the trigeminal nerve at the pons in patient with trigeminal neuralgia. J Neurosurg 1967；26：1159-1162
2) 塩谷正弘. 三叉神経痛. In：若杉文吉監修. ペインクリニック診断・治療ガイド, 第2版, 日本医事新報, p118-122, 1994
3) 日本頭痛学会・国際頭痛分類委員会 訳, 国際頭痛分類（第3版beta版）. 医学書院, 2014. p.155
4) 菅原正秋, 吉川惠士. 帯状疱疹後神経痛に対する低周波鍼通電療法の効果. 医道の日本2006；65(13)：39-46

各論 Chapter 9

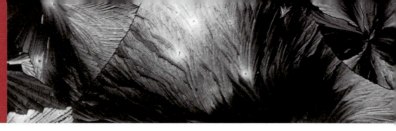

顔面神経麻痺

埼玉医科大学東洋医学科　山口 智
埼玉医科大学神経耳科　伊藤彰紀

疫学・原因・発生機序

Point

1. 外来を受診する成人の末梢性顔面神経麻痺の原因は、Bell麻痺とHunt症候群が大半を占めている。
2. Bell麻痺とHunt症候群ともに、発症にはウイルスの関係が示唆されている。

　末梢性顔面神経麻痺の原因としてはBell麻痺が全体の60～70%、Hunt症候群（またはRamsay Hunt症候群）が10～15%、その他、外傷、中耳炎、顔面神経鞘腫、耳下腺悪性腫瘍などを合わせて10～15%と考えられているが、小児では、外傷、中耳炎、先天性の割合が多い。したがって、一般的に外来を受診する成人の末梢性顔面神経麻痺症例は、Bell麻痺とHunt症候群が大半を占める。

　Bell麻痺の原因は明確ではなく、特発性顔面神経麻痺と呼ばれているが、1972年にMcCormikにより単純ヘルペスウイルス（herpes simplex virus: HSV）の再活性化説が提唱された。ウイルス検査法として、従来より行われている補体結合反応（CF法）、赤血球凝集抑制法（HI法）、酵素免疫測定法（ELISA法）に加えて、ポリメラーゼ連鎖反応（PCR法）によるウイルスDNA検査が行われるようになり、Bell麻痺の原因として、やはりHSV感染やHSV再活性化が強く疑われるようになった。

　一方、Hunt症候群は、①耳帯状疱疹、②末梢性顔面神経麻痺、③耳鳴、難聴、めまい、の3徴候を示す疾患であり、膝神経節に潜伏している帯状疱疹ウイルス（VZV）が、宿主の何らかの免疫力の低下を契機として再活性化し、症状を呈すると考えられている。これはBell麻痺におけるHSVの再活性化と類似のメカニズムと考えられている。

　臨床的にBell麻痺と診断された症例の中で、ウイルス学的検査でVZV感染が証明される例が10%前後含まれており、これらはzoster sine herpeteと呼称されており、Hunt症候群に分類される。

評価方法・検査所見・画像検査・ウイルス検査

> **Point**
> 1. 評価判定にはHouse-Brackmannと柳原法が用いられる。
> 2. 画像検査では異常は認められないことがほとんどであるが、側頭骨内や耳下腺内の腫瘍性病変などを否定するために実施される。

1. 顔面神経麻痺の臨床的評価方法

末梢性顔面神経麻痺の臨床的評価方法として、欧米で用いられているHouse-Brackmann法と日本の特に耳鼻咽喉科領域で常用されている柳原法がある。2つの評価法の具体的な内容を**表1**と**表2**に示した。

House-Brackmann法はGrade ⅠからⅥの6段階で評価する。一方、柳原法は10項目について、それぞれ4点（ほぼ正常）、2点（部分麻痺、ある程度動くようになった）、0点（高度麻痺、全く動かない）の3段階で評価する（40点法）。ただし、3段階評価ではわずかに動きが出てきた状態でも2点、正常ではないが、かなり動きが改善した状態でも同様に2点と評価することになり、改善経過が捉えにくい欠点がある。そのため、当科では3点（正常ではないがかなり動きが出てきた状態）と1点（わずかではあるが動きが出てきた状態）も評価に加えて、4点、3点、2点、1点、0点の5段階で評価している。

2. 顔面神経に対する神経生理学的検査

顔面神経の障害はSeddonにより以下の3つに分類されている。①神経無動作（neurapraxia）：損傷の程度が軽微、軸索の変性を伴わず、可逆性障害。②軸索断裂（axonotmesis）：損傷が高度で軸索のwaller変性を伴っているが、周辺組織の機能が残存しており、残存軸索の再生伸展により機能が回復する。ただし、顔面神経が再生する段階で、他の筋肉に過誤的神経支配が行われると、病的共同運動（synkinesis）が起こり、口を動かすと同時に目も閉じてしまうなどの現象が後遺症となる。

表1 House-Brackmann法による顔面神経麻痺の臨床的評価法
(House JW, Brackmann DE：Facial-nerve grading system. Otolaryngol Head Neck Surg 93：146-147, 1985をもとに作成)

Grade	安静時	額のしわよせ	閉眼	口角の運動	共同運動	拘縮	痙攣	全体的印象
Ⅰ	正常	正常	正常	正常	正常	—	—	—	正常
Ⅱ	軽度麻痺	対称性、緊張正常	軽度〜高度	軽く閉眼可能、軽度非対称	動くが軽度非対称	—	—	—	注意してみないとわからない程度
Ⅲ	中等度麻痺	対称性、緊張ほぼ正常	軽度〜高度	力を入れれば閉眼可能、非対称明瞭	動くが非対象明瞭	+	+	+	明らかな麻痺、左右差は著明でない
Ⅳ	やや高度麻痺	非対称性、緊張ほぼ正常	不能	力を入れても閉眼不可	動くが非対象著明	++	++	++	明らかな麻痺、左右差著明
Ⅴ	高度麻痺	非対称性、口角下垂、鼻唇溝消失	不能	閉眼不可	ほとんど動かず	—	—	—	わずかに動きを認めるのみ
Ⅵ	完全麻痺	非対称性、緊張なし	動かず	動かず	動かず	—	—	—	緊張の完全喪失

Grade ⅠからGrade Ⅵの6段階で評価する

表2　柳原法による顔面神経麻痺の臨床的評価法

	ほぼ正常 4	部分麻痺 2	高度麻痺 0		ほぼ正常 4	部分麻痺 2	高度麻痺 0		ほぼ正常 4	部分麻痺 2	高度麻痺 0
安静時非対称				片目つぶり				イーと歯を見せる			
額のしわよせ				鼻翼を動かす				口笛			
軽い閉眼				頬を膨らます				口をへの字に曲げる			
強閉眼				10項目を各4点満点で評価する40点法となっている				計　　点			

（柳原尚明，西村宏子，陌間啓芳，他．顔面神経麻痺の判定基準に関する研究．日耳鼻 80：799-805，1977より転載）

③神経断裂（neurotmesis）：神経の主要組織がWaller変性を起こし、断裂した状態で、回復は困難である。②③の状態は脱神経（denervation）と言われる。

次に、顔面神経の生理学的検査は多数あるが、当科で行っているルーチン検査としては、①あぶみ骨筋反射（stapedial reflex:SR）、②誘発筋電図（electroneuronography:ENoG）、③味覚検査（濾紙ディスク法、電気味覚検査）、④流涙検査（Schirmer法）などがある。

これらのうち、①と②の検査法の詳細を以下に示す。

1）あぶみ骨筋反射

これは強大音が直接内耳に到達するのを防御し、内耳の感覚細胞を保護する反射機構である。求心路として音が内耳から聴神経、蝸牛神経核に入力し、その刺激が顔面神経核を経由。遠心路として両側の顔面神経に出力し、両耳のあぶみ骨筋の収縮を惹起する。反応の左右差を検出するための顔面神経の機能検査であるが、他覚的聴力検査のひとつでもある。

2）誘発筋電図（electroneuronography:ENoG）

茎乳突孔付近の顔面神経本幹に電気刺激を加え、口輪筋の筋電図を記録する。患側筋電位を健側筋電位で除した値（％）をENoG値と呼ぶ。ENoG値は顔面神経麻痺におけるWaller変性に陥った神経線維の割合と相関があり、したがって予後判定に有用とされている。青柳らによると、ENoG値が40％以上では1カ月以内に治癒、20～39％では2カ月以内に治癒、10～19％では4カ月で約80％の改善、1～9％では6カ月で約60％の改善、0％では治癒例なしと報告されている。顔面神経麻痺の予後診断法として、最も信頼性の高い検査法である。

3．顔面神経麻痺の部位診断

側頭骨内の顔面神経は、内耳道部（meatal portion）、迷路部（labyrinthine portion）、鼓室部（水平部）（horizontal portion）、および乳突部（垂直部）（vertical portion）に区分される。一方、迷路部と鼓室部の移行部は屈曲して膝神経節（geniculate ganglion）を形成し、そこから涙腺に関与する大錐体神経（major petrosal nerve）が分岐する。

次に乳突部ではあぶみ骨筋反射に関与するあぶみ骨神経（stapedius nerve）と味覚に関与する鼓索神経（chorda tympani）が分岐する。したがって、顔面神経の障害部位の診断は、側頭骨内で分岐する3つの神経の障害（3検査の障害）の有無より推測することが可能である。表3に障害部位の判定方法について示した。

表3 顔面神経麻痺の部位診断

障害部位	涙分泌	あぶみ骨筋反射	味覚
suprageniculate	×	×	×
suprastapedial	○	×	×
infrastapedial	○	○	×
infrachordal	○	○	○

3つの検査結果の組み合わせで、側頭骨内のsuprageniculate（膝部より中枢側）、suprastapedial（あぶみ骨神経分岐部より中枢側）、infrastapedial（あぶみ骨神経分岐部より末梢側）、infrachordal（鼓索神経分岐部より末梢側）、それぞれの障害部位の判定が可能である

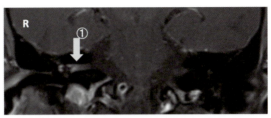
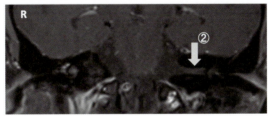

上段の矢印①は患側（右）の、下段②は健側（左）の内耳道部分を示す。患側（右）の内耳道底部の部分で、第Ⅶあるいは第Ⅷ脳神経の炎症性変化を疑わせる造影効果（高信号域）が認められた

図1 59歳男性、多発脳神経炎（右第7、8、9、10、12脳神経障害）症例。ガドリニウムによる頭部造影MRIの冠状断撮影

4．顔面神経麻痺に対する画像検査

顔面神経麻痺疾患で頻度が多い、Bell麻痺やHunt症候群に対する画像検査は必ずしも必要ではなく、実際に単純MRIでは、異常が認められないことがほとんどである。むしろ、側頭骨内、小脳橋角部、脳幹部、あるいは耳下腺内の腫瘍性病変などを否定するために画像検査を行うことになる。

図1に59歳男性、多発脳神経炎（右第7、8、9、10、12脳神経障害）の症例における、造影MRI検査の結果を示す。右内耳道内底部（矢印①の部位）に第7あるいは第8脳神経の炎症を示唆する造影効果が認められる。

5．顔面神経麻痺に対するウイルス検査

Hunt症候群では、耳帯状疱疹の原因である水痘帯状疱疹ウイルス（varicella-zoster virus：VZV）が原因と考えられるが、Bell麻痺では前述したように単純ヘルペスウイルスⅠ型（herpes simplex virus typeⅠ：HSV-1）の再活性化が、少なくとも病因の1つであることが確実視されている。

一方、Bell麻痺症例の一部には、前述したZSH（zoster sine herpete）も含まれており、したがって顔面神経麻痺症例のウイルス抗体価に関しては、HSVとVZVの両者の測定を行っている。さらに、ペア血清として行うことが望ましい。血清検査において、CF法よりELISA法が抗体価の測定感度に

優れているが、保険診療上で種々の制限がある。さらに、本来であればHSVとVZVのそれぞれの検体について、IgG抗体とIgM抗体を初診時と2～3週間後に測定したいところであるが、同一検査ではIgG抗体かIgM抗体の一方しか保険請求ができないことになっている。

現代医学的治療と治療成績

Point
1. 治療の中心は抗ウイルス薬とステロイドホルモン薬である。
2. Bell麻痺と比較してHunt症候群では予後不良例が多い。
3. 高度麻痺症例では入院による積極的な治療を選択すべきである。

1．Bell麻痺の治療

ウイルス検査は結果が出るまでに時間がかかるため、検査結果の有無にこだわらず治療を開始することになる。麻痺の程度により薬剤量を加減することになるが、基本的にはBell麻痺においても抗ウイルス薬とステロイドホルモン薬を併用する。具体的には、バラシクロビル1500mg/日を5日間、プレドニゾロン40～60mg/日から経口投与し、約2週間で漸減する。ただし、臨床的評価スケールで9点（0～4の5段階で評価した結果）以下、あるいはENoGが10％以下であり、axonotmesis（軸索変性）が明確に疑われる症例については、以下に述べるHunt症候群と同様の入院治療（ステロイドの大量点滴投与）を勧めている。

2．Hunt症候群の治療

原因がVZVであることが明確であることから、治療の中心は抗ウイルス薬となる。もちろんステロイドホルモン薬も併用する。具体的には、比較的軽症例ではバラシクロビル3000mg/日を7日間、プレドニゾロンを40～60mg/日から約2週間で漸減する。発症初期の場合には、抗ウイルス薬の投与を先行させ、数日遅らせてプレドニゾロンの投与を開始することもある。一方、臨床的評価スケールで9点（0～4の5段階で評価した結果）以下、あるいはENoGが10％以下の高度麻痺症例に対しては、やはり入院の上、アシクロビル250mg DIVを1日3回で連日1週間投与し、さらにヒドロコルチゾンを500mgから3日ごとに100mgずつ漸減し、合計15日間点滴投与する。その場合には退院後も内服治療としてプレドニゾロン30mgからの漸減投与を行う。また、当施設では、Bell麻痺とHunt症候群のいずれにおいても、入院治療を行う症例に関しては、当院の東洋医学外来に鍼治療を依頼している。その他、麻酔科における星状神経節ブロック治療を依頼する場合もある。

3．治療成績について

過去3年6カ月の間に埼玉医大神経耳科で治療を行った顔面神経麻痺100例について検討した。内訳はBell麻痺が55例（男性25例、女性30例、平均年齢40.3歳）、Hunt症候群が45例（男性20例、女性25例、平均年齢46.0歳）である。3カ月以内に治癒に至る早期治癒例はBell麻痺で81.8％、Hunt症候群で60.0％であり、3カ月以上経過して治癒に至る遅延治癒はBell麻痺で12.7％、Hunt症候群で22.2％であった。したがって、治癒率はBell麻痺で94.5％、Hunt症候群で82.2％であった。予後不良例（後遺障害が残った症例）はBell麻痺で3.6％、Hunt症候群で13.3％であった。なお、途中で来院しなくなり、予後不明例がBell麻痺で1例、Hunt症候群で2例である。

従来から言われているように、Bell麻痺と比較してHunt症候群では予後不良例が多い。また、

Bell麻痺とHunt症候群のいずれにおいても、予後不良例は初診時の臨床的評価スケール（柳原法）で9点（0〜4の5段階で評価した結果）以下の症例であった。したがって、Hunt症候群に限らずBell麻痺においても、高度麻痺症例では入院による積極的な治療を選択すべきである。また、柳原法で8点（0,2,4の3段階で評価した結果）以下、ENoGが10％以下の高度麻痺症例に対しては、顔面神経減荷術を積極的に推奨する意見もある。

（文責：伊藤彰紀）

鍼治療

> Point
> 1. 麻痺発症から2週間以内は、聴会・下関・翳風に対して置鍼を行う。
> 2. 麻痺発症から2週間以降の症例は、麻痺の程度により顔面神経を目標とした鍼通電療法、または顔面の筋に対して置鍼、もしくは非同期鍼通電療法を行う。
> 3. 併せてバイオフィードバック療法なども指導する。

1．具体的手順

当科における鍼灸治療の方法は、麻痺発症から2週間以内の症例においては、顔面神経を目標に聴会・下関・翳風に対し、置鍼による治療を行っている（図2）。その際に、数秒間1Hzによる鍼通電刺激を施行し、表情筋の筋収縮の有無を確認している。そのとき、より少ないボリュームで、患者が苦痛を感じることなく患側表情筋全体の筋収縮が確認できれば予後は良いと考えている。この方法は、電気生理学的検査法であるENoGのように、変性に陥った神経線維の率を定量的に表わすことは不可能であるが、その予後推測の確実性については、専門医も高く評価している。

麻痺発症から2週間経過した後も少ない刺激量で筋収縮が確認できる場合は、Sunderlandによる神経損傷分類法の1度もしくは2度であることから、いわゆる神経無動作状態（neurapraxia）か、神経内膜（endoneural tube）の破損がない軸索変性（axonotmesis）であることが推測され、完全回復、もしくは回復が期待できる。この場合、神経を目標とした鍼通電療法を開始しても過誤再生（misdirection）が起きることは少ない。

これに対し、2週間以内に急速に麻痺が進行し、鍼通電刺激により筋収縮が微弱もしくは確認不能

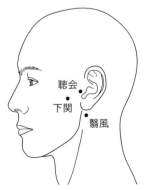

図2　顔面神経を目標とした刺鍼部位

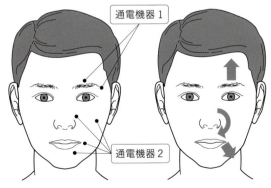

図3　表情筋を対象とした刺鍼部位と筋の動き

となるものは、3度のWaller変性例であることが推測される。この場合（麻痺発症から2週間以降の症例）、misdirectionによる後遺症の出現を免れることはできないが、当科では前頭筋・眼輪筋・鼻筋・頬骨筋・口輪筋・口角下制筋・広頸筋に置鍼、もしくは50Hz〜100Hzでの非同期鍼通電療法を行っている（**図3**）。この方法は、完全麻痺期においては表情筋内の循環改善、運動回復期には表情筋分離運動の促進、misdirection後の病的共同運動期には短縮した表情筋のストレッチを行うことにより、迷入再生回路の非強化ならびに残存する健常軸索支配を強化させ、後遺症状の抑制に効果をもたらすとされるリハビリテーションを参考としている。さらに、こうした高度神経変性例においては、中枢への関与も期待し、上・下肢に散在する遠隔部の経穴を併用する場合もある。

2．日常生活指導

かつて、顔面神経麻痺を発症した場合、積極的に表情筋の随意運動を行うことや徒手牽引による強力なマッサージが症状の改善に寄与するとされてきたが、現在こうした方法は否定されてきている。当科では、高度神経変性例を対象に栢森良二（帝京大学医学部）らや中村克彦（中村耳鼻咽喉科クリニック）の提唱するバイオフィードバック療法などを指導し、臨床に応用している。

1）温熱療法
蒸しタオルによるホットパックを行う。

2）マッサージ
各表情筋をゆっくりと伸張させ、もみほぐす（10分×3回/日）。

3）表情筋の分離運動（バイオフィードバック療法）
①遠くを眺めるように眼を見開き、口笛を吹く動作や頬をふくらます動作を行う。
②眼裂狭小化が起こらないように、両側口角を外転させる（微笑動作）。
③食事の際には、眼裂狭小を起こさないよう咀嚼筋を利用し、上下に小さくゆっくりと噛む。
④会話の際には、眼裂狭小をきたさないよう大きく眼を見開く。

バイオフィードバック療法のうち、特に①・②については必ず鏡を用いて行うよう指導する（ミラーバイオフィードバック）。

3．まとめ

鍼灸臨床においては、末梢性顔面神経麻痺は比較的取り扱う頻度の高い疾患であるが、その有効性や有用性については多くの課題が残されている。このことは、末梢性顔面神経麻痺という疾患の自然治癒率が70％と高率であることや、前述のように、急性期の薬物療法による治療成績が9割を超える好成績であること、さらに、過去の文献上、薬物療法単独群と薬物療法に鍼灸治療を併用した群でのランダム化比較試験において、統計学的に明らかな有意差が認められないことなど、種々の要因が挙げられる。また、鍼灸治療を受療する患者の多くが急性期治療で症状の改善が認められない、いわゆる高度神経変性例である場合が多く、これまで、こうした高度神経変性例に必発する不快で難治な後遺症状を抑制することが困難であったことも原因のひとつと推察される。

現在、こうした高度神経変性例による後遺症状の出現を完全に防止するための有効な治療手段はないが、近年、表情筋内の循環改善を目的とした用手的伸張マッサージや患側表情筋の個別的筋力強化を目的としたバイオフィードバック療法がこれら後遺症状の予防と抑制に有効であるとの報告が見受けられる。

また、当科では、各専門診療科との連携により、急性期のより早期から鍼治療を開始し、良好な成績が得られている。さらに、高度神経変性例に対しても、非同期鍼通電療法などを実施することにより、概ね期待すべき効果が得られ、新たなる治療戦略を確立しようとしている。

（文責：山口智）

参考文献

1) McCormik DP. Herpes simplex virus as a cause of Bell's palsy. Lancet 1972;1:937-939
2) Murakami S,Mizobuchi M,Nakashiro Y,et al. Bell's palsy and herpes simplex virus;Identification of viral DNA in endoneural fluid and muscle. Ann Int Med1996;124:27-36
3) Furta Y,Fukuda S,Chida E,et al. Reactivation of the herpes simplex virus type 1 in patients with Bell's palsy. J Med Virol1998;54:162-166
4) House JW, Brackmann DE. Facial-nerve grading system. Otolaryngol Head Neck Surg 1985;93:146-147
5) 柳原尚明, 西村宏子, 陌間啓芳, 他. 顔面神経麻痺程度の判定基準に関する研究. 日耳鼻1977;80:799-805
6) Seddon HJ. Three types of nerve injury. Brain1943;66:237-288
7) 稲村博雄. 顔面神経麻痺の電気生理学的検査―誘発筋電図検査からみたベル麻痺患者の経過を中心にして―. 耳喉頭頸2006;78:737-747
8) 日本顔面神経研究会(編). 顔面神経麻痺診療の手引-Bell麻痺とHunt症候群-. 金原出版, 2011.
9) 栢森良二. 理学療法. CLIENT21第9巻 顔面神経障害. 中山書店, 2001. p.275-277.
10) 新井千枝子. 末梢性顔面神経麻痺に対する鍼灸治療 末梢性顔面神経麻痺とその後遺症に対する鍼灸治療. 現代鍼灸学2011;11(1):109-114
11) 山口智, 菊池友和, 鈴木真理, 他. 神経内科診療と連携した鍼灸活用の実際. 神経内科2013;78(5):530-537
12) 荒井千枝子, 山口智. 鍼灸クリニカルレポート―顔面神経麻痺に対する鍼灸治療(1). 医道の日本2011;70(6):66-75
13) 荒井千枝子, 山口智. 鍼灸クリニカルレポート―顔面神経麻痺に対する鍼灸治療(2). 医道の日本2011;70(7):73-83

各論
Chapter 10

関節リウマチ・膠原病

埼玉医科大学東洋医学センター　小俣浩
埼玉医科大学リウマチ膠原病科　進藤靖史・三村俊英

定義・鍼灸の可能性

Point
1. 膠原病は緩解と増悪を繰り返す、慢性・炎症性疾患である。
2. ほとんどの膠原病において女性患者の比率が高い。
3. 関節リウマチ患者は60万人で、男女比1：4で、中高年女性が多い。

　関節リウマチ・膠原病は、厚生労働省特定疾患調査研究分野・難治性疾患克服研究事業対象疾患にも指定される難病が含まれる疾患群である。

　本疾患群は疾患概念により様々に分類され、結合組織疾患、自己免疫性疾患、リウマチ性疾患や一般的には病理学的分類である"膠原病(Klemperer、1942)"と呼ばれることが多い（図1）。また、緩解と増悪を繰り返す慢性・炎症性疾患であり、自然経過中に軽快する多臓器障害性疾患とも言われ、病因としては免疫異常説・遺伝説・感染説が考えられている。

　広義の自己免疫疾患は、臓器特異的自己免疫疾患と全身性自己免疫疾患に分類されるが、膠原病は特に全身性自己免疫疾患に属し、疾患感受性遺伝子と関係する。これらの患者群には、古典的膠原病に類縁疾患を加え、おおよそ関節リウマチ（Rheumatoid Arthritis：RA）、全身性エリテマトーデス（Systemic Lupus Erythematosus：SLE）、全身性硬化症（強皮症／Systemic Sclerosis：SSc）、多発性筋炎（Polymyositis：PM）、皮膚筋炎（Dermatomyositis：DM）、結節性多発動脈炎（Polyarteritis nodosa：PAN）、混合性結合組織病（Mixed Connective Tissue Disease：MCTD）、シェーグレン症候群（Sjögren Syndrome：SjS）等が含まれ、こうした膠原病患者の国内の疫学調査では、RAが最も多くて60万人、SLEが4万人、SSC・PM／DMが1万人超、PANが5000人、MCTDが8000人、SjSが10万人を超えるとも言われる。それぞれ好発年齢には差異があるが、ほとんどの膠原病において女性患者の比率が高くなっている（図2）。

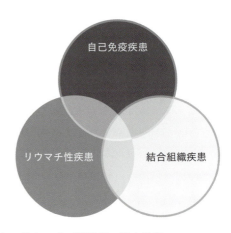

図1　リウマチ・膠原病の臨床分類

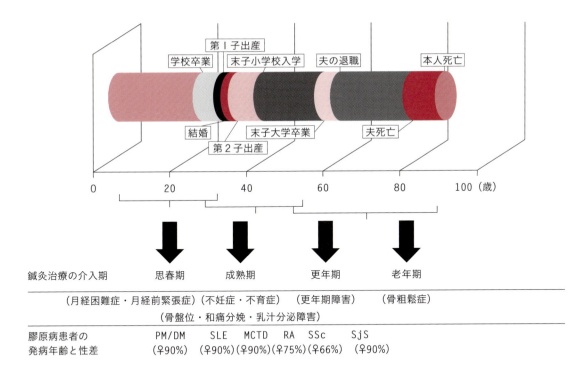

図2　女性のライフステージと鍼灸治療の介入期および膠原病

症状・現代医学的治療

> **Point**
> 1. ほとんどの膠原病が関節症状から始まる。
> 2. 鍼がかかわれるのは、関節リウマチの関節炎、レイノー現象の循環障害、シェーグレン症候群の乾燥である。
> 3. 関節リウマチとその他の関節炎の鑑別には疼痛部位と期間、発熱、家族歴を重視する。

　膠原病の患者群が有する臨床症状は**図3**の通りである。これらに対して、鍼灸治療の有効性を示唆する研究報告は多い。

　リウマチ性疾患はまず初発は関節症状から起こる。SLEなどそれ以外の膠原病の患者でも最初は関節が痛むことが多いが、徐々に症状は疾患ごとに異なっていく。しかし、膠原病の疾患それぞれを鑑別するのは難しいので、医療機関に精査を依頼する。

　また、膠原病と他の類似疾患との鑑別に注意を払う必要がある。RAでは変形性関節症との鑑別が必要である。比較的好発年齢も似ているため、どの関節が痛いかをまず確認する。その際、遠位指節間関節に痛みがあれば、変形性関節症、近位指節間関節、中手指節間関節に痛みがあれば、RAを疑う。微熱が続いていれば、RA、さらに問診にて、家族歴も確認する。その他、ベーチェット病（皮膚症状）、痛風（痛みの部位、尿酸値）、ウイルス性の反応性関節炎（感染の有無の確認）などとの鑑別は、疾患の特徴を把握して、問診などで判断するが、こちらについても必要に応じて医療機関にて精査を依頼する。

図3 RA・膠原病患者の臨床症状

1. **全身症状**
   発熱、体重減少、全身倦怠感、無気力、リンパ節腫脹、等
2. **関節・筋症状**
   関節痛、関節腫脹、朝のこわばり、筋肉痛、筋力低下、等
3. **皮膚・粘膜症状**
   レイノー現象、皮膚硬化、潰瘍、紅斑、結節、浮腫、色素沈着、粘膜糜爛、脱毛、等
4. **その他の症状**
   眼球乾燥、羞明、口腔乾燥、鼻乾燥、鼻汁・鼻出血、視力障害、等
5. **検査異常**
   白血球減少、高γ-グロブリン血症、RA因子、抗核抗体、等

図4 RAの分類基準（診断基準）

1カ所以上の関節に腫脹（エコーやMRIによる関節炎の証明を含む）がある。
↓
その関節炎を説明する他の疾患がない。
↓
単純X線検査にて骨びらんが存在しない。
↓

関節病変	
中・大関節に1個以下の腫脹または疼痛関節あり	0点
中・大関節に2-10個の腫脹または疼痛関節あり	1点
小関節に1-3個の腫脹または疼痛関節あり	2点
小関節に4-10個の腫脹または疼痛関節あり	3点
1個以上の小関節を含む10個以上に腫脹または疼痛関節あり	5点
血清学的検査	
RF、ACPAともに陰性	0点
RF、ACPAの少なくとも1つが陽性で低力価	2点
RF、ACPAの少なくとも1つが陽性で高力価	3点
滑膜炎持続期間	
6週未満	0点
6週以上	1点
炎症マーカー	
CRP、ESRともに正常	0点
CRP、ESRの少なくともどちらかが異常	1点

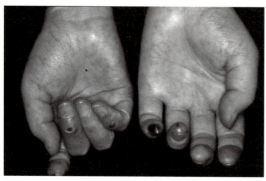

レイノー現象に伴う指尖部潰瘍形成

図5 膠原病患者のレイノー現象

なお、膠原病・リウマチ性疾患で鍼がかかわれるのは、RAの関節炎、レイノー現象の循環障害、SjSの乾燥と考えられる（鍼の効果のメカニズムである、疼痛緩和、循環障害の改善、体制自律神経反射と合致する）。そのため、ここではRA、レイノー現象、SjSを中心に解説する。

1. 関節リウマチ（RA）

RAは原因不明の全身性炎症性疾患であり、膠原病の中で最も頻度が高い疾患である（**図4**）。男女比では1：3～4で女性に多く、30～50歳代の女性に好発する。発症要因としては遺伝的素因と環境因子によるとする報告があり、遺伝的素因をもつ者に感染症などの後天的因子が生じると発症すると考えられている。また、発症要因の一つとして喫煙が報告されている。

主な症状は関節症状であり、初期は朝のこわばりを来したり、関節の腫脹、疼痛が症状として出現する。特に手関節や手指足趾の小関節の炎症を始まりとして自覚することが多い。徐々に進行すると、関節破壊、関節強直によりADLの低下を来すようになる。

関節外の症状としては、発熱、体重減少、全身倦怠感、間質性肺炎、貧血、皮下結節、リンパ節腫脹などさまざまな症状が出現する。また、破骨細胞が活性化し、骨粗鬆症の危険性も出現する。

治療としては西洋医学を中心に基礎療法、薬物療法、外科療法、リハビリテーションが検討され、薬物療法としてはDMARDs（疾患修飾性抗リウマチ薬）を中心に早期から積極的に行う。第一選択薬としてメトトレキサートを使用することが多いが、DMARDsで効果が不十分な場合、生物学的製剤（腫瘍壊死因子の阻害薬、インターロイキン6受容体抗体、T細胞刺激抑制薬など）の使用を検討する。このため早期にリウマチ専門医に紹介することを強く勧める。

2．レイノー現象（循環障害）

レイノー現象は寒冷刺激や精神的ストレスにより手指が一過性に白→紫→赤の三相に変化する現象であり（図5）、レイノー症候群はレイノー現象を主徴とする症候群である。原因の明らかでない原発性のもの（チェーンソーなどの振動や低温業務）と、膠原病、慢性動脈閉塞性疾患、血液疾患などに合併する二次性のものとに区別される。

病態としては、手指などの末梢動脈がれん縮を来すことにより虚血し、酸欠状態となり、冷感・チアノーゼを来すものと考えられている。レイノー現象は冷水に手をつけることで再現可能であるため、冷水負荷後のサーモグラフィー検査で確認することができる。原発性レイノー症候群では一般に阻血症状は軽微であり、臨床上問題になることはほとんどない。治療としては基本的には寒冷を避け、保温するのみで管理できることが多い。一方、二次性レイノー症候群は、ときに重症化して皮膚の潰瘍、壊死を形成することがある。治療は原疾患の治療、内服療法（プロスタグランジンI_2製剤など）が中心となる。重症例では注射療法、交感神経節ブロックが行われることもある。

3．シェーグレン症候群（SjS）

SjSは、涙腺、唾液腺にリンパ球が浸潤し、慢性的に炎症を起こすことにより外分泌機能低下を来し、眼や口腔内に乾燥症状を引き起こすことを特徴とする自己免疫疾患である。腺外症状として、関節炎、レイノー現象、環状紅斑、リンパ節腫脹、慢性甲状腺炎、間質性肺炎、遠位尿細管性アシドーシスなどがある。

男女比は1:10ほどで女性に多く、30〜50歳代の女性に好発する。

また、他の膠原病に合併しない原発性SjSと、膠原病に合併する続発性SjSに分類される。続発性SjSが合併する膠原病としては、RA、SLE、SSc、MCTDなどが多い。

検査として、血清検査では抗SS-A抗体、抗SS-B抗体といった自己抗体が特異的に検出される。他には、唾液分泌量検査（サクソンテスト、ガムテスト）、眼科検査（シルマー試験、ローズベンガル試験）、唾液腺造影検査、唾液腺生検（口唇腺生検）といった検査で異常が確認されることにより、確定診断となる（図6）。治療の基本は対症療法が中心であり、眼の乾燥症状に対しては、人工涙液の点眼療法を行う。口腔内乾燥症状に対

---

1. **生検病理組織検査で次のいずれかの陽性所見を認めること**
   A．口唇腺組織で4mm²あたり1focus（導管周囲に50個以上のリンパ球浸潤）以上
   B．涙腺組織で4mm²あたり1focus（導管周囲に50個以上のリンパ球浸潤）以上
2. **口腔検査で次のいずれかの陽性所見を認めること**
   A．唾液腺造影でStageⅠ（直径1mm未満の小点状陰影）以上の異常所見
   B．唾液分泌量低下（ガム試験にて10分間で10mm以下またはサクソン試験にて2分間で2g以下）があり、かつ唾液腺シンチグラフィーにて機能低下の所見
3. **眼科検査で次のいずれかの陽性所見を認めること**
   A．シルマー試験で5分間に5mm以下で、かつローズベンガル試験で3以上
   B．シルマー試験で5分間に5mm以下で、かつ蛍光色素試験で陽性
4. **血清検査で次のいずれかの陽性所見を認めること**
   A．抗Ro/SS-A抗体陽性
   B．抗La/SS-B抗体陽性

上記の4項目のうち、いずれか2項目以上満たせばシェーグレン症候群と診断する（厚生省、1999年改訂）

図6　SjS診断基準（1999年）

しては、人口唾液の口腔内噴霧療法、セビメリン塩酸塩水和物の内服、適度な水分摂取などを行う。腺外症状がある場合に対しては、症状の程度に応じてステロイド療法や免疫抑制薬の投与を行う場合がある。

4．その他の膠原病

1）全身性エリテマトーデス（SLE）

SLEは多様な自己抗体が産生され、寛解と増悪を繰り返し、全身の諸臓器を侵す膠原病の代表疾患である。蝶形紅斑、円板状紅斑、光線過敏、口腔内潰瘍などの皮膚症状、関節炎、腎病変、精神・神経症状、漿膜炎（心膜炎、胸膜炎）、血球減少、免疫学的異常、抗核抗体陽性が特徴的である。10～30歳代の女性に好発する。治療はステロイド内服療法が基本である。

2）全身性硬化症（SSc）

SScは全身の結合組織病であり、皮膚をはじめとして、肺、消化管、心臓、腎臓および血管などに硬化性病変を来し、多彩な臨床症状を呈する。30～50歳代の女性に好発する。治療としては確立されたものはなく、日常生活指導と障害された臓器に対してそれぞれ薬物療法を行う。

3）多発性筋炎/皮膚筋炎（PM/DM）

PM/DMは、横紋筋を障害する炎症性疾患であり、四肢近位筋の筋力低下が特徴的である。DMでは、眼瞼部の紫紅色浮腫性紅斑（ヘリオトロープ疹）、手指関節背面の角質増殖や皮膚萎縮を伴う紫紅色紅斑（ゴットロン徴候）、四肢伸側の紅斑などが皮膚症状としてみられる。その他に筋症状以外の随伴症状として、発熱、倦怠感、関節症状、レイノー現象、間質性肺炎などを呈することがある。また、PM/DMともに悪性腫瘍の合併が起こることがあり、胃癌、大腸癌などが多くみられる。

治療はステロイド療法が基本である。

4）混合性結合組織病（MCTD）

MCTDは、SLE、SSc、PM/DMの臨床症状が混在し、抗U1-RNP抗体が高値となる疾患である。レイノー現象、手指・手背の腫脹などが多くみられるが、重要な予後不良因子としては肺高血圧症があり、死因として最も多い。

治療の中心はステロイド療法であるが、肺高血圧症合併例に対しては、プロスタグランジンI_2、エンドセリン受容体拮抗薬、ホスホジエステラーゼ5阻害薬の投与も合わせて行う。

鍼灸治療・生活指導

Point

1. 関節痛や筋・骨格系の体性神経症状に対しては、置鍼か低周波鍼通電療法を行う。
2. 不定愁訴や随伴する自律神経症状に対しては、臓腑・経絡経穴理論をベースに、肝兪、脾兪、胃兪、腎兪などの経穴を用いる。
3. 炎症症状が強いときはオーバードーゼに注意。乾燥症状には日常生活のアドバイスも重要となる。

1．鍼治療

1）RAの鍼治療

筆者らの鍼治療方針は、下記の大きく2通りに分けられる。

①主訴である関節痛や筋・骨格系の体性神経症状に対して、現代医学的な解剖生理学に基づき、関節・筋・靭帯・神経・血管を対象に鍼治療を行う。

②患者の不定愁訴や随伴する自律神経症状に対して、東洋医学的な臓腑・経絡経穴理論を加味し、

その関連から経絡・経穴を選択。患者の体力・体調を考慮しながら、鍼治療を行う。

①については、たとえば手関節痛および腫脹や熱感とこわばり感を訴えた場合、手関節部（陽池）と手三里あるいは外関を選び、置鍼か低周波鍼通電療法を行う。その際、手関節部の刺激と手関節背屈筋群の筋収縮を確認して、通常1Hzで10～15分間、痛みのない程度の刺激で鍼通電療法を施行する。鍼は寸3-1番鍼か寸6-2番鍼を用いる。

②については、筆者らの恩師でもある芹沢勝助先生の『東洋医学研究集成Ⅳ』（医歯薬出版、1979）の「慢性関節リウマチに対する鍼灸治験（1）（2）・慢性関節リウマチに対する灸療法」が参考になる。同書では、肝兪、脾兪、胃兪、腎兪、鳩尾、中脘、天枢、大巨、三里、三陰交に対して、寸3-2番、3番鍼を用いた置鍼術が紹介されている。また、腫脹・痛みのある関節には散鍼を行うと書かれている。

多くの患者は、冷え、食欲不振、便秘、易疲労性、不眠、情緒不安などの不定愁訴が改善し、一般状態が良くなるとともに、RAの固有症状も改善の方向をたどったという。図7にRA治療に対する鍼治療のコツをまとめた。

なおRA患者に対する鍼治療効果の機序には次のことが考えられる。①関節痛および周辺部の軟

①まずは、疼痛管理が最優先
②加齢や罹病期間延長により、治療効果率が低下
③初診時、炎症所見が強いとドーゼオーバーは厳禁
④関節症状に加え、他の症状にアプローチすると効果率アップ
⑤歩行と身の回り動作、社会生活への参加がQOL向上に重要
⑥経過中で炎症所見がある場合、微細な刺激でも効果が期待
⑦関節リウマチ患者は、骨粗鬆症を合併しやすい
⑧薬物療法（生物学的製剤）による呼吸器症状は、要注意。また、感染症（易感染性）が問題
⑨専門医との関連を密に！

図7　RA患者の鍼治療のコツ

部組織の疼痛緩和には、鍼鎮痛機序や循環動態の改善効果が活用される。②患者群の炎症反応、Stage、Class等の重症度や罹病期間が治療効果を左右する。③鍼治療にはサイトカインを抑制し、関節障害を予防する抗炎症作用の可能性がある。

2）レイノー現象への鍼治療

筆者らの膠原病患者のレイノー現象に対する鍼治療方法は、罹患指を中心として各中手骨間部（第2-第3中手骨間、第3-第4中手骨間、第4-第5中手骨間）と手三里への寸3-1番鍼および寸6-2番鍼を用いた置鍼術または1Hzの鍼通電療法を10分～15分間行う（図8）。予備穴として、合谷・

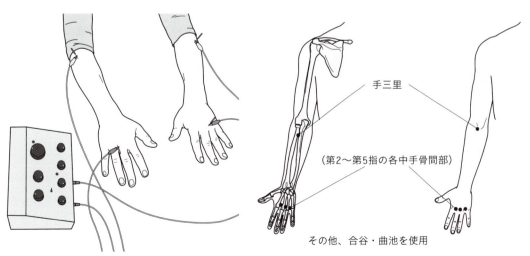

図8　レイノー現象に対する鍼治療方法

曲池への置鍼術や鍼通電療法を行い、さらに必要に応じて他愁訴への全身的な鍼治療を併療する。これらの方法を用い、筆者らはRA・膠原病患者群のレイノー現象に対する鍼治療効果を、末梢循環・精神性発汗といった自律神経機能を指標として検討した結果、末梢血流の増加や皮膚温度上昇等の良好な結果を得ている。図9に膠原病患者のレイノー現象に対する鍼治療のコツをまとめた。

膠原病患者のレイノー現象に対する鍼治療効果には、①鍼局所の知覚神経を介した反応（軸索反射）、②脊髄分節における疼痛抑制、③上脊髄性の高位中枢への関与等が考えられるが、特に筆者らは鍼刺激の有する自律神経の正常化作用（おそらく末梢交感神経機能の抑制）がその作用機序と考えている。

3）SjSの乾燥に対する鍼治療

筆者らのSjS患者のDry mouth・Dry eyeに対する鍼治療方法は、顔面部の経穴である手の少陽三

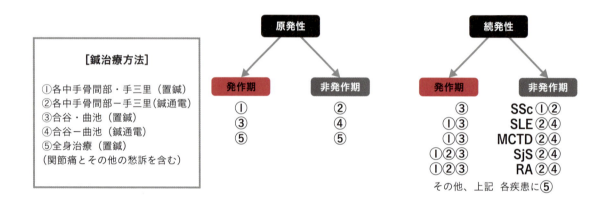

図9　膠原病患者のレイノー現象に対する鍼治療のコツ

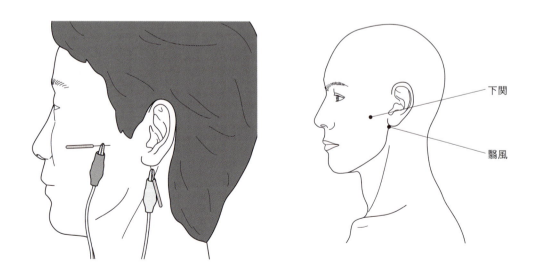

鍼治療方法：ステンレス鍼（鍼長40mm/直径0.16mm）と低周波刺激装置（D-601／ITO-Cho社）を用い、顔面部・左右側の翳風・下関に1Hz、または30Hzにて10〜15分間の低周波鍼通電療法を行う

図10　SjS患者の乾燥症状に対する鍼治療

焦経の翳風（深層を顔面神経管が走行）と足の陽明胃経の下関（深部に耳下腺が存在し、三叉神経第3枝の運動枝支配である咀嚼筋が位置）を結び、左右側それぞれに周波数1Hzまたは、30Hz（高頻度刺激）の鍼通電療法を10分～15分間行う（図10）。

この鍼通電療法（30Hz）の刺激方法は、顔面部への電気刺激の高頻度刺激が唾液腺血流と唾液腺分泌の増加反応をよりもたらすことが報告されていることから、筆者らの臨床に活用している方法である。

その他、刺激部位の選択には適宜、顔面部の攅竹、瞳子髎、頬車、大迎に加え、四肢の合谷・足三里を用いている。

SjS患者の顔面部鍼通電療法の効果は、三叉神経－顔面神経－舌咽神経反射（体性－副交感神経反射）が作用機序として考えられ、患者群の顔面部への鍼刺激頻度は特に30Hzで外分泌腺機能を活性化し、併せてその乾燥自覚症状改善にも影響する可能性が示唆された。

2．灸治療

前述した『東洋医学研究集成Ⅳ』では、灸は湿疹、口内炎を予防する効果があると書かれている。

また、灸により湿疹、口内炎の治療効果があがった症例は、関節症状についても改善される例が多く、湿疹、口内炎をもったRA患者の圧痛、硬結は下背部および上腹部に現れやすく、灸によって有意に減少させることができる、としている。

治療としては、大椎への灸が紹介されている。

3．生活指導

SjSでは、治療に加え、日常生活における乾燥対策（口腔乾燥には常温水・冷水の飲水を薦め、口呼吸でなく鼻呼吸を、また外出や夜間時のマスクの励行、さらに耳下腺マッサージ等）を指導することで、少しでも患者のQOL低下を防ぐ手立てとしている。

まとめ

本疾患群の特徴である関節・筋症状やレイノー現象、乾燥症状のそれぞれの病態に照らし合わせて鍼治療効果の作用機序を検討すると、①鍼鎮痛

■症例1
　32歳、女性
[主訴]
　RAによる多関節痛。
[現病歴]
　199X年3月、両手関節痛、左肘関節痛、右肩関節痛、左足関節痛が出現。本院を受診して、関節リウマチ（stageⅡ、Class2）と診断され、薬物療法（MTX2.5mg、PSL4mg、Nsaids、VB、消化器用剤）にて改善傾向を認めた。その後、自己判断で半年前から服薬中止していた。199X+4年5月、多関節痛および朝のこわばりが再発したため、当科鍼灸外来を受診し、鍼治療開始となった。
[既往歴]
　特記すべきことなし。

[家族歴]
　祖母：RA
[治療]
　両手関節痛、左肘関節痛、右肩関節痛、左足関節痛の寛解を目的に、曲池、少海、手三里、陽池、解谿、肩髃に寸3－1番にて15分間の置鍼を行った。なお、鍼治療経過をACRコアセットの項目とAIMS-2を指標に経過観察した。
[経過]
　初診時より6カ月経過時には、圧痛関節数2/68、腫脹関節数16/68、関節疼痛VAS：1.6mmと低下し、併せてESR：51mm/hrs、CRP：2.7とやや炎症所見の低下も認められた。その後1年が経過し、圧痛関節数2/68、腫脹関節数9/66、関節疼痛VAS：0.6mmと低下し、併せてESR：37mm/hrs、CRP：3.97と著しく改善を認めた。

■ 症例2

70歳、女性

[主訴]

口腔乾燥、多関節痛

[愁訴]

頚肩こり

[現病歴]

10年ほど前から口腔乾燥、眼乾燥、全身倦怠感を自覚したため、某大学病院を受診し、精査の結果、SjSと診断された。200X年8月、関節腫脹、レイノー現象、光線過敏を認め、本学リウマチ膠原病科受診。精査加療目的にて入院し、RA+SjSと診断され、薬物療法にて関節症状およびレイノー現象は改善傾向を認めた。

200X+2年6月、口腔乾燥、眼乾燥の憎悪および頚肩こりの改善を目的に当科を受診し、鍼治療開始となった。画像検査は手指関節X-P所見上stageⅡ、また唾液腺造影にて耳下腺障害あり。朝のこわばり(1.5時間)、手指・手首・膝関節痛あり(腫脹、熱感、ROM制限あり)。C4・C5棘突起に圧痛がある。僧帽筋、板状筋、肩甲挙筋、上肢神経学的所見は異常なし。

[治療]

口腔乾燥、眼乾燥の緩和、手指と手首関節痛の寛解および頚肩部筋の緊張緩和を目的に寸3-1番鍼を用い、手三里、陽池、肩井、風池の置鍼を行い、また翳風―下関への低周波鍼通電療法を1Hz-10分間行った。

[経過観察]

初診時帰宅後、関節部鈍痛と全身倦怠感を自覚したが、翌日には症状が軽快し、口腔乾燥、眼球乾燥の自覚症状も改善を認め、定期的な専門医との連携を行いながら1週1回の鍼治療を継続した。その結果、頚肩こりを時々訴えるものの、全身状態や関節症状および乾燥症状も軽減した。

(鍼麻酔)効果や②末梢循環改善、③自律神経反射、さらに④抗炎症作用のそれぞれの機序が考察される。このように、膠原病患者の臨床症状に対する鍼灸研究成果は、この数年で目覚しく飛躍している。しかし、疾患の本態であるヒトの自己免疫異常に対する研究論文は極めて乏しく、今後の発展が望まれる。

数少ない論文の中でも注目したいものは、鍼治療の抗炎症作用についてZijistra(2003)がSubstance PやCGRP等の神経ペプチドがβエンドルフィンとお互いに干渉しながらバランスを保ち、TNFαやINFに影響を与える可能性を示唆した論文である。また、Helene(2001)らの研究では鍼効果の作用機序として結合組織を介して中枢へシグナルを与える可能性を示唆している。しかしながら、前述したように疾患の本態であるヒトの自己免疫異常に対する鍼研究論文はいまだ極めて乏しい。今後、本領域の鍼灸治療はその研究方法を再検討し、臨床症状の改善のみならず、ヒト免疫系に及ぼす影響を観察することにより、臨床現場における有効性の高い治療手段として選択されることであろう。

参考文献

1) 藤尾圭志. 検査・診断早期診断と鑑別診断のポイント. Nippon Rinsho2013;71(7):1172-1177
2) 岩本光弘, 他. 慢性関節リウマチ患者の鍼灸マッサージに対する意識調査. 日温気物医誌（会議録）, 1992
3) Hiroshi Kajiyama.,et al. One third of Japanese patients with rheumatoid arthritis use complementary and alternative medicine. Mod Rheumatol2006;16:355-359
4) Daichi Kasuya, Tetsuji Sawada, et al. Multi-Center Randomized Controlled Trial of Acupuncture and Moxibustion for Rheumatoid Arthritis. JJpn Soc Balneol Climatol Phys Med2005;68:193-202
5) 芹澤勝助, 他. 東洋医学研究集成Ⅳ 慢性関節リウマチに対する鍼灸治療（1）. 医歯薬出版, 1979. p.77-92
6) David J, Townsend S, et al. The effect of acupuncture on patients with rheumatoid arthritis:a randomized, placebo-controlled cross-over study. Rheumatology1999;38(9):864-869
7) Casimiro L. Acupunctureand electroacupuncture for the treatment of rheumatoid arthritis.Cochrane Database Syst Rev. 2002
8) Zijlstra FK, BergdeLange L, et al. Anti-inflammatory actions of acupuncture. Mediators of Inflammation2003;12(2):59-69
9) Zan-Bar T, Aron A, et al. Acupuncture herapy for rheumatoid arthritis. Journal of Rheumatology2004;7:207-214
10) 小俣浩, 山口智, 大野修嗣, 他. 自律神経機能を指標とした膠原病患者の鍼治療効果について. BIOMEDICAL THREMOLOGY1995;14(3):223-227
11) Maeda M, Kachi H, Ichihshi N, et al. The effect of electrical acupuncture-stimulation therapy using thermography and plasma endothelin(ET-1)level in patients with progressive systemic sclerosis (PSS). J Dermatological Science1998;17(2):151-55
12) Appiah R, Hiller S, Caspary L, et al. Treatment of primary Raynaud's syndrome with traditional Chinese acupuncture. Journal of Internal Medicine1997;241(2):119-24
13) Hahn M, Steins A, Mohrle M, et al. Is there a vasospasmolytic effect of acupuncture in patients with secondary Raynaud's phenomenon? J Dtsch Dermatol Ges 2004;(2):758-762
14) 小俣浩, 山口智, 大野修嗣, 他. シェーグレン症候群患者の乾燥症状に対する鍼治療効果. 日温気誌2000;63(2):79-90
15) 和泉博之, 刈田啓史郎. ネコ顎下腺における反射性唾液分泌、血管拡張反応について. 自律神経1995;32:297-302
16) Takahashi H, Izumi H, Karita K. Parasympathetic Reflex Salivary Secretion in the Cat Parotid Gland. Jpn. J. Physiol1995;45:475-490
17) Lundberg JM, Anggard A, Fahrenkrug J. Complementary role of vasoactive intestinal polypeptide (VIP) and acetylcholine for cat submandibular gland blood flow and secretion. Acta Physiol Scand1981;113:317-327
18) Drummond PD. The mechanism of facial sweating and cutaneous vascular responses to painful stimulation of the eye. Brain1992;115:1417-1428
19) 小俣浩, 山口智, 田村直俊, 他. 顔面部自律神経機能へ及ぼす鍼通電刺激の影響. 自律神経2007;44(5):379-382
20) Helene ML, David LC, Marilyn JC. Mechanical signaling through connective tissue:a mechanism for the therapeutic effect of acupuncture. FASEB J2001;15:2275-2282

各論 Chapter 11

気管支喘息

筑波大学理療科教員養成施設　恒松隆太郎
さん くりにっく　内田義之

定義・原因・発生機序

Point

1. 現在、気管支喘息は「様々な炎症物質が関与する慢性の気道炎症により気流閉塞を起こす疾患」と定義されている。
2. 有症率は成人の6～10%で、近年上昇傾向にある。特に高齢者ではCOPDと合併して患者数は増加傾向にある。
3. 肥満細胞、好酸球、Tリンパ球、マクロファージ、好中球および上皮細胞の炎症により、気道の閉塞、あるいは気道が過敏となって生じる。

1．気管支喘息の始まり

　気管支喘息は発作性の呼気性呼吸困難が起き、それが治療により、もしくは自然に軽快する疾患とされている。

　この疾患は現代病のように認識されがちであるが、その概念は古くから存在する。気管支喘息を表す"asthma"という単語は紀元前、ギリシアのHomerの叙事詩Iliadで初めて登場する単語である。東洋医学的にも黄帝内経においてすでに「喘息」という言葉は使われている。また、わが国においても喘息の症状を現す「喘」という字に「あへぎ」という読みをあてたものは平安時代初期の「和名類聚抄」に既に見られている。これに対する治療法も古くから麻黄などの伝統薬が発作時に用いられたり、非発作時の体調管理が重視されてきた。

2．現代における気管支喘息の定義の変遷

　近世以降、科学的・医学的見地からの喘息研究が行われるようになり、20世紀になると迷走神経の緊張が原因とされる自律神経原因説やアレルギー説など、病態に関する探求も進んできた。このような歴史を踏まえ、気管支喘息の定義が現代医学的に定まってきたのは20世紀後半である。

1）現代医学的定義

　1962年の米国胸部疾患学会（ATS）による定義において気管支喘息は気道閉塞により呼吸困難を起こす可逆性の疾患としての認識に加えて、この反応が通常より起こりやすいといういわゆる「気道過敏性」の概念が加わった。

　図1のATSの定義はその後長く用いられることとなり、わが国においても1988年の文部省研究班まで大きく変わることはなかった。

　一方で1980年代に入ると、気管支喘息患者の気道の病理・組織学的研究の成果が注目されるよ

> 種々の刺激に対する気管、気管支の反応性亢進を特徴とし、自然あるいは治療によりその強さが変化する、広範な気道閉塞によって症状を表す疾患で、気管支炎、肺、心血管系疾患により類似の症状を起こすものは除く
> 　　　（AMERICAN THORACIC SOCIETY DIAGNOSTIC
> 　　　　　　STANDARDS COMITTEE.1962）
>
> 喘鳴を伴う発作性呼吸困難を反復する疾患。それは気道の過敏性亢進という特徴を有し、広範な気道の狭窄によって反復性の呼吸困難の症状を表す疾患で、その強さが自然に、または治療によって変化し、かつ、類似性を示す肺、心臓血管の疾患によらないもの
> 　　　　　　（文部省研究班　宮本昭正ら.1988）
>
> 以下の特徴を有する
> ①自然にまたは治療によって改善する気道閉塞（患者によっては完全に改善されない）
> ②気道の炎症
> ③種々の刺激に対する気道過敏性
> 　　　　　　（米国National Institutes of Health.1991）

図1　気管支喘息の定義

うになり、喘息の病態に対する好酸球や各種炎症由来の物質の関与が明らかになってきた。

1990年前後から、関係各機関がすべて気管支喘息の特徴に気道の炎症を挙げるようになった。1991年のNIHの定義は従来、気管支喘息という疾患に特有の症状を言い表していたに過ぎなかったものが、症状が起きている原因に踏み込んだものとして画期的であるとされた。そして気道の炎症の存在が関わっていることが明確化されたことはその後の治療方法に大きな変化をもたらすことになった。

2）現在の喘息の管理・治療の目標

日本アレルギー学会喘息ガイドライン専門部会による2012年版の「喘息予防・管理ガイドライン」では、「現在到達しうる管理・治療の目標は、気道炎症と気流制限を惹起する因子の回避・除去、そして薬物療法による炎症の抑制と気道拡張により、気道過敏性と気流制限を寛解することである」となっている。治癒ではなく症状を管理し、健常者と変わらない日常生活を送ることが可能となることを目標としている（表1）。

3．気管支喘息の疫学

1）有症率

様々な調査が行われているが、厚生労働省の2003年の保健福祉動向調査をはじめ、複数の調査でおおむね成人で6〜10％の有症率となっている。近年上昇傾向にある。

高齢者では、喘息患者数は増加している。また、高齢者では後述するCOPD（慢性閉塞性肺疾患）との合併がACOS（喘息COPDオーバーラップ症候群）として注目されている。

2）喘息死

我が国における喘息死はここ15年で、画期的に減少している。1990年代半ばに6〜7000人いた喘息死者は2000年代半ばには3000人を割り、半減し、さらに2010年には2000人前後まで減少している。有症率に大きな変化がない中でのこの減少は、気管支喘息のコントロールが成功していることを意味している（図2）。

表1　喘息治療の目標
　　（一般社団法人日本アレルギー学会喘息ガイドライン専門部会．喘息予防・管理ガイドライン2012．協和企画より引用）

1.	健常人と変わらない日常生活が送れること。正常な発育が保たれること
2.	正常に近い呼吸機能を維持すること。PEFの変動が予測値の20％未満。PEFが予測値の80％以上
3.	夜間や早朝の咳や呼吸困難がなく十分な夜間睡眠が可能なこと
4.	喘息発作が起こらないこと
5.	喘息死の回避
6.	治療薬による副作用がないこと
7.	非可逆的な気道リモデリングへの進展を防ぐこと

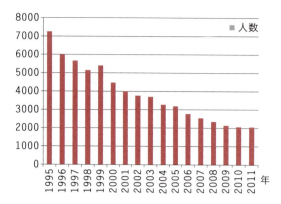

図2　わが国の喘息死者数の変遷
（厚生労働省人口動態統計をもとに作成）

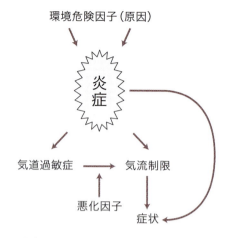

図3　喘息の定義の基礎となるメカニズム
（米国喘息教育・予防計画委員会．喘息の診断・管理 NIHガイドライン．医学書院，2006より改変）

4．病態と生理

1）気管支喘息のメカニズム

　気管支喘息は様々な炎症物質が関与する慢性の気道炎症により気流閉塞を起こす疾患であるとされている。「喘息診断・管理 NIHガイドライン」によれば、現在の代表的な定義は以下のようになる。

　喘息は多数の細胞や細胞成分、特に肥満細胞、好酸球、Tリンパ球、マクロファージ、好中球および上皮細胞が関与した気道の慢性炎症である。喘息患者では、この炎症によって喘鳴、息切れ、胸部圧迫感、咳といった症状が特に夜間や早朝にくり返し起こる。こういった症状は全体に及び、さまざまな程度の気流閉塞を伴っており、多くの場合、自然にあるいは治療によって回復する。炎症はまた、それ自体の悪化に伴って種々の刺激に対する気道反応性を亢進させる（図3）。

2）気流制限の起きる機序

①気道平滑筋の収縮

　アトピー型喘息患者がアレルゲンに曝露されたときなどに起きる急性の気管支収縮は肥満細胞からのヒスタミン・プロスタグランジン・ロイコトリエン等の平滑筋収縮メディエータが放出されて起きる。この反応は即時型喘息反応：IAR（immediate asthmatic response）と呼ばれる。アレルゲン以外の外因として寒冷曝露・煙・化学物質・気象変化など、また運動や心理的ストレスなどの内因によっても引き起こされる。これらは炎症細胞からの平滑筋収縮メディエータの遊離を促したり、迷走神経や軸索反射を惹起することによりアセチルコリンや神経ペプチドを遊離して気道平滑筋を収縮させる。この反応がいわゆる喘息発作といわれるものと考えて良い。

②気道壁の腫張

　炎症細胞から放出されるロイコトリエン・ブラジキニン・トロンボキサンA_2・PG・ヒスタミン・PAF等の化学物質が気道の血管透過性を亢進させ、血管漏出促進から気道壁の腫脹が起きる。腫脹により気道の狭小化が起き、気流が制限される。

③気道分泌亢進

　様々な刺激により気道炎症が高まると粘液分泌が亢進する。分泌された粘液によっても気道が物理的に狭小化され気流制限が起きる。喘息死患者の病理所見では細気道が粘液分泌による粘液栓で塞がれていることが確認されている。

④気道壁のリモデリング

　気道における炎症の慢性化により、気道粘膜への線維沈着・平滑筋肥厚、粘膜下腺過形成が起きる。これにより半ば永続的な気道壁の肥厚が起き、不可逆的な気流制限が起きる。

症状・検査

> **Point**
> 1. 症状には呼吸困難、発作性の咳嗽などが挙げられる。
> 2. 類似疾患にはCOPDがある。喫煙歴やアレルギーの有無などでおおよそ鑑別できる。
> 3. 喘息患者はピークフロー（PEF）の日内変動が大きい。ピークフローの測定や症状の可逆性の評価などが検査として実施される。

1．症状

　症状としては、呼吸困難、胸部の圧迫感、発作性の咳嗽と喘鳴が挙げられる。こういった症状の反復に加え、アレルギーの有無、可逆性の気道制限、ピークフロー（PEF）の日内変動などを考慮して、診断が下される。

　気管支喘息に特有な症状として、気道閉塞と並んで挙げられるのが気道過敏性である。これは気道への様々な刺激に対して、それが健常者なら反応しないごく弱いレベルから反応し、気道閉塞を引き起こすことを言う。いわば気道閉塞の起こりやすさを表す言葉である。これはアレルギー症状のような特定物質に対する反応も含まれるが、それ以外の非特異的刺激、例えば寒冷刺激や線香・煙草の煙に反応しても起こりうる。これは気道炎症の強さと相関する。

　類似疾患の代表例としてはCOPD（慢性閉鎖性肺疾患）がある。前述したように気管支喘息とCOPDを合併している高齢者も見られるが、COPDの90％以上が喫煙を原因としており、喫煙歴が鑑別のポイントとなる。またCOPDは一年を通して常に息苦しく、気管支喘息は気道過敏性により、楽になったり、苦しくなったり症状の変化を伴う。気道過敏性は非特異的なものでも起こるのが特徴で、運動や寒冷刺激等でも増悪する。

　最終的には問診のみでは確定できないため、専門医の受診を勧めるべきである。

　なお、気管支喘息の病歴が長くなると息苦しさに慣れてしまい、悪くなっているという実感のないまま、悪化していく。すなわち、高齢者にそのような傾向が高くなる。そのため自覚症状だけを病態の判断基準にしないように気を付け、常にピークフローのモニタリングを行う。

2．検査

　問診だけでは、鑑別できないため、以下のような検査が一般に行われる。なお、喘息患者の多くにアトピーがあり、アレルゲンは増悪因子となっている。

1）アレルギー検査

　喘息患者は感受性を示すアレルゲンを吸入することで気道炎症・症状の悪化が見られる。このためアレルゲンのチェックのみならず、その感受性の強さを知り、これを遠ざけることで、症状の悪化を未然に防ぐことが出来る。

2）気道炎症の所見

　喀痰中の好酸球比率の増加や気道上皮が剥離したクレオラ体は気道炎症の存在を示唆する。また、呼気中の一酸化窒素（NO）濃度上昇は気道における好酸球性炎症の症状を反映する指標となる。

3）呼吸機能検査（スパイロメトリー）

　呼吸機能検査は気流制限を評価できる基本的な手段である。最大吸入から最大努力で呼出した最大呼出量（FVC）と最初の1秒間で呼出した量（FEV_1）を測定する。この比率が1秒率（$FEV_1\%$）と呼ばれ、気管支喘息の場合、70％以下で閉塞性換気障害と言われる。ただし喘息症状のない時期には正常値を示す場合も多く、注意が必要である。

4）症状の可逆性の評価

　症状出現時には、医療機関では可逆性の評価を行う。気管支拡張剤を吸入した前後で1秒量を測

定し、一定量の改善が見られる場合には気道の可逆性のある閉塞状態と判定する。

5）ピークフロー（PEF）測定

ピークフローは努力呼出時の最大呼気流量を言う。一般にはL/secで表す。これはFEV$_1$とよく相関し、測定が比較的簡易に行えるため、日常的に喘息を把握する指標として自己管理に有用である。一般的にはピークフローメータを使用し、一日複数回（朝と午後が多い）決まった時間に測定し、記録する。特に症状が不安定で気道過敏性が高まっている患者はこの値の変動が大きい。

6）気道過敏性検査

気道過敏性の有無は気管支喘息の確定診断を行う上できわめて重要な要素となる。これを判断するには気道を収縮させる物質を用いて実際に気道の反応が過敏になっているかを確認する検査が必要となる。具体的には気道収縮物質であるメサコリンやアセチルコリン、ヒスタミン等を低用量から吸入し、徐々に増量していく。この各段階での気道の状態をFEV$_1$等で測定し、コントロールの値から20％低下した時点の値を閾値とするような方法がとられる。

きわめて厳密に気道過敏性の有無やその程度を測定できるが、設備面の問題や患者に与える負荷が大きくあまり普及はしていない。

現代医学的治療法

Point
1. 喘息患者の治療目的は治癒ではなく、コントロールとなっている。
2. 増悪因子を把握して、ピークフローのモニタリングを行い、発作を予防する。
3. 薬物療法では吸入ステロイド剤が中心となる。

1．長期管理と発作治療

医学的に気管支喘息に対処する場合、疾患を治癒させるということではなく、管理することを第一に考えた「コントロール」という概念が用いられる。これは喘息発作を起こさないための長期管理と、発作時が起きてしまったときの発作対処の2つからなる。力を入れるべきは喘息を評価し、適切な管理を行うことで発作を未然に防ぐ努力である（表2）。

2．日常の管理（ピークフローのモニタリング）

気道過敏性を直接測定するのは気道過敏性検査を行う必要があるが、日常的な気道の状態の変化を捉えることは、ピークフローのモニタリングで行われる。気道過敏性が高まると気道の状態も変化するが、これは努力肺活量における1秒量（FEV$_1$）の変化として捉えられる。しかしFEV$_1$の測定は肺機能計が必要となり、患者が毎日モニタリングすることは現実的とは言えない。そこでこのFEV$_1$とよく相関するピークフロー（PEF）の値で代用する。PEFは簡易なピークフローメータで測定でき、患者への負担も少ない（図4）。

これを気道が比較的収縮している早朝と午後〜夕方など1日の内で複数回測定し、その変動幅や最大値との比較で評価する。

気管支喘息の症状が慢性化すると、患者は自覚症状としての息苦しさを感じにくくなる。このため症状が悪化した場合の対処が遅れることが起こりうる。このような場合もPEFの変動は気道の状態を鋭敏に反映するため、発作予防の処置をとることができる。

3．薬物療法

気管支喘息の病態が気道の炎症であることが明らかになり、治療法もこの炎症を抑える抗炎症薬を戦略的に使用するガイドライン治療が行われるようになったのは1990年以降である。

わが国においても、喘息治療に抗炎症作用のある吸入ステロイドが普及するに従い、喘息死は劇的に減少し、1990年代に7000人を超えていたものが2010年には2000人余りと1/3以下になっている。抗炎症薬には主に吸入薬が用いられるが、内服薬も併用されることが多い。

1）吸入ステロイド剤

気道炎症が気管支喘息の主な病態となると、治療法は抗炎症治療が主になる。しかも炎症を起こしている部位が気道に限定されているため、副作用のある内服ではなく、気道に直接作用する吸入薬が専ら用いられるようになった。

2）内服ステロイド剤

通常効果を示す吸入ステロイド剤も吸入力が弱かったり、粘液に阻まれ気道病変部に到達しない

表2　未治療の臨床所見による喘息重症度の分類
（一般社団法人日本アレルギー学会喘息ガイドライン専門部会．喘息予防・管理ガイドライン2012．協和企画より引用）

重要度[*1]		軽症間欠型	軽症持続型	中等症持続型	重症持続型
喘息症状の特長	頻度	週1回未満	週1回以上だが毎日ではない	毎日	毎日
	強度	症状は軽度で短い	月1回以上、日常生活や睡眠が妨げられる	週1回以上、日常生活や睡眠が妨げられる 短時間作用性吸入β_2刺激薬頓用がほとんど毎日必要	日常生活に制限 治療下でもしばしば増悪
	夜間症状	月に2回未満	月に2回以上	週1回以上	しばしば
PEF FEV$_1$[*2]	%FEV$_1$、%PEF	80％以上	80％以上	60％以上80％未満	60％未満
	変動	20％未満	20〜30％	30％を超える	30％を超える

[*1]　いずれか1つが認められればその重要度と判断する。
[*2]　症状からの判断は重症例や長期罹患例で重傷度を過小評価する場合がある。呼吸機能は気道閉塞の程度を客観的に示し、その変動は気道過敏性と関連する。%FEV$_1$＝（FEV$_1$測定値/FEV$_1$予測値）×100、%PEF＝（PEF測定値/PEF予測値または自己最良値）×100

商品名	ミニライト（松吉医科器械）	アセス（フィリップスレスピロニクスチェスト）	パーソナルベスト（フィリップスレスピロニクスチェスト）	アズマプランプラス（宝通商）
測定範囲（ℓ/分）	小児　30〜400 成人　60〜880	小児　50〜390 成人　60〜810	小児　50〜390 成人　60〜810	小児　25〜300 成人　50〜800
イラスト	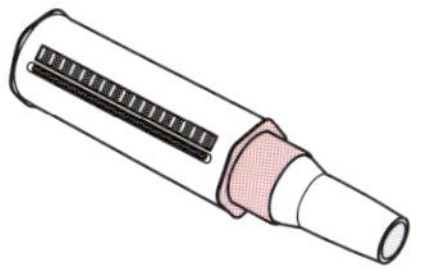	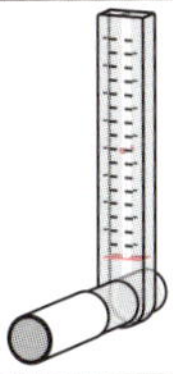	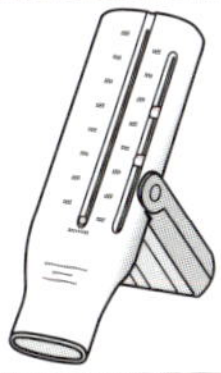	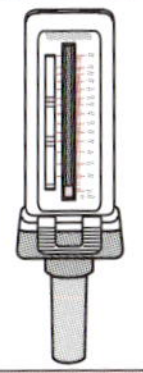
特徴	世界で最初に製品化されたPEFメータ	ゾーンクリップでゾーン管理システムが可能	収納ケース一体型で携帯性に優れる	可動式カラーゾーンを装備している

図4　主なピークフローメータの概要
（一般社団法人日本アレルギー学会喘息ガイドライン専門部会．喘息予防・管理ガイドライン2012．協和企画をもとに作成）

場合、到達してもリモデリングが起きていて効果的に作用しない場合などには効果が現れないことがある。このような場合、内服薬の処方が考慮される。

3）ロイコトリエン受容体拮抗薬

気管支拡張作用と気道炎症抑制作用があり、吸入ステロイド剤と併用して使用することで効果を高める。

4）徐放性テオフィリン製剤

長時間作動性の気管支拡張作用や抗炎症作用、ステロイド感受性の回復作用があるとされる。

4．発作時のコントロール

主にβ刺激剤等の気管支拡張剤の吸入薬が用いられる。重症時（医療機関へ搬送された場合）には気管支拡張剤やステロイド剤の点滴が行われ、気道確保の上、人工呼吸も行われる。

鍼灸治療法

Point
1. 気管支喘息に対する鍼灸治療に関して、有効例を評価した論文は少ない。
2. 症状に対する治療を行うが、ストレスの改善が、呼吸感覚のリセットにつながることもある。
3. 肩甲骨内縁部（特に菱形筋）への施術が患者の息苦しさを緩和させる。

1．鍼治療

気管支喘息に対する鍼灸治療は様々なところで語られているが、他の鍼灸臨床研究と同様に、その施術効果を評価した論文は少ない。有効性があった例はさらに限定される。

基本方針としては、疾患の特徴を考え、症状に応じた施術法を行うが、ただ鍼施術で息苦しさの改善が見られることは多い。気管支喘息患者は症状が長期にわたると息苦しさを感じにくくなる。これは自覚症状による症状の変化を感じ取れないことにつながる。このような状態が続くと症状の悪化に気付かずいきなり重篤な発作に見舞われることも考えられる。このような場合、鍼施術により呼吸が楽な状態を経験することは重要である。普段の症状出現時との感覚の違いを感じることにより、呼吸感覚をいわばリセットするような効果を期待できる。

また、気管支喘息患者は慢性的に気道や胸郭周囲にストレスがかかった状態にある。これが頸肩背部の筋の痛みやこりにつながってくる。これらの症状を改善することで患者に対するストレスの軽減を図ることができる。

肩甲骨内縁部（特に菱形筋）への施術が患者の息苦しさを緩和させることがあるため、以下に説明を加える。

1）菱形筋への刺鍼

喘息患者の症状が増悪すると高頻度に肩甲骨内縁部に疼痛・こり感が出現する。この痛みのポイントを触診すると肩甲骨から内上方に向かう筋線維に触れたとき、痛みが再現する。これは肩甲骨内縁から脊椎棘突起につながっている菱形筋（図5）の痛みと判断される（同部位にある僧帽筋下部線維の場合、筋繊維は内下方に向かうはずである）。経穴でいうと膏肓や魄戸にあたる。このポイントへの刺鍼は経験上、呼吸困難感や背部の痛み・不快感を軽快させる上で効果的である。

ここは施術の上で重要な部位となるが、胸郭上にあり、胸膜までの距離が比較的近い部位になるため常に気胸のリスクを意識する部位である。これを避けるためには常に正確な刺鍼手技を行う必

要があり、押し手から感じ取れる情報と実際の刺鍼時の反応とが合致しない場合は行うべきではない。また、予想される深度で肋骨に当たる感触がない場合は速やかに抜鍼し刺鍼し直すべきである。

2）菱形筋に対する具体的技法

基本通りの触診・押し手・刺鍼の順で行う。
①基本的に伏臥位で施術する。
②刺鍼と反対側に立ち、菱形筋の走行に対して直角に交わる位置から筋線維を触診する。
　この位置が触診をする上で最も敏感に筋をふれることができるためである。指を前後に触診すると筋張りが触れる。この時の圧痛が患者の訴える痛みと同質のものであればそこを刺鍼点とする。このとき必ず肋骨上に刺鍼点を置く（図6）。
③触診は指尖で行い、ポイントを決めたらそのまま押し手をつくる（図7）。押し手は菱形筋を捉え、更にその下の肋骨で固定される。
④そのまま鍼管を立て、切皮・刺入する（図8）。菱形筋は薄い筋であるが、圧痛点をとらえれば非常にはっきりとしたひびきを得られる。鍼尖はそのまま刺入しても押し手を動かさなければ肋骨に当たり停止する。
⑤鍼通電用のクリップをつなぎ、徐々にボリュームを上げる。菱形筋が反応した場合は通電にあわせて肩甲骨が内上方に引き挙げられる。これが通電時に内下方に動いた場合は菱形筋より浅層にある僧帽筋の下部線維が反応したことになり菱形筋への通電としては失敗ということになる。

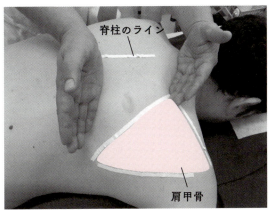

図5　菱形筋を探る

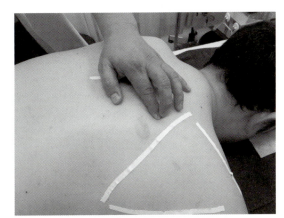

図6　菱形筋の触り方

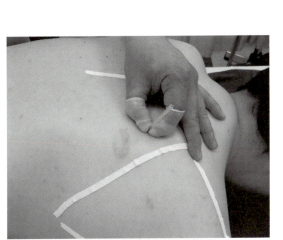

図7　菱形筋への押手

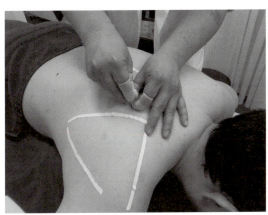

図8　菱形筋への刺鍼

2．灸治療

　煙が喘息発作を引き起こすことがあるため、煙を吸入することで、咳等の症状が出現するときは治療を中断する必要がある。特に棒灸や灸頭鍼などの煙が多く出る施術は注意しながら行うべきである。

手技療法・運動療法

> Point
> 1. 手技療法では鍼治療と同様に肩甲部と背部を重点的に行う。マッサージよりは指圧のほうが良い。
> 2. ストレッチなどを指導しても良いが、症状をコントロールすることに主眼を置く。

1．手技療法

　手技療法は肩甲部と背部を重点的に行う。その際、患者に息苦しさがなければ伏臥位で行うが、起座呼吸などがあれば、マッサージチェア等を使用し、伏臥位に近い座位での施術が無難である。

　治療の方法としては、肩こりなどの治療と同様の手技を行えば良いが、マッサージよりは、あまり身体を揺らさず、刺激がマイルドになる指圧が勧められる。肩甲部のこりを指圧で重点的、かつ短時間で行い、過剰な刺激にならないように気を付けると良い。

2．運動療法

　運動で誘発される運動誘発性喘息の患者に運動を勧めるわけにはいかないが、それ以外では少しでも運動することにより、呼吸筋のこりや筋肉疲労を軽減することが可能と考えられる。

　肩甲骨内縁部のこりの軽減が息苦しさを改善するため、こりが強いときはストレッチなどを行っても良いが、症状をコントロールすることのほうが肝要である。

■症例
75歳、女性、147cm、48kg
［初診日］
　8月27日
［主　訴］
　気管支喘息による息苦しさ
［診断名］
　気管支喘息
［職　業］
　主婦
［現病歴］
　30年来の気管支喘息患者である。風邪を引いたことがきっかけで発症した。当初は月数回程度の発作頻度であったが約10年前から、毎日予防薬（おそらくはエアロゾル式の吸入ステロイド薬）を吸入するようになり、それ以降発作は年数回程度になっていた。発作時は気管支拡張の吸入でおさまっていた。3年程前に、予防薬が変わって（パウダー吸引式のアドエア）から症状は増悪し、現在は週数回夜間に発作を起こしている。都内総合病院呼吸器内科に通院している。こちらで投薬や発作時の処置を受けているが症状は改善していない。日中も喘鳴は常にあり、長時間の歩行は困難である。
［薬　物］
　吸入薬：アドエア250（吸入ステロイドと長期作動性β_2刺激薬の合剤）2吸入／日（朝晩1回ずつ）

内服薬：ユニフィルLA200（気管支拡張薬）・ケタス（抗アレルギー剤）・ムコソルバン（去痰薬）・オノン（抗炎症薬、ロイコトリエン拮抗薬）

発作時（吸入薬）：メプチンエアー（β_2刺激、気管支拡張薬）

[主観的データ]

ここ3年程は週2〜3回、増悪時は毎日夜間に発作を起こす。発作時は睡眠不足となる。空気の温度変化や煙等の刺激で発作を誘発される。歩行によっても息苦しさが現れる。

喘息症状の増減と並行して頚肩背部のこり感が現れる。特に肩甲間部に強いこりが出現する。

[客観的データ]

肺機能検査は咳き込んでしまい不可。ピークフローも強く呼出できず、測定不可能。胸郭は樽状変形あり。呼気時ラ音聴取。筋の所見は肩甲間部の菱形筋、頚肩部の僧帽筋・板状筋・半棘筋に圧痛とストレッチ痛が見られる。

[治療]

発作予防は医学的処置を優先する。鍼施術は息苦しさの改善と頚肩背部の付随症状の改善を目的に行うこととする。伏臥位にて施術を実施。息苦しさの改善を目的に左右菱形筋（膏肓付近）、頚肩部の痛みとこりの改善を目的に左右僧帽筋（肩井）、板状筋（風池）、僧帽筋・半棘筋（天柱）を目的に、周波数2Hzの低周波鍼通電療法を15分間行った。その結果、施術後、息苦しさと頚肩部のこりは著明に改善した。

[経過]

9月3日：第2診

前回の施術後、当日と翌日は息苦しさが改善したが、翌日の夜間に発作があり、その後は普段と同じ症状であった。普段の状態はそれほど苦しいと感じていなかったが、鍼施術後の息苦しさの改善の後だと普段が息苦しいと感じてしまう。発作予防薬の吸入ができているかどうかを確認した。吸引力が弱く、明らかに吸えていないため、主治医に「上手く吸えない」ことを訴えるようアドバイスした。メプチン吸入回数：20回／週。施術は初診と同様に行った。

9月10日：第3診

前回施術後2日程、呼吸は比較的楽で、夜間もよく眠れた。頚肩部のこりもそれ程意識しないようになった。3日目夕方に発作がありその後は息苦しさが続いた。2診後、総合病院呼吸器内科の主治医でなく別の呼吸器内科クリニックにて相談をした。吸入薬をフルタイドエアー100に変更された（1日8吸入）。薬剤自体は吸入しやすくなった。メプチン吸入回数：23回／週。施術は初診と同様に行った。

9月24日：第4診

症状は改善した。夜間の発作回数が減少し、発作時吸入用のメプチンの使用回数が減った。吸入薬を深く吸えるようになった。メプチン吸入回数：12回／週。施術は初診と同様に行った。

10月15日：第7診

施術は初診と同様に行った。明け方に時々発作がある他、症状は安定している。外出時の歩行程度なら息苦しさは感じない。メプチン吸入回数：8回／週。

その後は、鍼灸施術はおおよそ2週に1回、頚肩部のこり感に対応して行っている。

[考察]

比較的安定していた気管支喘息患者だが、薬剤が変更されたことがきっかけで吸入が上手くできずに症状が悪化していた。

従来の吸入剤はエアロゾルをゆっくり吸入するタイプのものであったが、パウダーを自力で勢いよく吸入するタイプに変更され、この吸入が上手く出来ないことが症状の悪化の原因であったと思われる。このことが確認されたため患者に対して、主治医にこのことを訴えるようアドバイスしたが、患者は当時の主治医に言い出せなかったようだ。結局、主治医とは別の都内呼吸器内科で、従来と同じゆっくり吸入するタイプであるエアロゾル式の吸入薬を処方され、これにより症状は改善したと思われる。

鍼灸師として、主訴への関与は息苦しさや頚肩部のこり感の改善だが、吸入剤の使用がうまくできていないことに気づくことが症状の改善につながった。

各論
Chapter 12

糖尿病性神経障害

東京大学医学部附属病院リハビリテーション部鍼灸部門　粕谷大智
国立障害者リハビリテーションセンター病院リハビリテーション科　前野崇

定義・原因・発生機序

Point

1. 糖尿病性神経障害は糖尿病の血糖コントロールと神経障害の早期発見、早期治療が重要である。
2. 糖尿病性神経障害の多くを占める多発神経障害は、左右対称性で遠位優位の形をとり、末梢（主に足先）から始まる。

1．定義

　糖尿病の3大慢性合併症と言われる網膜症、腎症、神経障害は、糖尿病で高血糖がコントロールされない場合に発症する代表的な障害である。神経障害は糖尿病の発病初期から始まっているが、患者が神経症状を訴えるのは発病から5～10年ほど経過してからのことが多い。そのため治療を行う時期を遅らせてしまう、自己管理が徹底されず外来に来る頃には重症になっているなど、難しい問題を抱えている。
　糖尿病性神経障害の代表的な症状は下肢・上肢のしびれ感や痛みなどの異常感覚で、血糖コントロールの不良により発症し、日常生活に支障が出るほどつらいことがあり、不眠や鬱（うつ）病の原因にもなる。また長期罹患後には閉塞性動脈硬化症などの末梢の血流障害を合併することがあるため、強い痛みや潰瘍などの原因になり、下肢の切断を余儀なくされる場合がある。したがって糖尿病性神経障害においては血糖のコントロールと神経障害の早期発見、早期治療が重要となる。

2．原因・発生機序

　糖尿病性神経障害はインスリン耐性の悪化に基づく高血糖の持続により、末梢神経で神経線維の脱落が生じて起こるものと考えられ、糖尿病の血糖コントロール状況や罹病期間、そして障害された神経の状態によってその症状は多様である。表1に糖尿病性神経障害の分類を示す。糖尿病によって起こる神経障害の多くは表の上段に示す感覚運動神経／自律神経の多発神経障害（ポリニューロパチー）のタイプである。通常これを指して糖尿病性ポリニューロパチーといい、症状としてしびれ、冷感、痛み、感覚麻痺などの多彩な症状を呈し、最初は足先や足の裏より始まり、徐々に下肢全体に広がり、上肢にも出現してくる。整形外科的疾患である坐骨神経痛や腰椎症などと異なり、左右対称性に認められることが特徴である。他の糖尿病性合併症と同様に糖尿病の罹病期間が長くなるにつれ、そして血糖コントロールが不良なほど頻度が高くなる。

診断・臨床症状・現代医学的治療

> **Point**
> 1. 糖尿病性ポリニューロパチーではアキレス腱反射が消失し、振動覚が低下する。
> 2. 診断基準では糖尿病を有し、かつ他の疾患による神経障害を否定することが前提となる。
> 3. 治療の原則は血糖のコントロールである。投薬としてはARI（アルドース還元酵素阻害薬）、ビタミン剤の他にNSAIDsがある程度効き目がある。抗てんかん薬が有効なこともある。

1. 診断

外来で行える問診・診察による診断基準としては、糖尿病性神経障害を考える会（**表2**）のものがある（2002年）。必須項目として糖尿病が存在し、他の疾患による末梢神経障害を否定できること、条件項目として、①糖尿病性多発神経障害に基づくと思われる自覚症状、②両側アキレス腱反射の低下あるいは消失、③両側内果の振動覚低下の3項目のうち2項目以上を満たす場合になる。

電気生理学的検査では神経伝導検査が診断を確実にするために用いられる。CVRR（心電図RR間隔変動係数）は自律神経障害の指標として有用である。

表1 糖尿病性神経障害の分類

分類		原因	症状
多発神経障害	感覚運動神経障害	神経細胞内にソルビトールという物質が蓄積され、神経障害が起こる	しびれ、冷感、神経痛、感覚麻痺、こむらがえり
	自律神経障害		発汗異常、立ちくらみ、便秘、下痢、勃起障害
単神経障害		細い血管が詰まって神経に血液が通わなくなることで神経障害が起こる	顔面神経、外眼筋、聴神経の麻痺や四肢の神経症状

表2 糖尿病性多発神経障害(distal symmetric polyneuropathy)の簡易診断基準
（糖尿病性神経障害を考える会 2002年1月18日改訂より引用改変）

必須項目：以下の2項目を満たす。
1. 糖尿病が存在する。
2. 糖尿病性多発神経障害以外の末梢神経障害を否定しうる。

条件項目：以下の3項目のうち2項目以上を満たす場合を"神経症状あり"とする。
1. 糖尿病性多発神経障害に基づくと思われる自覚症状
2. 両側アキレス腱反射の低下あるいは消失
3. 両側内果の振動覚低下

糖尿病性神経障害を考える会 2002年1月18日改訂

注意事項
糖尿病性多発神経障害に基づくと思われる自覚症状とは、
　1）両側性
　2）足趾先および足底の"しびれ""疼痛""異常感覚"のうちいずれかの症状を訴える。
上記の2項目を満たす。
上肢の症状のみの場合および"冷感"のみの場合は含まれない。

・アキレス腱反射の検査は膝立位で確認する。
・振動覚低下とはC128音叉にて10秒以下を目安とする。
・高齢者については老化による影響を十分考慮する。
・参考項目／以下の参考項目のいずれかを満たす場合は、条件項目を満たさなくても"神経症状あり"とする。
1) 神経伝導検査で2つ以上の神経でそれぞれ1項目以上の検査項目（伝導速度、振幅、潜時）の明らかな異常を認める。2) 臨床症候上、明らかな糖尿病性自律神経障害がある。しかし、自律神経機能検査で異常を確認することが望ましい。

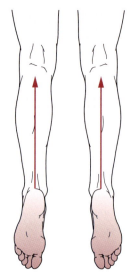

足のしびれや痛み、冷え、足底部の皮がかぶった感じ、砂利の上を歩いている感じ。
それらが足先や足底部から自覚され、上行性にソックス状に分布する

図1　糖尿病性神経障害の始まり

2．臨床症状

症状はいくつかある感覚神経の障害の程度により、ひりひり・ピリピリ・チリチリするような皮膚表面の痛み、うずくような鈍い痛み、こむらがえり時に自覚するような激しい痛み、冷えてジンジンするようなしびれ感、砂利の上をはだしで歩いているような異常感など多彩である（図1）。また罹病期間が長くなるほど症状も複雑化を呈する。

症状の複雑さは表2のように、侵される感覚神経線維の種類で、発現する症状や徴候あるいは神経機能の異常が多彩であることによる。たとえば、焼けるような、ひりひりする、ピリピリすると形容されるのは表在痛で、皮膚の痛覚受容器からの求心性神経線維の変性、特に無髄神経線維（C線維）や細い有髄神経線維（Aδ線維）の変性が関係している。さらに変性の後に生じる神経線維の再生と、それに伴う軸索の分枝も痛みに影響している。

また電撃痛と形容されるのは深部痛であり、後根神経節の神経細胞体の活動性の増大、感受性の増加、小径無髄痛覚線維や大径有髄線維の活性制御の喪失と有髄神経線維の脱髄で発生する刺激な

どが原因と考えられている。

糖尿病性神経障害の痛みやしびれ感は、坐骨神経痛や腰部脊柱管狭窄症のような安静時に症状が軽く歩行や立位で症状が強くなるといったことが少なく、寝ている時や安静時にも自覚するため、患者のQOLを著しく低下させる。

3．現代医学的治療

治療は血糖値のコントロールが第一であり、また喫煙・飲酒を控える。血糖値が高かった場合、改善する時期にかえって症状が悪化することがある（急性有痛性ニューロパチー）が、根気よくコントロールを続ける。HbA1cを6.5％以下とすることが合併症の予防に推奨されているが、この数字を達成するのは容易ではなく治療薬を併用する。

投薬としてはアルドース還元酵素阻害剤（ARI）であるエパルレスタットが我が国で認可されており、早期の患者には有効だが、重症例・長期罹患後の患者には無効と言われている。投薬後に、効果のある患者とない患者を見極めることが望ましい。その他の治療薬としてはビタミンB_{12}や非ステロイド性消炎鎮痛剤（$NSAID_S$：痛み止め）などが処方される。また三環系抗うつ薬（アミトリ

プチリン)、抗てんかん薬のカルバマゼピン、$\alpha_2\delta$リガンドのプレガバリン、選択的セロトニン・ノルアドレナリン再取込み阻害薬デュロキセチンが有効なこともある。

鍼灸治療

Point
1. 鍼治療は痛みの閾値の変化や末梢循環の改善を目的とする。
2. 上肢では内関、孔最、少海、下肢では委中、承山、陽陵泉などを使用して低周波鍼通電を行う。
3. 鍼治療は神経障害の比較的早期の病期である痛覚過敏期に行うと効果が期待できる。

1. 鍼治療

糖尿病性神経障害はソルビトールの増加に伴う神経内の微小循環障害と神経機能低下である。鍼治療は神経内の血流改善や痛みの閾値の変化を目的とし、患者が訴える痛みやしびれ感の部位を支配している末梢神経を刺激する。

具体的には末梢部の経穴に鍼を刺入し、置鍼や低周波鍼通電を行うことで末梢神経を刺激することができる。これは目的とする神経の近傍に鍼を刺入して1Hzまたは30Hzの周波数で15分間ほど通電し、選択的に神経組織を刺激する鍼治療法である。実際に目的の神経が適切に刺激されているかは、支配筋群の攣縮の有無により確認する。この際に患者には①刺入に際し神経の経路に沿って放散するひびき感があることを理解してもらい、②鍼通電を行う前にどの筋に攣縮が起こるかを説明しておく。

上肢は内関で正中神経を、孔最で橈骨神経を、

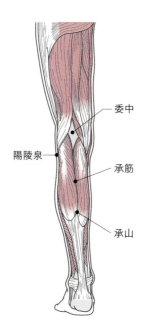

下腿三頭筋から足底部の痛みやしびれ感には委中、承山、承筋から脛骨神経に刺激を与える

図2　下肢の治療穴

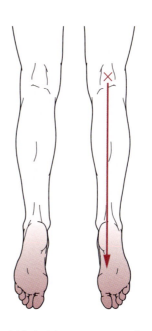

脛骨神経刺激は委中(×印)を刺入ポイントとする。膝関節屈曲によってできる横線のほぼ中心で、膝下動脈の内側の圧痛点を狙う。刺入すると足底部にひびき感が得られる。通電刺激をすることで足関節の底屈が得られる

図3　脛骨神経に対する刺激法(痛みやしびれと一致した部への放散が得られる)

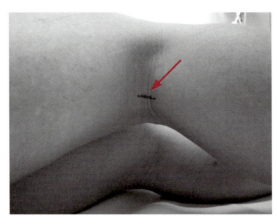

図4　脛骨神経の触診・刺鍼

膝裏の中央部で脛骨神経が線状に浮き出てくる（矢印）。指で圧迫や揉捏をするとズーンと下腿から足裏にかけてひびき感が得られる。鍼治療はその部を狙い、寸3-2番か3番で1～2cm刺入する。

少海で尺骨神経をそれぞれ刺激でき、下肢は委中、承山で脛骨神経を、陽陵泉で浅腓骨神経を刺激することができる（図2）。

最も症状の多い足底から足先のしびれ感を自覚する患者に対しては、膝裏にあるツボの委中より脛骨神経を刺激すると下腿の後側から足底にズーンとしたひびき感が得られる（図3）。その後、鍼通電をすることでふくらはぎに相当する下腿三頭筋が攣縮し、足関節の底屈が確認できる。脛骨神経刺激は委中を刺入ポイントとするが、脛骨神経は、股関節・膝関節屈曲で足関節背屈位にて膝窩の中央部で線状に触診できる。指で圧迫や揉捏をするとズーンと下腿から足裏にかけてひびき感が得られる。鍼治療はその部を狙い寸3-2番もしくは3番で1～2cm刺入する（図4）。その際に下腿後側から足底部にひびき感が得られることを確認する。そして低周波鍼通電刺激をすることで足関節の底屈が得られる。浅腓骨神経や深腓骨神経の神経刺激よりも刺激感は強く、1Hzの通電刺激が苦痛の患者には置鍼にて対応している。治療の体位は両側が多いので伏臥位で行う。

治療成績としては、神経障害の比較的早期の病期である痛覚過敏期に行うと効果が認められることが報告されている。また、神経を刺激する鍼通電刺激の作用機序については、基礎研究で神経血流の改善や末梢循環の改善、それに伴う血管を拡張させる化学物質であるサブスタンスPやCGRP（カルシトニン遺伝子関連ペプチド）の発生などが報告されており、臨床的には局所皮膚血流や筋内循環改善等の効果も認められている。糖尿病性神経障害の痛みやしびれなどの感覚異常は時に耐えがたく、患者のQOLを著しく損なう場合が多いことから、比較的侵襲の少ない鍼灸や鍼通電療法により症状の改善が得られることは意義が大きいと思われる。

2．灸治療を含めた施術の注意

糖尿病の患者は神経障害、血流障害、易感染傾向もあるため、皮膚の傷をつくらないことがフットケアとしては重要で、鍼灸治療による火傷や出血等は十分に注意する必要がある。

フットケア研究会のガイドラインでは、局所の治療の注意として、①血糖値のコントロール不良、②腫れや皮膚の色の急激な変化、③膿がみられる、④傷や潰瘍が認められる、⑤安静時痛、触痛覚鈍麻などの所見が複数認められる場合は、病変の悪化が考えられ、局所の施術は見合わせるべきとしている。

また、予防治療で抗血小板凝集抑制剤や抗凝固剤等を日常的に服用しているため、出血傾向のある患者が多い。したがって、『鍼灸治療における感染防止の指針』(1993、医歯薬出版) の出血防止のポイント事項にあるように、①皮下で脈動を触れる太い動脈血管を刺傷しない。②必要以上の太い鍼の使用を避ける。③粗暴な刺鍼を避ける。④刺鍼後は刺鍼点に指頭圧迫などを10秒以上持続するなどを参考にして、出血傾向のある患者に対する鍼治療には十分に注意をして治療を行い、加えて医療機関の情報を収集し、総合的に患者の病態を把握することが施術者の役割と考える。

まとめ

糖尿病性神経障害は前述したように神経の脱髄を主とした神経障害であり、多様な痛みや異常感覚が出現する難治性の症状である。それゆえ、それぞれの病期に応じた適切な治療法を選択する必要があり、患者も治療者も病気のことをよく知ることが大切である。それには信頼のおける糖尿病専門医に診てもらいながら、血糖値のコントロールを十分に行い、神経障害の症状に合わせて薬物療法と鍼灸治療を併用しながら自己管理していくことがベストだと思われる。

参考文献

1) 小林祥泰, 他. 神経疾患最新の治療 (2006-2008). 南江堂, 2006
2) 堀田饒, 糖尿病性神経障害. 日本臨床増刊号 耐糖能障害, 2005. p.630-636
3) 粕谷大智. Acupuncture for diabetic neuropathy. KAIM2006；1(2): 13-20
4) 粕谷大智, 他. 糖尿病性神経障害に対する鍼灸治療. 神経内科2013；78(5): 538-42
5) 矢野忠, 他. 神経血流に及ぼす鍼通電刺激の影響について. 日温気物医誌1998；61 (3): 141-147
6) 山口大輔, 他. 家兎腰部鍼刺激が坐骨神経幹の血流に及ぼす影響. 全日本鍼灸学会雑誌1997；47: 165-171
7) 安野富美子, 吉田章, 坂井友実. 閉塞性動脈硬化症に対する鍼治療の効果－液性物質を中心として－. 全日鍼灸会誌1998；48(1): 111
8) 徳竹忠司, 吉川恵士, 中野秀樹. 低周波ハリ通電刺激が末梢循環に及ぼす影響. 日生電気刺激会誌1997；11: 43-48
9) 吉川恵士. 低周波通電における鍼電極と表面電極の比較－筋内温度, 心拍数, 血圧に与える影響－. 日温気物医誌1999；62(3): 141-146
10) 鍼灸治療における安全性ガイドライン委員会. 鍼灸治療における感染防止の指針. 医歯薬出版, 1993
11) 日本糖尿病学会 編. 科学的根拠に基づく糖尿病診療ガイドライン2013. 南江堂, 2013

各論
Chapter 13

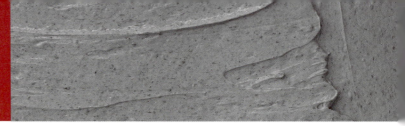

慢性腎臓病（維持透析）

埼玉医科大学東洋医学センター　小俣浩
埼玉医科大学腎臓内科・社会福祉法人毛呂病院　鈴木洋通

定義・原因・発生機序

Point
1. 透析患者の平均年齢は約66歳である。
2. 慢性糸球体腎炎が減少し、1998年以降は糖尿病性腎症の増加が著しい。
3. 維持透析医療の新形態として在宅透析医療患者も増えている。

　2002年、米国腎臓財団から慢性腎臓病（Chronic kidney disease：以下CKD）の概念と病期分類が発表された。CKDとは、腎障害を示唆する所見が慢性的に（3カ月以上）持続するもの、または糸球体ろ過量で表される腎機能に低下がみられるものすべてを含んでいる。腎臓障害を示す所見として、①微量アルブミン尿、蛋白尿や血尿など（特に蛋白尿）の尿所見異常、②片腎や多発性嚢胞腎、腎結石などの画像所見異常、③腎機能障害などを示す血液検査異常、④異常病理所見が挙げられている。

　一方、透析療法や腎移植を必要とする末期腎不全（End stage kidney disease：以下ESKD）の患者数は国内外ともに著しく増加している。2008年末、日本の透析患者数は28万人を超え、国民452人に1人（人口100万人に2213.4人）が透析を受けている。そのうち血液透析（Hemodialysis：以下HD）が27万人弱、腹膜透析（Continuous

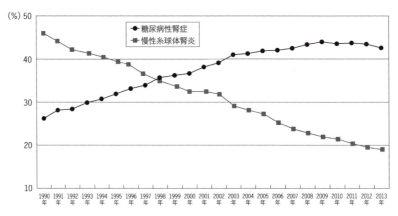

図1　透析導入患者の原疾患の推移（1990〜2013年）
（日本透析医学会．図説わが国の慢性透析療法の現況，2013年12月31日現在をもとに作成）

Ambulatory Peritoneal Dialysis：以下CAPD）が9,000～10,000人、腎移植が約1,000人と言われているが、維持透析医療の新形態として在宅透析医療患者も約200人に迫っている。

慢性腎不全にいたる原疾患としては、これまで上位を占めた慢性糸球体腎炎が減少し（**図1**）、1998年以降は糖尿病性腎症の増加が著しい。その他、腎硬化症、嚢胞腎、ネフローゼ症候群が挙げられる。

その他、泌尿器系の病気が原疾患になっていることもあるが、やはり今問題になっているのは糖尿病性腎症と言える。それまでの慢性糸球体腎炎に起因する慢性腎不全とは異なり、糖尿病性腎症になると、血管病変が強くなって病態が複雑化し、治療に難渋する。透析患者で最終的に死に至る病態は心血管病変、脳梗塞、心臓病、末梢血管障害が多いと言われている。

一般に、透析患者の訴える症状は多岐にわたり、患者のＱＯＬを阻害する因子となっているが、これに高齢化も問題となっている。透析患者の平均年齢は66歳である。維持透析患者に限らず、高齢患者の最期・高齢化の病態は複雑である。鍼灸治療ではこれらのことを踏まえて、各症状に対処していくべきだと言える。

症状・検査

Point

1. 症状は運動器障害、循環障害、掻痒症、レストレスレッグスなど、多岐にわたるのが特徴である。
2. 身体的ケアに加え、社会的ケアが求められている。
3. 通電は血清K値の上昇につながるため注意する。鍼灸治療の実施・継続には透析患者の日常を理解して、医療機関との連携が不可欠である。

1．症状

前述したように維持透析患者の病態は複雑化し、症状は多岐にわたる。また、週3回程度、その都度4時間ほど、臥位安静を保持・持続しないといけないことが維持透析患者のＱＯＬを低下させている。そのため身体的問題としては主な整形外科的愁訴では、腰部痛、肩関節痛、手指のしびれ、手・手関節の痛み、手根管症候群が挙げられる。これは透析治療による長期臥床、手首のシャント（血液透析を行う際、動脈と静脈をつなぎ合わせる。詳しくは後述）、およびそれらに伴う不自然な姿勢が原因である。また、中枢神経障害（脳血管障害後後遺症）、末梢神経障害（糖尿病性末梢神経障害）、骨・関節障害（アミロイドーシス等）、筋萎縮（廃用性萎縮等）、末梢循環障害（ASO等）が問題になることも多い。

特徴的なものとしては、末梢動脈疾患（Peripheral Arterial Disease：PAD）が挙げられる。PADは、機能的動脈疾患と器質的動脈疾患に分けられる。さらに機能的動脈疾患は、原発性レイノー病と続発性レイノー現象（Raynaud's phenomenon）に分類され、リウマチ膠原病を背景とした病態と職業病の一つである"振動病"も含まれる。これらは、発作的に誘発される可逆的な血管攣縮による手指などの皮膚色調変化と手指の痛み、しびれ感や冷感等の自覚症状を伴う。これまで筆者らは、膠原病患者のレイノー現象に対する鍼治療の有用性を検討した結果、鍼治療が自律神経系（特に交感神経系）に影響を与え、患肢の爪床部毛細血管を拡張させ、症状を改善させる可能性を示唆した。

一方、器質的動脈疾患は閉塞性動脈硬化症（Arterio Sclerosis Obliterans：ASO）、閉塞性血栓

血管炎（Thrombo Angiitis Obliterans：TAO）等に分類され、最近では糖尿病や糖尿病性腎症に合併したASOを有する維持透析患者の足病変（外傷を起因として感染症や潰瘍形成・壊疽に移行）が四肢切断の危険性を伴うために、本疾患に対する集学的なフットケアが重要と言われている。

透析患者のフットケアでは、糖尿病性足病変による血管障害、神経障害、外傷足潰瘍、切断が問題となるが、近年、レストレスレッグス症候群（restless legs syndrome：RLS）も注目されている。これは1945年スウェーデンのEkbom.K.Aが提唱した"下肢に発症する不快な臨床症状"であり、日本睡眠学会では「むずむず脚症候群」、日本神経学会では「下肢静止不能症候群」と命名されている。RLSとは、睡眠障害の原因として睡眠時無呼吸症候群に次ぐ頻度を示す病気で、人口の1～2％にあると推測され、加齢とともに有病率が増加する。本邦の慢性腎不全患者の有病率は20％と言われる。

皮膚症状では、乾燥性皮膚、掻痒症が2大症状と言われている。乾燥性皮膚は乾燥が原因で起こるもので、これには維持透析患者が脱水傾向にあることが関係している。掻痒症はかゆみの原因となる皮膚病変が見られないのにかゆみがある場合をいい、限局性（かゆみが比較的限られた部位だけ発現）と全身性に大きく分けられる。全身性の掻痒症は高齢者に多く見られ、ドライスキンが原因で、老人性乾皮症のように代謝機能低下の場合に起こり、その他の原因としては種々の基礎疾患（腎不全、血液透析患者、胆汁うっ滞性肝疾患、甲状腺機能異常等）に伴う場合がある。つまり、維持透析では全身性の掻痒症が問題となり、限局性は少ないと考えて良い。透析患者の掻痒症の病因としては、皮膚pH上昇、透析膜では除去できない未知の物質蓄積などが指摘されている。

前述したように、透析治療のため、患者は身体的苦痛を抱えている。それに加え、社会生活ができないことが問題となっており、それに着目して、透析患者のメンタルケアも重要度を増している。透析療法の進歩に伴って腎不全患者を延命させることは可能になってきたが、患者や家族の心理的葛藤、抑うつ状態などの精神症状への対応や患者

原疾患	蛋白尿区分		A1	A2	A3
糖尿病	尿アルブミン定量（mg/日）尿アルブミン/Cr比（mg/gCr）		正常	微量アルブミン尿	顕性アルブミン尿
			30未満	30～299	300以上
高血圧腎炎多発性嚢胞腎移植腎不明その他	尿蛋白定量（g/日）尿蛋白/Cr比（g/gCr）		正常	軽度蛋白尿	高度蛋白尿
			0.15未満	0.15～0.49	0.50以上
GFR区分（mL/分/1.73m²）	G1	正常または高値	≧90		
	G2	正常または軽度低下	60～89		
	G3a	軽度～中等度低下	45～59		
	G3b	中等度～高度低下	30～44		
	G4	高度低下	15～29		
	G5	末期腎不全（ESKD）	<15		

重症度は原疾患・GFR区分・蛋白尿区分を合わせたステージにより評価する。CKDの重症度は死亡、末期腎不全、心血管死亡発症のリスクを■のステージを基準に、■、■、■の順にステージが上昇するほどリスクは上昇する。
（KDIGO CKD guideline 2012を日本人用に改変したもの）

図2　慢性腎臓病の重症度分類
　　（社団法人日本腎臓学会編．CKD診療ガイド2012．東京医学社，2012より改変）

表1 腎疾患特異的尺度（Kidney Disease Quality of Life：KD-QOL）

①症状[Symptoms／Problems]	透析患者特有の痛み・かゆみ等の症状の程度
②腎疾患の日常生活への影響[Effect of kidney disease]	腎臓病による日常生活上の制限による影響
③腎疾患による負担[Burden of kidney disease]	腎臓病の生活に与える影響
④勤労状況[Work status]	腎臓病の仕事に対する影響
⑤認知機能[Cognitive function]	腎臓病の認知機能に対する影響
⑥人とのつきあい[Quality of social interaction]	他人とうまく付き合えているかについて
⑦性機能[Sexual function]	性生活に対する満足度
⑧睡眠[Sleep]	睡眠の質について
⑨ソーシャルサポート[Social support]	家族や友人からの援助について
⑩透析スタッフからの励まし[Dialysis staff encouragement]	透析施設の職員による支えや励まし
⑪透析ケアに対する患者満足度[Patient satisfaction]	透析施設での治療に対する満足度

の高齢化・長期透析患者の増加に伴う認知症状を呈する症例への対応の必要性が増してきている。透析療法を維持し、患者・家族の生活の質の向上に精神医学的なケアが重要な役割を果たすと考えられる。

2．慢性腎臓病、特に透析患者で注意すべき臨床検査所見

慢性腎臓病のstage分類で用いられているeGFR（推算GFR）は血清クレアチニン値、もしくはシスタチンC値に年齢と性差を組み合わせて作成されている。したがって、血清クレアチニン値をまずしっかりと見る。現在ではそれに連動する形で出されているeGFRにより、慢性腎臓病のどのstageの患者であるかを認識する（図2）。

次いで血液尿素窒素（Blood urea nitrogen：BUN）が大切である。これはほぼ血清クレアチニンと10：1（BUNが30mg/dlであれば血清クレアチニンは3mg/dl）という関係にあるが、BUNがこの比と照らし合わせて高値の場合には脱水や消化管出血（これは血液が消化管から吸収される結果BUNが上昇）を疑う必要がある。次いでHb（ヘモグロビン）が貧血を評価する上で重要である。慢性腎臓病では一般には正球性正色素性（MCVがMCH）のことが多いが、食事制限を行っている関係上、鉄欠乏から起こる小球性低色素性貧血や、ビタミンB_{12}・葉酸の欠乏から起こる

正色素性大球性となる貧血もあり、注意を払う必要がある。透析中の患者ではHbは一般に11.0g/dl前後で保持されており、多くはエリスロポエチン製剤の投与を受けている。

電解質では血清K値の上昇（正常範囲3.5-4.2mEq/L）をみることが多い。特に慢性腎臓病では強度の電流を筋肉に通すと筋肉が破壊され血清K値の上昇につながる場合もあるので、鍼治療を行うときには注意が必要とされる。また、Ca・P代謝も大きく崩れており、高P血症や低Ca血症がみられる。これに対応するようにビタミンD製剤やリン吸着薬を服用していることが多い。

3．機能評価

疾患全体の評価法としては腎疾患特異的尺度が用いられるが、各症状についてはそれぞれの評価法を使用する（ここでは割愛する）。腎疾患特異的尺度（Kidney Disease Quality of Life：KD-QOL）は表1の通りである。

なお鍼の臨床評価としては、鍼治療前後の疼痛症状（下肢痛、腰痛、肩関節痛、頚肩凝り等）と全身症状（掻痒感、倦怠感等）、Visual Analogue Scale（VAS）、また内科臨床においても頻用される患者のQOL評価方法として、Kidney Disease Quality of Life Short Form（KDQOL-SF：包括的下位尺度・腎疾患特異的尺度）と、血液生化学検査値の変化が指標として使われる。

4．透析患者の日常について

一般の人々とは大きく異なり、前述したように血液透析患者（本邦で約30万人いるが95％以上の人は施設透析を受けている）は週3回、1回4時間の透析療法を受けている。多くの施設では図3、図4に示すようにベッドに仰臥位で透析療法を受けている。さらにこの透析療法を受けるにあたっては血流シャント（動脈と静脈を繋ぎ合わせて静

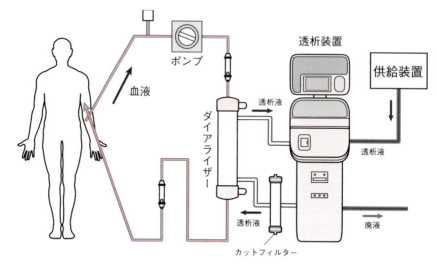

シャントにより脱血された血液をダイアライザーに通し、透析膜を返して目的物質や水分を除去する

図3　維持透析の仕組み

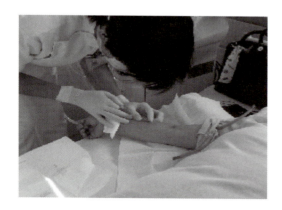

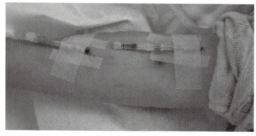

シャント穿刺

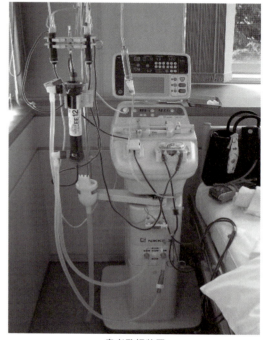

患者監視装置

図4　血液透析

脈を太くすることにより容易に針を刺すことができるようにする）を非利き手に作成している。また、透析患者ではCa・P代謝に変調を来し、アミロイドの沈着や異常性石灰化があり、骨・関節、ひいては筋肉に様々な痛みや障害をかかえている。

鍼灸治療

> Point
> 1. 腎機能へは足の少陰腎経・足の太陽膀胱経への刺鍼を中心に行う。
> 2. 患側下肢の足三里および三陰交の低周波鍼通電療法が有効。
> 3. 灸治療は行わない。セルフケアでは円皮鍼や指圧指導も実施されつつある。

1．鍼治療

腎機能・腎機能障害患者に対しては大きく、①患者群の有する症状の改善を目的とした鍼治療（多彩な疼痛症状や掻痒感・倦怠感等の全身症状に対する刺鍼）、②腎機能への影響を期待した鍼治療（主として、足の少陰腎経・足の太陽膀胱経への刺鍼、鍼治療回数：1週1回〜3回を1カ月間継続）に分けられる。①は症状出現部位の軟部組織の過緊張を緩和、循環動態を正常化し、②は障害された神経の痛覚閾値を上昇させることを目的としている。また軟部組織の過緊張には、障害された筋群の起始・停止部を対象に、疼痛に対しては、障害された神経の経絡上のツボを処方する。また症状が慢性であるので、患者の多くは鍼麻酔方式（低周波鍼通電方式）を用いている。

1）維持透析患者に対する鍼治療の検討

木村らの報告によれば1990〜2008年の文献を対象に、和文献を「医学中央雑誌刊行会（以下、医中誌）」にてキーワードを「透析」・「腎臓」・「腎疾患」・「鍼治療」・「経穴刺激」として、また英文献では「米国国立医学図書館（以下、PubMed）」にてキーワードを「dialysis」・「kidney」・「kidney disease」・「acupuncture」・「acupressure」として検索した結果、「医中誌」から抽出した和文献では「鍼治療」および「経穴刺激」に関する文献は31件、「PubMed」から抽出した英文献数では「acupuncture」および「acupressure」に関する文献は20件であった。最近の論文では、動物実験であるもののChinらの急性腎炎への下肢経穴（足三里）への鍼刺激（前処置）効果も示唆され

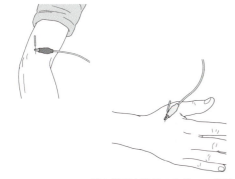

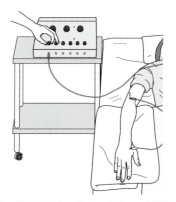

図5　維持透析患者への低周波鍼通電療法の一例

ている。

　これらの文献集積より、維持透析患者に対する鍼治療は、いわゆる鍼鎮痛系を中心として自律神経系や血流動態等に関係し、生体のホメオスタシスに影響を与える可能性が考えられ、鍼治療による腎の保護作用や腎機能障害の予防効果の検討が今後の重要な研究課題と考えられる。

　現在、本邦にて行われている鍼灸臨床の実際は、およそ以下の3つの会派（流派）のそれぞれの方式に準じて行われている。すなわち、中医鍼灸（伝統的中国医学理論を基礎とした鍼灸治療方法）、古典鍼灸（日本古典医学理論を基礎とした鍼灸治療方法）、現代鍼灸（現代医学の解剖・生理学を基盤とした鍼灸治療方法）である。

　筆者らの維持透析患者への鍼治療方針・方法は、いわゆる現代医学鍼灸で、恩師・芹澤勝助（筑波大学名誉教授）の方式を基盤にし、ベッドサイドの理学検査所見にて病態把握した結果から、①患者群の有する臨床症状（疼痛や倦怠感・掻痒感等の全身症状）の改善、すなわち鍼鎮痛機序（疼痛閾値の上昇）を目的とし、該当する神経、筋肉、関節部に刺鍼し、2本の鍼灸針をクリップした低周波鍼通電療法（Acupuncture Electro Therapy：AET）を1週1回～2回程度のクールにて施行する（図5）。

　また、②体性－内臓反射の機転を活用し、腎機能への影響を期待した、東洋医学でいう腎・膀胱等の水分代謝や排泄系に関係した経穴や経絡（足の少陰腎経・足の太陽膀胱経）を対象にする鍼治療を行う。鍼刺激部位の経絡である足の少陰腎経は、下肢末梢（足底部）から発し、下腿内側を上行して下腹部をめぐり、腹部から前胸部に終始する。解剖学的には、特に下肢の大腿神経・閉鎖神経やL2・L3・L4領域に走行を一致する。また足の太陽膀胱経は、顔面部・内眼角を上行し、前頭部・頭頂部・後頭部をめぐり、背部から腰仙部を2行線で走行し、殿部～大腿後側～下腿後側を下行し外果・足背外側から第5指に終始する。これらのうち腰部に存在し、腎疾患に頻用する経穴である腎兪・志室は、解剖学的にはL2・L3棘突起間の外方部に存在し、また下肢走行では坐骨神経から脛骨神経に類似する。さらに、これらの部位には腰仙部の自律神経系（交感神経系の求心路：Th10-L2および遠心路：Th5-Th10）が入出力する。

2）末梢動脈疾患(PAD)を有する維持透析患者の鍼治療効果

　筆者らは維持透析患者群の合併症として頻度の高いPAD患者に対する鍼治療方法としては、患側下肢の足三里および三陰交（あるいは承山－築賓）に低周波鍼通電療法（寸3-2番鍼にて1Hz・10分）を行い、1～2回/週の鍼治療を継続している（図6）。

　こうした患者群の足部への鍼治療効果メカニズムとしては、鍼の物理的・機械的刺激と電気的刺激により、自律神経系や血管拡張性ペプチド等を介し、血管反応性を上昇させ、皮膚や骨格筋の微小循環動態に影響を及ぼしたことが考えられた。余談であるが、本領域の今後の課題としては、再生医療としての"血管新生"に鍼治療がどのように関われるかが注目されている。

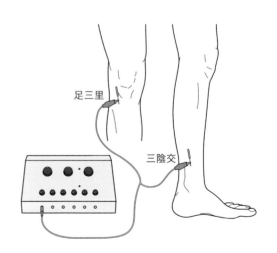

鍼刺激部位：足三里－三陰交
鍼刺激方法：寸3-2番
　　　　　（低周波鍼通電刺激 1Hz・10分）
鍼刺激装置：鈴木医療器株式会社製
　　　　　（PULSE GENERATOR〔PG-306〕）

図6　PAD患者の患肢への低周波鍼通電療法

3）維持透析患者の"掻痒感"に対する鍼治療の可能性

かゆみは皮膚・粘膜に生じる不快な感覚で、アトピー性皮膚炎、接触性皮膚炎、蕁麻疹、薬疹、白癬など皮膚科の様々な疾患で起こる代表的な症状のひとつであり、特に鍼灸治療のアトピー性皮膚炎の掻痒感に対する効果を支持する論文は多い。しかし、かゆみの原因となる皮膚病変が見られないのにかゆみがある場合を"掻痒症"といい、慢性腎不全や血液透析患者の掻痒症はこれらの全身性掻痒症に分類される。かゆみを感じる部位（痒点）は皮膚に点状に分布し、痒点にはC線維とAδ線維という細い神経線維が多く、かゆみ受容器に作用する適当刺激には、圧迫、温度の変化、電

■症例1
　64歳、男性、身長165cm、体重54kg
[主訴]
　下腿のつれ
[診断名]
　慢性腎不全（透析歴4年）
[現病歴]
　CAPD（腹膜透析）導入直後から無尿となり、下腿のつれ感、下肢の冷え感が徐々に出現。入浴後の掻痒感も自覚。
[初診時現症]
　血圧144/78mmHg、脈拍55回/分（整）。神経学的所見は正常。筋緊張は腰部の起立筋、中殿筋、下腿三頭筋の左右足背。足尖部の皮膚温度低下（++）、左右の下肢動脈の拍動差（−）、下腿浮腫は（++）、皮膚乾燥は（+）だった。
[治療]
　下肢筋群の筋緊張緩和と循環動態の改善を目的に、また腎機能改善を期待して、腎兪、志室、次髎、承筋、築賓、足三里、三陰交、太谿に10分間置鍼（ステンレス製寸3－1番鍼）。
[経過]
　第1診後より下腿のつれ感、下肢の冷え感も軽減し、第2診後には4年ぶりに排尿があった。血液生化学では貧血の改善傾向が認められた。また、KD-QOLやSF-36でも改善する傾向があった。

■症例2
　66歳、男性、身長 172cm、体重58.0kg
[主訴]
　両下肢痛
[診断名]
　慢性腎不全（透析歴5年）によるPAOD（末梢動脈閉塞症）
[現病歴]
　5年前に、糖尿病性腎症から慢性腎不全となり腹膜透析開始。3年前、精査結果にてPAODと診断。透析終了後の下腿部の突っ張り感と就寝時痛あり。
[初診時現症]
　血圧149/75mmHg、脈拍50回/分（整）。下肢の動脈拍動の触知では、大腿動脈（+）、膝窩・後脛骨・足背動脈（±）、左右差なし、下肢冷感（+）。下肢の神経学的所見は膝蓋腱反射・アキレス腱反射（±）、足底・下腿部触痛覚障害（+）だった。視診上、皮膚色調の変化なし。
[治療]
　両下肢の血流改善を目的として、仰臥位にて足三里と三陰交に1Hzの頻度でAETを10分間施行。さらに、腎機能改善を期待して、伏臥位にて腎兪、志室、殷門、築賓に置鍼術を10分間施行。使用鍼はステンレス製寸3－1番鍼で、鈴木医療器株式会社製PULSE GENERATOR（PG-306）を1〜2週に1回使用。
[経過]
　治療開始から約1年後（計38回治療）、皮膚還流圧の上昇傾向、および下肢痛VASの著明な低下とQOLの向上が認められた。

気などの物理的刺激と薬物などの化学的な刺激があると言われている。前述のように、鍼治療の主要な効果メカニズムである鍼鎮痛には内因性疼痛抑制機構（βエンドルフィン、ダイノルフィン）・オピオイド受容体（μ、κ）の関与が強いが、維持透析患者の掻痒感は、これら内因性オピオイドを介し、かゆみの増進・抑制に作用する中枢性のかゆみと考えられている。最近、選択的にκ受容体を活性化し、かゆみ抑制機序に寄与した日本発の新薬（経口掻痒症改善剤・ナルフラフィン塩酸塩）の効果が注目されている。一方、透析患者の掻痒症状に対し、鍼治療効果を検討した論文に曲池への鍼の有用性を示唆する論文が散見される。そこで筆者らは、透析患者の全身症状である掻痒症状に対して、左右の曲池－合谷をむすんで1Hz-10分間の低周波鍼通電を行っている。その結果、鍼治療1カ月後、KD-QOLの「症状」の項目が有意に上昇した。また、1年後にはVASで掻痒感の低下傾向を認めた。これらの結果は、鍼治療が高位中枢を介しβエンドルフィン（μレセプター）を抑制し、ダイノルフィン（κレセプター）亢進させ、双方のバランスを保ち、維持透析患者の全身性掻痒を改善する可能性が示唆される。

また末梢性のかゆみ領域と同じ脊髄分節の鍼通電が効果的ではないかと考えている。

2．灸治療

慢性腎不全は易感染性となっているため、維持透析患者は感染症に必ず注意を払う。そのため灸治療を行う際には、瘢痕を残すような灸治療は避けるべきである。なお、脳梗塞、心臓病、末梢血管障害など、心血管病変にも気をつける必要がある。心拍数が急に上昇・下降することがある。

3．セルフケア

1）指圧

患者に指圧などを教えて、実践させる試みも始まっている。基本は圧痛点の押し方の指導で良いと思われるが、動機付けのためには、腎経、膀胱経に関係する経穴を指導するのも1つの方法である。

2）円皮鍼

透析患者への円皮鍼の効果も期待されている。指圧と同様、圧痛点や腎経、膀胱経に関係する経穴を指導する。

4．まとめ

透析患者は基礎疾患にDMが多く、合併症も多彩（易感染、心血管疾患）である。高齢者が多く、患者数が増大し、身体的な問題に加えて、就業困難など社会的な問題もクローズアップされてきている。腎機能障害はヒトの自律神経機能へどのように影響を及ぼすのか（交感神経、副交感神経）、研究ではいつdataを取るか（透析前、透析後、透析間）など問題点も多いが、鍼灸臨床は多彩な愁訴を軽減させられる可能性も秘めている。

筆者らの研究では、鍼治療を継続することで、1カ月後さらに1年後に「かゆみ」や「だるさ」が改善したり、1カ月後「身体的健康度」が向上し、腎臓に関係する「症状」も改善している。1年後には「活力」と「睡眠」が向上することもわかっている。

今後、社会的な要因からの考察も踏まえて、自律神経機能へ与える鍼治療の影響を考察することが必要と思われる。

参考文献

1) Acupuncture, NIH Consensus Statement. 15:1-34, 1997
2) 田口玲奈, 小俣浩, 粕谷大智, 石丸圭荘, 伊藤和憲. 慢性疼痛に対する鍼灸治療の役割とその現状. 慢性疼痛 2007；26（1）：57-74
3) 小俣浩, 山口智, 芹澤勝助, 大野修嗣, 北川宏. 内科診療に併療する鍼灸治療の効果について－特に透析患者に対して－. 全日本鍼灸学会雑誌 1988；38（3）：288-294

4) 木村博吉，小俣浩，山口智，小内愛，大野修嗣，磯部秀之，三村俊英，鈴木洋通，星均，新井鐘太，杉山誠一．維持透析患者に対する鍼治療および経穴刺激の文献的考察2008；現代鍼灸学8（1）：27-32
5) Gabriela E.Garcia, Sheng-Xing Ma, Lili Feng. Acupuncture and Kidney Disease. Adv Chronic Kidney Dis2005；12（3）：282-291
6) Lee YH, Lee WC, Chen MT. Acupuncture in the treatment of renal colic. J Urol1992；147：16-18
7) Williams T, Mueller K, Cornwall MW. Effect of acupuncture-points stimulation on diastolic blood pressure in hypertensive subjects：A preliminary study. Phys Ther1991；71：523-529
8) Shapiro R, Stockard H. Successful treatment of uremic pruritus. The acupuncture approach revisited. Dial Transplant2003；32：257-265
9) Tsay SL, Rong JR, Lin PF. Acupoints massage in improving the quality of sleep and quality of life in patients with end-stage renal disease. J Adv Nurs2003；42（2）：134-42
10) Shiow-Luan Tsay. Acupressure and fatigue in patients with end-stage renal disease-a randomized controlled trial. Int J Nurs Stud2004；41：99-106
11) Chin LH, Pei ST, Tao YW, Li PY, Heng ZX, Chun JH. Acupuncture stimulation of ST36 (Zusanli) attenuates acute renal but not hepatic injuly in Lipopolysaccharide-stimulated rats. Anesth Analg2007；104：646-654
12) Han Ji-Sheng. Mini-review Acupuncture and endorphins. Neuroscience Letters2004；361：258-261
13) Joseph Green. 疾患特異的尺度とKDQOL. 腎と透析1999；46（3）：341-344
14) 小俣浩，山口智，鈴木輝彦，土肥豊，吉元美奈子．自律神経機能を指標とした膠原病患者の鍼治療効果について．Biomedical THERMOLOGY1995；14（3）：223-227
15) Xiangfeng f Li, Hirokawa M, Inoue Y, Sugano N, Qian S, Iwai T. Effects of Acupressure on Lower Limb Blood Flow for the Treatment of Peripheral Arterial Occlusive Diseases. Surg Today2007；37：103-108
16) 小田剛，今井賢治，新原寿志，咲田雅一．ラット阻血下肢への鍼刺激による筋血流量の変化.全日本鍼灸学会雑誌2004；54（2）：163-178
17) 小俣浩．アトピー性皮膚炎に対する鍼灸治療．現代鍼灸学2003；3（1）：99-105
18) 鈴木洋通．ナルフラフィン塩酸塩．日病薬誌2010；46（1）：127-131
19) Che-Yi C, Wen CY, Min-Tsung K, Chiu-Ching H. Acupuncture in haemodialysis patients at the Quchi (LI11) acupoint for refractory uraemic pruritus.Nephrol Dial Transplant2005；28：1912-1915
20) 尾崎昭弘，坂本歩 編著．鍼灸医療安全ガイドライン．医歯薬出版，2007
21) 山下仁，形井秀一，石崎直人，楳田高士，宮本俊和，江川雅人．鍼灸安全性に関する既存のエビデンス（1）．全日鍼灸会誌2004；54（5）：728-743
22) 手塚清恵，北小路博司，斉藤雅人．腎血流動態に対する鍼刺激の影響－カラードプラー法を用いて－．鍼灸osaka2003；19（1）：2003
23) 矢野克人．鍼刺激が腎の微小循環に及ぼす影響．日本伝統医療科学大学院大学研究紀要2009；1：1-8,2009
24) 社団法人日本腎臓学会 編．CKD診療ガイド2012．東京医学社，2012

各論
Chapter 14

高血圧症

筑波大学理療科教員養成施設　徳竹忠司・小林智子
元筑波大学人間総合科学研究科（現厚生労働省労働保険審査会）　鰺坂隆一

定義・原因・発生機序

Point
1. 高血圧の患者には医療機関の受診を勧める。
2. 血圧が高い患者には、他の循環器疾患の有無、メタボリックシンドロームの状態確認を行う。
3. 高齢の高血圧患者には危険因子があることを認識しておく。

1．定義

WHOの提唱により、1960年代から用いられていた血圧値による高血圧の分類は、高血圧・境界域・正常というものであった。その後、WHOや国際高血圧学会など多くの機関により疫学的データを参考としながら基準の改定が行われてきている。「血圧が高い」ことが生存率に影響を与える因子の一つであることが明らかになってきたからである。

表1は日本高血圧学会による成人における血圧値による分類を示している。以前は問題視されなかった血圧の値も縦断的な研究の結果から、加齢とともに「高血圧」へと移行する例があることがわかり、経過観察が求められるようになった。

また、血圧の値では同じグループに分類されていても、身体状況あるいは合併症の程度により危険因子のレベルが異なることも確認されている（表2）。医師による初診時の診察の結果、危険因

表1　成人における血圧分類
（日本高血圧学会．高血圧治療ガイドライン2014より引用）

	分類	収縮期血圧	拡張期血圧
正常域血圧	至適血圧	<120 かつ	<80
	正常血圧	120-129 かつ/または	80-84
	正常高値血圧	130-139 かつ/または	85-89
高血圧	Ⅰ度高血圧	140-159 かつ/または	90〜99
	Ⅱ度高血圧	160〜179 かつ/または	100〜109
	Ⅲ度高血圧	≧180 かつ/または	≧110
	（孤立性）収縮期高血圧	≧140 かつ	<90

子が低・中等・高のいずれに該当するかによって異なった治療計画が適応されることになっている（表3）。治療計画には生活習慣の修正指導も含まれるが、合併症の内容により具体的な指導に個人差があるため、鍼灸師としては一般論的な話をするのではなく、医師の指導にしっかりと従うことを勧める対応が望まれる（表4）。

厚生労働省が実施した「平成23年度 国民健康・栄養調査」の血圧に関係する結果を見ても、「血圧を下げる薬の服用」では40歳代と50歳代では服用率に大きな開きが見られ、血圧値による分類でも、年齢が高くなるほど重症度の高い人が多くなる傾向にあることがわかっている。

鍼灸治療では、高齢患者を対象とする機会が多いことから、腰痛あるいは膝痛などの整形外科的な症状を主訴として来院された患者であっても、治療環境での安全性を高めるために、年齢が高い場合は必ず血圧測定と現病歴の確認が必要となる。

2．原因・発生機序

高血圧症は原因・発症機序から「本態性高血圧症」と「二次性高血圧症」とに大別され、前者のほうが数は多い。二次性高血圧症は明らかな原因疾患（腎実質性高血圧、腎血管性高血圧、原発性アルドステロン症、クッシング症候群、副甲状腺機能亢進症、薬物由来のものなど）が存在するので、正確な診断が必要となる。本態性高血圧症は、身体に備わっている昇圧因子の亢進・降圧因子の

表2　診察室における血圧に基づいた脳心血管リスク
　　　（日本高血圧学会．高血圧治療ガイドライン2014より引用）

リスク層 （血圧以外の予後影響因子）	Ⅰ度高血圧 140-159/90-99mmHg	Ⅱ度高血圧 160-179/100-109mmHg	Ⅲ度高血圧 ≧180/≧110mmHg
リスク第一層（予後影響因子がない）	低リスク	中等リスク	高リスク
リスク第二層（糖尿病以外の1-2個の危険因子）	中等リスク	高リスク	高リスク
リスク第三層（糖尿病、CKD、臓器障害/心血管病）	高リスク	高リスク	高リスク

表3　初診時の高血圧患者管理計画
　　　（日本高血圧学会．高血圧治療ガイドライン2014より引用）

低リスク群	3カ月以内の生活指導で140/90mmHg以上なら降圧薬治療を行う
中等リスク群	1カ月以内の生活指導で140/90mmHg以上なら降圧薬治療を行う
高リスク群	直ちに降圧薬治療を行う

表4　生活習慣の修正項目
　　　（日本高血圧学会．高血圧治療ガイドライン2014より改変）

減塩	6g／日未満
野菜・果物	野菜・果物の積極的摂取
脂質	コレステロールや飽和脂肪酸の摂取を控える、魚（魚油）の積極的摂取
減量	BMI（体重(kg)÷〔身長(m)〕^{2}）25未満
運動	心血管病のない高血圧患者が対象で、有酸素運動を中心に定期的に（毎日30分以上を目標に）運動を行う
節酒	エタノールで男性20〜30mℓ/日以下、女性10〜20mℓ/日以下
禁煙	受動喫煙の防止も含む

抑制が複雑に関連した結果、発生している状態である。

鍼灸師が行えるチェックには、血圧測定・脈拍観察・血管触察があるが、この理学的情報からでは原因・機序について評価することは不十分であるので、医師の管理下に置かれていない「血圧の高い患者」は、まず医療機関への受診を勧めることが重要である。

患者によっては、血圧測定を受ける機会がなかった方も来院する可能性があることと、具体的な自覚症状がないと服薬に対する知識が欠如している場合もあるので、高血圧についての丁寧な説明が必要となる。

症状・理学的検査

> **Point**
> 1 高血圧は自覚症状がない（サイレントキラー）。
> 2 問診では高血圧かどうか判断できないため、必ず検査を行う。
> 3 血管の触察は動脈硬化の状態を推測するために行う。

1．症状

高血圧症患者で合併症が存在していない場合は、サイレントキラーと呼ばれるほど、特異的な自覚症状がないのが一般的である。たとえば「〇〇が痛いから血圧が高くなっている」というような問診でわかりやすいサイン（血圧を確認できる項目）はないため（たまたまそういう患者もいるが、すべての患者に当てはまらない）、検査が必須となる。

日本においても、医師の管理下にある高血圧症患者よりも未受療の高血圧者のほうが多いと言われている。血圧値は加齢とともに上昇するが、その値が病的範囲に入るか否かは個人差があるので、高齢の患者には血圧測定が必須である。

2．理学的検査

前述した通り、鍼灸師に実施可能な高血圧に関する情報収集としては、血圧測定・脈拍観察・血管触察がある。

1）血圧測定

①血圧計

理想的には水銀柱血圧計を用いることが望まれる（ただし水俣条約による制限ないし禁止が法制化される可能性があるので、今後留意する必要がある）。オシロメトリックタイプの自動血圧計でも問題はないが、時折、水銀柱血圧計と比較して測定値に大きな誤差がないことを確認する必要がある。

近年、手関節あるいは手指での自動血圧計が販売されているが、これはあくまでも家庭血圧の測定を意識した血圧計である。鍼灸師も診察に際しては上腕で測定することが望まれる。

なお患者が家庭血圧として手関節あるいは手指での血圧測定を継続されてきていて、記録が残されている場合は、その記録から血圧の高低を判断するというより、変動の状況を観察するという意味で有用となる。この場合、機器の変更を勧める必要はない。

②測定姿勢・安静時間

腰掛け座位。いつでも測定ができる状態で、5分以上の安静をとる。

③測定部位

左右上腕で測定し、収縮期血圧の高い方を採用する。以前は、解剖学的な理由から、右上腕での測定が規定されていたが、より高い値を見逃さないために、上記のようになっている。

④マンシェット装着位置

　測定肢位でマンシェットの幅の中央が心臓（右心房）と同じ高さになるように位置取りをし、しっかりと巻き付ける。

　マンシェットを構成しているゴム嚢・ゴム管・バルブは経年劣化をするので、使用時には空気が漏れていないか等のチェックが必要である。たとえばマンシェットを何かに巻き付けた後に、水銀柱で200mmHgまで圧を上昇させ、1分ほど観察をする。その際に圧力がどんどん低下するようではどこかに空気漏れが発生していることになる。

⑤聴診器

　水銀柱血圧計を用い、聴診法で行う場合は、膜型のみの聴診器が理想である。

2）脈拍観察

　時間に余裕がない時は30秒間の測定結果を2倍にして記載するケースもあるが、必ず1分間の観察結果を記載する。会話中なども含め、患者の橈骨動脈に触れてリズムの状態、欠損の有無を観察する。脈の観察時間が短いと異常を検知できないことがあるので、余裕をもって観察をすることが重要である。

3）血管触察

　血管の触察は動脈硬化の状態を推測するために行う。動脈硬化は加齢により生じるので、年齢からも推察は可能だが、触察でできるだけ情報収集をしておく。

　リズム観察は振動が感知できれば良いが、動脈硬化については、血管自体を触れる必要がある。示指・中指・薬指の末節の指腹で血管を圧迫し若年層の血管との違いを感じ取る。若い血管は弾力性・柔軟性がある。

　また動脈硬化では血管の蛇行が観察される場合がある。極端な例では、通常の走行ルートとは異なるところを血管が通っていることがある。たとえば橈骨動脈は、通常は橈骨茎状突起の前方で拍動を触れるが、蛇行の結果、茎状突起の背側を走行しているケースがある。

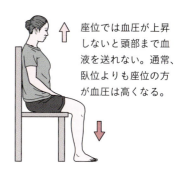

座位では血圧が上昇しないと頭部まで血液を送れない。通常、臥位よりも座位の方が血圧は高くなる。

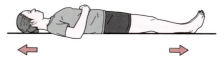

図1　姿勢と血圧

4）血圧値から動脈硬化の有無を推測する

①姿位の違いによる評価

　臥位と座位の収縮期血圧を比較し、臥位の収縮期血圧の方が高い場合は動脈硬化の可能性がある（**図1**）。その理由は、動脈硬化のない場合は、臥位の収縮期血圧の方が座位よりも低値または同値となるからである。つまり、座位時の場合は心臓よりも上方に頭部があるために、そこまで血液を送る圧力が必要になる。このとき心臓よりも下方にある末梢血管が収縮をして容積を減らし、心臓に戻る静脈還流量の減少を防いでいる。しかし、動脈硬化があると心臓よりも下方の容積が減じないために、静脈還流量の減少→心拍出量の減少→収縮期血圧の低下を招く。

　座位のみではなく立位でも同様のことが起こる可能性はあり、高血圧でも立ちくらみを起こすこともある。季節性に血圧が低下する夏季には、鍼灸治療後の体位変換時に気配りが必要となる。

②脈圧の大きさによる評価

　脈圧（mmHg）＝収縮期血圧－拡張期血圧

　脈圧が大きくなるほど心臓障害のリスクが高まるとされている。特に収縮期が高く拡張期が低い状態での大きな脈圧に問題がある。

　脈圧と動脈硬化がどのように関係しているかというと、大動脈のwindkessel作用で説明をするこ

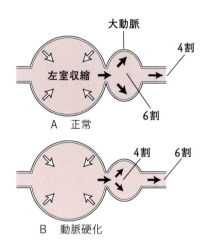

図2　大動脈のwindkessel作用

とができる（**図2**）。

正常な循環器系では左心室の収縮（収縮期血圧）により駆出された血液により、弾力性のある大動脈が一過性に拡張して左心室収縮のエネルギーを緩衝する。そして次に拡張した大動脈が元に戻る時に発生するエネルギーで末梢へ血液を送り出す（拡張期血圧）。

図2Aは正常な状態を示す。大動脈の弾力性が十分にあるために、左室収縮により駆出された血液の6割が大動脈で緩衝され、4割が末梢へ流れる。しかし**図2B**では動脈硬化で弾力性を失った大動脈が、左室収縮により駆出された血液を十分に受け止めることができずに6割が末梢へ流れる。すなわち高い収縮期血圧を作り出す。そして4割が、大動脈が元にもどるエネルギーで末梢へ送られる。すなわち低い拡張期血圧になってしまうということになる。

医療機関で管理を受けていない患者で、年齢が高く、収縮期血圧が高く、脈圧が大きい場合は、仮に肩こりの施術であっても注意が必要となる。

画像検査・生化学検査

Point
1. 高血圧症においては、臓器障害の評価が必須である。
2. 画像検査においては超音波法やMRIにより形態的、機能的異常を評価する。
3. 腎機能障害の評価には、尿蛋白、糸球体濾過率（eGFR）が有用かつ重要である。

高血圧症における臨床検査は、①高血圧による臓器障害、②二次性高血圧の鑑別診断などを目的として行う。ここでは①について述べる。

高血圧症の臓器障害は主に心臓、大血管、腎臓、脳に生じる。

心臓の障害のスクリーニング検査としては胸部X線撮影および標準12誘導心電図が代表的であり、胸部X線による心陰影の拡大（心胸郭比50％以上）および心電図における左室肥大所見の有無などを評価する。しかし、これらの検査の精度は高いとはいえないので、より正確な評価をするには精密な検査が必要であり、心臓超音波検査（**図3**）などが行われる。心拡大は左心室拡張末期径により評価され、心肥大は左室拡張末期における左室壁厚により評価される。高血圧症においては左室収縮機能より早期に左室拡張機能から障害される。拡張機能障害は心臓ドップラー法（**図4**）あるいは核医学検査法により非侵襲的に評価できる。重症高血圧あるいは罹病期間が長期化した高血圧症では拡張機能障害の進行により左心房が拡大し、不整脈（心房細動）を合併することがあり、心原性脳梗塞を発症する危険がある。さらに進行すると収縮機能も低下し心不全を発症する。心機能を反映する血液マーカーとしては脳性ナトリウム利尿ペプチド（BNP）が有用である。

大動脈の硬化は高齢者収縮期高血圧症の発症に

14. 高血圧症

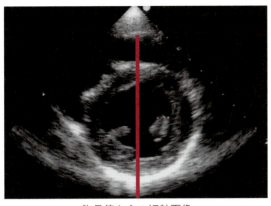

胸骨傍からの短軸画像

左室肥大：左室壁厚12mm以上
左室拡大：左室拡張末期径55mm以上

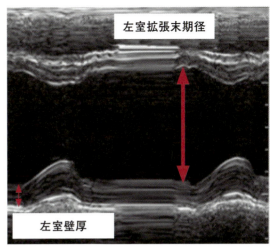

短軸画像のM-モード画像

図3　心臓超音波検査

僧帽弁流入血流速波形

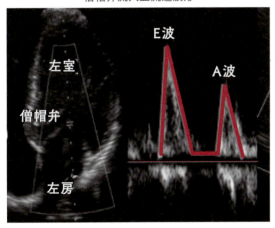

パルスドップラー法による僧帽弁流入部の血流速波形から、左心室拡張機能を評価する。血流速波形は最初の山であるE波（拡張早期血流速波形）と2つめの山であるA波（心房収縮期血流速波形）により構成される。

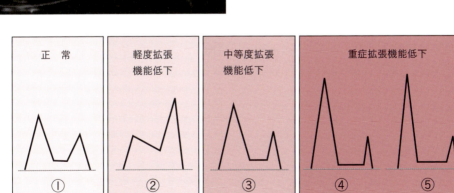

図4　心臓ドップラー法による左室拡張機能の評価

重要な役割を果たす。最近は脈波伝播速度の測定から簡便に動脈の硬化度を評価できる。また、頚動脈超音波検査における内中膜複合体の肥厚度や末梢血管の血管内皮機能検査も高血圧症による血管障害の把握に有用である。

腎臓の機能障害は尿検査（蛋白尿の有無）および血液生化学検査（尿素窒素、クレアチニンの濃度上昇など）によりスクリーニングされる。血中クレアチニン濃度の上昇は腎機能障害が中等度以上進行したことを示唆する所見である。早期の腎機能障害の評価には尿中微量アルブミン排泄量が有用とされている。さらに精密な腎機能の評価には糸球体濾過量の測定などが必要であるが、最近は簡便に推算可能（eGFR）となっている。

脳（血管）の障害評価にはMRI（MRA）が有用である。また、眼底検査は高血圧症による動脈血管病変の評価に有用である。

現代医学的治療

Point

1. 病態ごとに降圧治療目標値が設定されている。
2. 機序の異なる降圧薬の併用が血圧コントロールに有効である。
3. 治療抵抗性高血圧においては、その原因検索が重要である。

高血圧症の治療の基本は生活習慣の改善にある。それでも十分な降圧が得られない場合には降圧薬による治療の適応となる。病態ごとの降圧治療目標値を表5に示した。日本高血圧学会の高血圧治療ガイドライン2014では第一次選択薬として、カルシウム拮抗薬、アンジオテンシンⅡ受容体拮抗薬（ARB）、アンジオテンシン変換酵素阻害薬（ACE）、利尿薬、β遮断薬の5種類の範疇の薬剤を推奨している。2009年のガイドラインで第一次選択薬であったα遮断薬は今回の改訂版では除かれた。

降圧薬の選択には年齢、合併症の有無、血圧の日内変動などを考慮する。合併症のない高齢者高血圧症の場合には、第一次選択薬としてはカルシウム拮抗薬、ARB、ACE、利尿薬が推奨されているが、利尿薬の使用量は少量が望ましいとされている。急激な降圧は低血圧や脳虚血を誘発する危険があり避けるべきである。糖尿病は高血圧症の合併により予後が悪化することが知られており、より厳格な降圧が求められる。第一次選択薬はARB、ACEであり、他の合併症の有無や降圧状況に応じて他剤を追加する。β遮断薬および利尿薬はインスリン抵抗性に悪影響を及ぼす可能性がある。心疾患を合併した高血圧症においては、心肥大退縮効果を有するARB、ACEおよび長時間作用型カルシウム拮抗薬が選択される。虚血性心疾患を合併している場合には、病態に応じてカルシウム拮抗薬あるいはβ遮断薬を単独あるいは他の降圧薬と併用で用いる。心不全合併例においては、ARB、ACE、ある種のβ遮断薬に予後改善効果があることから第一次選択薬として用いられる。さらに、利尿薬、アルドステロン拮抗薬も有用である。早朝高血圧に対しては就寝前のα遮断薬服用が有効である。主要降圧薬の適応病態を表6に示した。

1剤のみの降圧薬による血圧の適正なコントロールが困難となった場合、2剤以上の降圧薬を併用することが推奨されている。それは1剤の高用量服用は副作用の危険が高まることに加え、機序の異なる薬剤の併用により相乗的降圧効果が期待されることによる。服薬数が増えると服薬コンプライアンスが悪くなる傾向があるが、その対策と

して最近は異なる機序の薬剤の配合剤が使用可能である。

機序の異なる3剤の降圧薬を用いても血圧が目標まで下がらない場合、治療抵抗性高血圧と定義される。服薬コンプライアンスの問題（飲み忘れ）が無ければ、二次性高血圧の可能性（最も多いのは原発性アルドステロン症）、もしくは睡眠時無呼吸症候群の合併などを疑い、精査する。

表5　高血圧患者の降圧治療目標値
（日本高血圧学会．高血圧治療ガイドライン2014より引用〔一部修正〕）

	診察室血圧	家庭血圧
75歳未満患者	140/90mmHg未満	135/85mmHg未満
75歳以上の患者*	150/90mmHg未満	145/85mmHg未満（目安）
糖尿病患者	130/80mmHg未満	125/75mmHg未満
CKD**（蛋白尿陽性）患者	130/80mmHg未満	125/75mmHg未満（目安）
脳血管障害・冠動脈疾患患者	140/90mmHg未満	135/85mmHg未満（目安）

*75歳以上の患者については忍容性があれば、75歳未満患者と同じ目標を適用する
**CKD：慢性腎臓病（chronic kidney disease）

表6　主要降圧薬の適応病態
（日本高血圧学会．高血圧治療ガイドライン2014より引用〔一部修正〕）

	Ca拮抗薬	ARB/ACE	サイアザイド系利尿薬	β遮断薬
左室肥大	●	●		
心不全		●2)	●	●2)
頻脈	●1)			●
狭心症	●			●4)
心筋梗塞後		●		●
CKD（蛋白尿−）	●	●	●	
CKD（蛋白尿＋）		●		
脳血管疾患慢性期	●	●	●	
糖尿病／MetS		●		
骨粗鬆症			●	
誤嚥性肺炎		●3)		

Ca拮抗薬：カルシウム拮抗薬
ARB/ACE：アンジオテンシンⅡ受容体拮抗薬（ARB）／アンジオテンシン変換酵素阻害薬（ACE）
MetS：メタボリックシンドローム
1）非ジヒドロピリジン系のみ。2）少量から開始し、注意深く漸増する。3）ACEのみ。4）冠攣縮性狭心症には注意深く使用

運動療法と鍼灸治療

> **Point**
> 1　基本は鍼灸治療より、リスク管理に重点を置く。
> 2　鍼では血圧変動に影響を及ぼす身体的な不具合に対応する治療を中心にする。
> 3　高齢者では低負荷の運動で効果が見られることがある。

1．運動療法

　前述したとおり、高血圧は自覚症状がないまま進行する。膝痛や腰痛の人でも高血圧の可能性がある。検査してみないとわからないため、そういう患者に運動を勧めると、リスクを高めることにつながることもある。

　高血圧治療の第一選択は鍼や灸治療ではなく、状態の観察などリスク管理である。

　結論から言えば、血圧に効く鍼治療、灸治療の方法は確認されていない（後述）。そのため高血圧患者が抱える各愁訴に個別に対応していくことが前提となる。愁訴・体調不調の改善が夜間の血圧を下げるという調査もある。

　運動療法は循環器の疾患の基本治療なので、循環器の医師の指導に基づいて行う。医院に通っていて、血圧が高くても緊急事態的に高くない場合は1カ月から3カ月、表4の通り経過観察が基本となる。その中に運動療法も含まれており、主にウォーキングや体操を行う。高血圧に対して運動療法で効果が出るのは高齢者であり、若年層ではない。高齢者では極端な運動はなく、低負荷の運動を行うだけで十分である。

　なお注意点としては、狭心症、弁の異常など運動制限がある高齢者に対しては、「血圧が高いから運動しましょう」と指導するのは避ける。高血圧であるために動脈硬化や狭心症を起こしている患者が運動により発作を起こした例もある。鍼灸師では狭心症や、弁の異常は判断できないので、鍼治療を行う際は、必ず医師の治療と並行して行う。

2．鍼灸治療

　本態性高血圧症患者の病態の一つに総末梢血管抵抗の増大が挙げられる。降圧薬の研究と適切な処方が現在ほどでなかった時代には、鍼灸治療の高血圧に対する研究は多く行われていた。

　鍼に関する先行研究の中には降圧効果が現象として認められる論文も多数報告されているが、近年では高血圧に対する研究論文の数はかなり減少している。その理由の一つに降圧薬による随時血圧の良好なコントロールがあげられる。「高血圧」という病態に鍼灸が有効であることを証明するには、高血圧が正常になることの証明が必要になるが、健康を意識している患者の多くが降圧薬を服用して、随時血圧が正常範囲にあるため、鍼灸に降圧効果があるとしても、鍼灸師単独の研究ではそれを証明することは困難である。

　また、血圧値の下降を期待した、鍼灸治療の研究は経過観察に時間がかかることが予想されるため、患者の受療意欲の持続が難しくなる。

　そこで、高血圧を有する患者の鍼灸治療としては、直接的に降圧効果を目指すのではなく、血圧変動に影響を及ぼす身体的な不具合に対応する治療を行うことでストレスからの解放を目指すところに主眼を置く。

　具体的には、高血圧の原因と直接関係がない退行性病変に伴う痛みやこり、入眠困難や早期覚醒などに対してのリラクゼーション等を中心とする。

　患者が感じている愁訴に適宜対応することになるので、具体的な治療内容は愁訴ごとに異なることになる。治療に際しても痛み等を与えないよう、できるだけストレスを感じさせないことが重要である。

■ 症例

54歳、女性、身長156cm、体重55kg

[主 訴]
　頭重感

[診断名]
　本態性高血圧症

[現病歴]
　5年前から健康診断で血圧が高いと指摘を受けていたが、特別な合併症はなかった。そのため非薬物療法として、適度な運動、減塩食、生活リズムの保持を心掛けていた。
　しかし、頭重感が次第に現れ、近医を受診したところ、高血圧症の診断を受け、降圧利尿剤の服用を開始した。既往歴、家族歴ともに特記すべき事項はない。心電図、血液検査、胸部X線検査、尿検査などにも異常は認められていないという。

[治 療]
　治療は循環改善の目的で、下腿部の冷えを訴える患者などに用いている低周波鍼通電療法（筋肉パルス）を行った。
　刺鍼部位は前脛骨筋の足三里（＋）、長指屈筋と長母指屈筋の三陰交（－）。筋収縮に伴い、足指と足関節に不快感が出ないように注意して、1Hzで20分間の通電を行った

[経 過]
　基本は前述の筋肉パルスを行ったが、来院時の主観的データにより施術部位をその都度変更した。高血圧については服薬と生活指導をこれまで通りに継続をしていただいた。
　その結果、最低血圧の日内変動には変化がなかったが、基礎血圧、随時血圧（昼・夜）ともに治療開始時よりも下降を示した。

[まとめ]
　下腿に通電して、足の温度が上がる人は血圧が下がる傾向にある。血流が良くなり、抵抗が下がった結果、血圧も下がるものと推察される。むくみや冷えのある方にその傾向が見られたので、試す価値はあると考えている。

参考文献

1) 日本高血圧学会高血圧治療ガイドライン作成委員会．高血圧治療ガイドライン2014．日本高血圧学会，2014．
2) Systolic Blood Pressure, Diastolic Blood Pressure, and Pulse Pressure as Predictors of Risk for Congestive Heart Failure in the Framingham Heart Study :Agha W. Haider, MD, PhD; Martin G. Larson, ScD; Stanley S. Franklin, MD; and Daniel Levy, MD :Ann Intern Med. 2003;138(1):10-16
3) 小澤利男．脈圧測定の臨床：Arterial Stiffness．メディカルビュー社，2005
　 http://www.arterial-stiffness.com/pdf/no08/009_015.Pdf
4) 田中豊治，八木繁．本態性高血圧症－その成因を中心として－：臨床医のための病態生理学講座循環器．メディカルビュー社，1986．p.415-422
5) 徳竹忠司，他．本態性高血圧症に対する鍼灸治療研究．In：鍼灸臨床の科学．医歯薬出版株式会社，2000．p.207-236

各論
Chapter 15

前立腺炎・膀胱炎

筑波大学理療科教員養成施設　濱田淳

定義・原因・発生機序

Point

1. 前立腺炎は男性特有の疾患である。
2. 膀胱炎は女性の疾患として認識されている。間質性膀胱炎と呼ばれるタイプは前立腺炎との関連が無視できなくなってきている。

1．前立腺炎

1）概要

　泌尿器科領域において、前立腺疾患で問題となるのは排尿障害と癌である。排尿障害のうち排尿困難と頻尿は、ともに前立腺肥大症との関連が強いが、前立腺炎の一部症状としてみられることもある。前立腺炎は他の前立腺疾患に比べて、急性のものでない限り、強い障害を起こしたり、致命的となることは少ないが、患者数としては比較的多い。

　前立腺炎は良性疼痛性疾患で、病型は急性炎症と慢性炎症に分けられる。急性前立腺炎は尿路感染症（urinary tract infection：UTI）として取り扱われ、若年から中年まで、いわゆる「生殖年齢」者では感染（細菌性やクラミジアなど）によるものが多い。中高齢者は慢性で感染が明確でない場合も多い。

　病型分類はDrach分類（**表1**）が長く使用されてきた。これはMeares & Stameyの4検体採取法（4 glass test）という、煩雑な尿検査法を実施しなければならない。そのため実際には外来で実施される機会は少なく、臨床症状による診断が行われてきた。このことにより病因解明や治療方法の確立がなされないまま、患者QOLが長期にわたり著しく障害されることも多かった。

　この状況を打開するため、American Urologist Association（AUA）はNational Institutes of Health（NIH）で2回のコンセンサス・ミーティング（1995年、1998年）を行い、新病型分類（NIH分類：**表2**）とNIH-CPSI（chronic prostatitis symptom index）を提唱、現在は日本語版（**表3**）も作成され、汎用されている。2005年にはInternational

表1　Drach分類（Meares & Stameyの4検体採取法による）

病型	白血球	EPS所見
細急性細菌性前立腺炎	＋	＋
慢性細菌性前立腺炎	＋	＋
非細菌性前立腺炎	＋	－
前立腺痛（Prostatodynia）	－	－

表2 NIH分類（1999）

カテゴリーI	急性細菌性前立腺炎
カテゴリーII	慢性細菌性前立腺炎
カテゴリーIII	慢性非細菌性前立腺炎／慢性骨盤部痛症候群（CPPS）
	a 炎症性慢性骨盤部痛症候群
	b 非炎症性慢性骨盤部痛症候群
カテゴリーIV	無症候性炎症性前立腺炎

表3 NIH-CPSI
鑑別のためではなく、重症度を評価するスコアである。本質は疼痛の程度を評価するNSRである。

慢性前立腺炎症状スコア
Chronfc Prostatitis Syndrome Index

以下の質問で、当てはまる答えの□に✓印をつけてください

痛みあるいは不快感について

1. 最近1週間、あなたはどの部位に痛みあるいは不快感を感じましたか？
   - a. 陰嚢と肛門の間（会陰部）　　　　　　　　　　　□はい □いいえ
   - b. 精巣（睾丸）　　　　　　　　　　　　　　　　□はい □いいえ
   - c. ペニスの先（排尿と関係しないもの）　　　　　　□はい □いいえ
   - d. 下腹部、恥骨部ないし膀胱部　　　　　　　　　□はい □いいえ

2. 最近1週間、以下のことを感じましたか？
   - a. 排尿中の痛みないし灼熱感　　　　　　　　　　□はい □いいえ
   - b. 射精時あるいはその後の痛みないしは不快感　　□はい □いいえ

3. 最近1週間、これらの痛みあるいは不快感はどの程度の頻度でありましたか？
   - □ 全くない
   - □ まれに
   - □ ときどき
   - □ しばしば
   - □ だいたいいつも
   - □ 常に

4. 最近1週間、あなたの痛みあるいは不快感の程度を平均すると、どのくらいですか？ 全く痛くないのを0点、想像できる限りもっとも痛い痛みを10点として、何点になりますか？ 0～10の数字でお答え下さい。

   全くない ◀◀ □ □ □ □ □ □ □ □ □ □ □ ▶▶ これ以上の痛みはない
   　　　　　　0　1　2　3　4　5　6　7　8　9　10

排尿について

5. 最近1週間、どの程度の頻度で、排尿時に尿が膀胱のなかに残っていると感じましたか？
   - □ 全くない
   - □ 5回に1回以下
   - □ 2回に1回よりは少ない
   - □ だいたい2回に1回
   - □ 2回に1回以上
   - □ ほとんど毎回

6. 最近1週間、どの程度の頻度で、排尿後、2時間以内にもう1度行くことがありましたか？
   - □ 全くない
   - □ 5回に1回以下
   - □ 2回に1回より少ない
   - □ だいたい2回に1回
   - □ 2回に1回以上
   - □ ほとんど毎回

症状の影響

7. 最近1週間、あなたの症状はあなたが日常行っていることにどの程度妨げになりましたか？
   - □ 全くない
   - □ すこし
   - □ あるていど
   - □ すごく

8. 最近1週間、どの程度症状のことが気になりましたか？
   - □ 全くない
   - □ すこし
   - □ あるていど
   - □ すごく

Quality of Life

9. 最近1週間の状態が、今後も続くとしたらどう感じますか？
   - □ 非常に満足
   - □ 満足
   - □ ほぼ満足
   - □ 満足、不満足どちらでもない
   - □ やや不満
   - □ 不満
   - □ 全く我慢できない

Consultation on Urological Diseases（ICUD）のコンセンサス・ミーティングが開催され、エビデンスの評価がなされ、推奨検査と推奨治療が発表されている。

2）病態仮説

慢性前立腺炎には様々な病態が提唱されている。代表的なものを以下に挙げる。

①骨盤底筋・神経の機能障害

尿道周囲の平滑筋や外尿道括約筋の緊張亢進により、尿道抵抗の増加や尿流量の減少が出現する病型である。筋由来の痛みもこのカテゴリーに入ると考えられる。

②骨盤内鬱血

漢方薬投与の根拠となるものだが、確証がなかった。3次元MR静脈造影法や超音波エコー法などにより炎症所見のない患者の多くで前立腺被膜静脈の拡張、陰部静脈叢の拡張、膀胱後部静脈叢の拡張、内陰部静脈の途絶、腹圧による静脈逆流という所見が認められた。

③間質性膀胱炎

前立腺炎と間質性膀胱炎（後述）は類似の所見が見出されることが多い。

④精神医学的要因・病変

精神的要因の関与が強いとされる例は、かなり以前から多くの報告がある。精神医学的異常と決めつけてしまうと、泌尿器科領域の器質疾患を見落す可能性がある。

この領域の権威、カナダのクイーンズ大学のJC Nickelが2010年に来日し、「雪の結晶仮説」を提示し、複数の病態が絡んでいるとの見解を示した（図1）。

2．膀胱炎

1）概要

膀胱炎は尿道から細菌（多くの例で大腸菌）が入り込むことで起こる感染症で、基礎疾患を有する複雑性膀胱炎と基礎疾患のない単純性膀胱炎に大別される。単純性膀胱炎は細菌による急性膀胱炎で、女性に多く見られる。性的活動の盛んな若年層から中年層で多く見られる。更年期では、エ

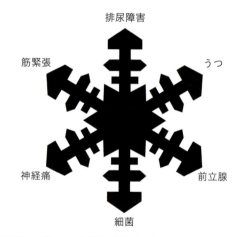

前立腺が原因	61%	骨盤筋の筋緊張	53%
細菌感染	16%	排尿障害	52%
神経痛	37%	うつなど精神的な側面	34%

図1　ニッケルの雪の結晶仮説

ストロゲン低下により粘膜萎縮が起こり、感染を起こしやすくなる。

男性では解剖学的な理由から膀胱感染が少なく、膀胱炎は女性の疾患として認識されているが、間質性膀胱炎と呼ばれるタイプのものは、前立腺炎との関係が示唆される。

間質性膀胱炎とは、原因不明の特殊な病態を有する疾患である。かつては女性（中高年に多い）のみの疾患とされていたが、近年男性においても認められることが確認された。しばしば前立腺炎患者として紹介されてきたことがあるが、症状の訴え方が過剰なことが多く、重度の頻尿状態を呈する（慢性で、増悪緩解を繰り返す）。膀胱の軟部組織が異常を起こし、尿が多くたまると粘膜が裂けて出血し始め、傷になったり、潰瘍を形成して痛みを生じる。これは臓器内部の損傷であり、鍼で施術しにくい状態である。

2）原因・発生機序

女性の場合は大腸菌感染が多く（急性膀胱炎）、男性の場合は前立腺癌の放射線外部照射療法に伴う放射線性膀胱炎（術後の血尿や下血の原因になる）が起こりうる。急性膀胱炎は性交、排尿を我慢することなどが誘因となる。複雑性膀胱炎の基礎疾患としては、前立腺肥大症に伴う尿路障害や、

急性腎盂腎炎などがある。

一方、間質性膀胱炎は前述したとおり、原因不明とされている。「膀胱は心の鏡」という諺があるように、ストレスや疲労により膀胱炎になりやすくなると言われている。

急性膀胱炎は抗菌剤服用で治癒するので、鍼灸治療は、更年期の易感染性によるものや尿道症候群（urethral syndrome）と呼ばれる原因不明のもの（「女性の慢性前立腺炎」とあだ名がついている）、反復性のもの、複雑化・慢性化あるいは難治化したもの、ストレス性のものに対して行う。

症状・検査・鑑別

Point

1. 慢性前立腺炎の疼痛は軽度から強度まで様々で、排尿困難、頻尿、性機能障害等を伴うこともある。一般的に症状が改善しにくい。
2. 前立腺炎が前立腺肥大症と合併していることもある。鑑別上問題となる筋骨格系組織には恥骨結合炎、仙腸関節障害などがある。
3. 膀胱炎は問診（症状や排尿に関わる習慣、性生活など）から推測でき、医療機関での検査・治療も一般的に容易である。

1．前立腺炎

1）症状

慢性化した前立腺炎は下腹部、鼠径部、会陰部、陰嚢部、腰殿部、仙骨部、尾骨部、肛門周囲、大腿部など骨盤部の広範囲に疼痛や不快感などが認められる。疼痛の程度は、かゆみや違和感といった軽度のものから、灼熱感等のような強度のものまで多様である。また残尿感、排尿痛、排尿時不快感、排尿困難、頻尿、夜間尿、射精痛および不快感、いわゆる不定愁訴的な症状が付随している場合が多い。訴えは多くの器質的要素が錯綜しているが、中でも神経症的要因は頑固で治療に反応しにくいことから、医師と患者の間で溝を生ずることが多い。

これまで漠然と精神身体症候群的存在（前立腺神経症、前立腺性格などの語がある）として深く追求されないまま放置された感があったが、最近この疾患はSinakiやSeguraのいうpelvic floor tension myalgiaに属する筋緊張症候群（骨盤底筋群から末梢におよぶ広い範囲の自律神経失調症である可能性が示唆され、このような異常はやがて組織の乏血を来たし、線維化をもたらし、器質的狭窄に至る可能性がある）と、前立腺圧痛が存在するが炎症症状を欠く症例群の2種類が混在すると考えられている。しかし、両者の病態が合併することも少なくない。

臨床所見をよくみると、前立腺関連領域ととらえることのできる会陰部、鼠径部、腰部、下腹部などの疼痛や不快感を訴える例、痔核を有するものもしばしば見られることは、前立腺に限局した病態とするよりも、骨盤底全体にわたる共通する病態を考える方が妥当であろう（骨盤内うっ滞症候群）。

2）生化学検査など

①Meares&Stameyによる4検体検査法

現在まで、すべての研究がこの検査法に基づいて、病態を4型のうちどれに分類するかというところから始まっている。症状の軽重、尿路感染症や排尿異常などの既往歴を聴取することと、初発尿（VB_1）と中間尿（VB_2）を採取してから診察に入ることになる。VB_1およびVB_2を採った後に前立腺マッサージを行って前立腺圧出液（EPS

を採取する。これが十分に採れないときはさらに少量採尿し、代わりの検体とする（マッサージ後排尿：VB_3）。このマッサージで十分な検体を得ることが診断上重要となっている。

EPS鏡検の段階で前立腺炎と炎症所見のないものが鑑別される。これはEPS中の白血球数によってなされるが、その正常値は研究者によって多少の違いがみられる。しかし、現在では強拡大1視野当たり10個以上を炎症ありとすることが多い。

②超音波断層診断

症状の軽度な一般的な慢性前立腺炎では、いまだ十分に診断価値が高いと認められてはいない。慢性前立腺炎患者では、前立腺の不均一なエコー像に加え周囲静脈の拡大などがみられる。前立腺結石がX線上で認められない多くの例で、超音波により認められることもある。

③前立腺の触診

形態、大きさなどはほぼ正常で、硬結、腫脹もほとんど認められない。前立腺の局所所見は、急性細菌性炎は特徴的な所見を示すが、一般の慢性炎の場合にはない。

④サーモグラフィ

骨盤内鬱血が下肢末梢血管収縮を生じさせ、その結果、足部皮膚温度の低下につながるものではないかとの仮説を立て、サーモグラフィにより慢性前立腺炎患者と相応の対照群との間で足背と足趾の温度を比較した報告があり、温度差において両群間に有意差が認められた。慢性前立腺炎では患者間でかなり皮膚温にばらつきがみられたが、対照群と比べて約3〜4℃温度が低く、下腹部の皮膚温低下も認められることがあった。

3）症状による鑑別

急性細菌性炎は発熱が最も特徴的な症状で、全身倦怠感が強いことが多く、細菌尿を伴い、強い膀胱刺激症状を訴えることが多い。慢性前立腺炎では症状が比較的軽微である。なお、肥大した前立腺は易損性を有し、外部からの圧迫などで炎症を起こすことがあるため、前立腺肥大症に対する生検や切除術後には前立腺炎状態になる。NIH分類（表2）カテゴリーⅢb（Drach分類の「前立腺痛」）は、単に自覚症状のみの疾患といえる。

4）鍼灸臨床における鑑別

鍼灸臨床では採尿をはじめとした検査ができないので、以下のことに留意する。

①筋骨格系組織の障害を鑑別する

・慢性鼠径部痛症候群（スポーツヘルニア）、恥骨結合炎
・腱付着部炎：坐骨結節周囲炎、内転筋起始部炎、大腿直筋腱炎、腹直筋付着部炎、他
・股関節障害、仙腸関節障害、仙尾関節障害、関節周囲炎（滑液包炎を含む）
・陰部神経障害：腰椎変性疾患に伴う馬尾障害、神経走行部での障害（陰部神経管における神経絞扼）
・筋障害：肛門挙筋、尾骨筋、内閉鎖筋、股関節周囲筋障害（腸腰筋、内転筋起始部炎）、他

②鍼灸臨床上、重要な体表所見

中高年の男性で、骨盤部の広範囲に疼痛や不快感があった場合は前立腺炎を疑い、上述した筋骨格系の病態や骨盤内鬱血症状と鑑別するため、下記の所見の有無を確認する。下記の所見が多いほど、前立腺炎の可能性が高い。ただし膀胱直腸障害などがある場合は速やかに医療機関に精査を依頼する。

・恥骨上部の硬結、むくみ、冷え
・尾骨周囲の硬結
・殿裂の異常
・会陰部、坐骨結節周囲の圧痛、大殿筋の萎縮
・放散痛（大腿内転筋群など）
・下肢の冷え、違和感、など

なお、関連痛のパターン（表4）をみると、従来、泌尿器科以外で取り扱われていた原因不明の内臓器系疼痛性疾患の一部が筋骨格系障害に含まれるのではないかと推測できる。参考までに以下に列挙しておく。

・恥骨直腸筋症候群
・挙筋（攣縮）症候群、肛門挙筋（攣縮）症候群
・一過性直腸神経痛
・過敏尾骨、尾骨痛
・消散性肛門直腸痛

表4 関連痛パターン
(Potts JM, O'Dougherty E. Pelvic floor physical therapy for patients with prostatitis. Current urology reports 2000;1:155-8をもとに作成)

関節／筋	関連痛パターン
仙腸関節	大腿後面、殿部、骨盤底
腸腰筋	体幹外側、下腹部、腰部、大腿前面、性器痛
梨状筋	腰部、殿部、骨盤底
恥骨尾骨筋	骨盤底、直腸、殿部
内外閉鎖筋	骨盤底、殿部、大腿前面
股関節内転筋群	鼡径部、骨盤内部、大腿前面および大腿内側

・会陰下垂症候群
・骨盤底緊張性筋痛症、骨盤底部症候群、骨盤痛症候群

2．膀胱炎

1）症状

膀胱炎には、排尿痛、頻尿、尿混濁という3大症状がある。発熱を伴うこともあるが、高熱の場合は急性腎盂腎炎などを疑う。問診で症状を確認し、排尿に関わる習慣、性活動や性生活に関する事項、トイレに行きにくい職業・職場かなどを尋ねることで、膀胱炎を推測することができる。

間質性膀胱炎は、膀胱痛、膀胱不快感、頻尿、尿意亢進などが起こる。

2）検査

急性と慢性膀胱炎は、尿沈渣検査で膿尿を検査することで診断される。容易に診断できるため、泌尿器科医のみならず、内科医や婦人科医でも相談でき、治療を受けられる。

間質性膀胱炎では、膀胱鏡を使った検査が実施され、この疾患特有の、膀胱粘膜の潰瘍などが確認され、確定診断される。

現代医学的治療

Point

1 前立腺炎は病因・病態が多種多様に錯綜しているため様々な方法が行われる。治療初期には抗菌剤や前立腺調整剤が用いられることが多い。
2 急性膀胱炎は感染症であるため抗菌剤が用いられるが、ストレス性膀胱炎や間質性膀胱炎に対しては、基本的には膀胱訓練や日常生活の改善を行う。

1．前立腺炎

病因・病態が多種多様に錯綜しているため様々な方法が行われるが、薬物療法中心となる。現在ではα-ブロッカーやマイナートランキライザーがもっとも有効であると言われている。骨盤内鬱血を漢方では「瘀血」という表現でとらえている。これを改善する目的で漢方薬やセルニルトン等の生薬が有効であるとする報告も散見される。また、ハイパーサーミア（高温治療）等の物理療法も適応となっている。

非細菌性炎の治療方針は一定したものは確立されていないが、細菌性炎が潜在すると考えて抗菌薬が投与される場合が少なくない。

2．膀胱炎
1）膀胱炎
急性膀胱炎は感染症であるため、ニューキノロン系の合成抗菌剤などが使用される。慢性の複雑性膀胱炎では、急性腎盂腎炎などの基礎疾患の治療に専念する。

ストレス性のものについては、尿意を我慢する膀胱訓練や低周波治療が実施されることもある。患者の訴えをよく傾聴することが大事である。

2）間質性膀胱炎
決定的な治療法は確立されておらず、内服治療では抗ヒスタミン剤やステロイドなどが処方されることもある。膀胱を水圧で拡張する手術や膀胱内に薬剤を注入する処置が行われることもある。日常生活指導により、症状の軽減を図る。

鍼灸治療・運動療法

> Point
> 1 筋攣縮が痛みの原因と考えられる場合には低周波鍼通電療法（筋パルス）を行う。
> 2 灸は全身状態の改善や排尿障害の改善に用いる。
> 3 スタンフォード大学方式の筋リラクゼーション法が推奨されている。

1．前立腺炎の鍼治療

病態と臨床症状とを関連づけてみると、主症状である前立腺領域の関連痛は、骨盤内の外尿道括約筋を主とした筋の過緊張によってもたらされ、この変化が前立腺周囲や下肢の血行動態異常、排尿異常などを引き起こしてくるのではないかと思われる。頭痛の原因としての筋緊張、また肩こりなどの肩部痛などと同じ要因が考えられ、慢性骨盤部痛症候群（カテゴリーⅢb）もこれに類似した病因と考えても矛盾がないように思われる。前述したように、NIH分類では、pelvic floor tension myalgiaの提唱をきっかけとして、慢性骨盤部痛症候群（Chronic Pelvic Pain Syndrome；CPPS）というカテゴリーで、前立腺とは無関係だが、あたかも前立腺炎のような症状を呈している症例群をまとめている。つまり、CPPSの原因の1つとして、筋骨格系障害の関連痛をはじめ様々な原因を想定しなければならなくなったのである。

Mayo ClinicのM Sinakiによる「pelvic floor tension myalgia」や、京都府立医大の鴨井による「内閉鎖筋緊張から起こる内陰部静脈圧迫」など、運動器系の病態が原因として存在することが明らかになっている。それらを受けて、筆者が所属する筑波大学理療科教員養成施設では、筋を主体とした病態組織に対して低周波鍼通電療法を行っている。

具体的には、前項で述べた筋攣縮が痛みの原因と考えられる場合には、当該筋に対する刺鍼や筋パルスを行う。実際の施術においては、愁訴部位の特殊性もあり、なかなか実践しにくいことがあるが、施術内容は患者の愁訴部位により決定している。現時点でスタンダードに行っているもののうちいくつかを以下に挙げる。

なお、使用鍼は多くは2寸－3番鍼で、内閉鎖筋や陰部神経に対して施術する場合は3寸－5番鍼を使用し、通電は1Hz、15～20分である。鍼通電治療に先立ち、置鍼で様子を見る。置鍼で効果が出る例は改善が早い。

1）恥骨上縁アプローチ
陰茎背神経刺激と解釈しうるような刺法である。曲骨や横骨付近から、恥骨の裏を滑らせるように、

膀胱との間（恥骨後隙あるいは膀胱前隙）に鍼を刺入していく。前立腺の近くまで刺して（約5 cm）、置鍼または通電する（図2）。

2）仙骨後面アプローチ

明治国際医療大学の北小路博司、本城久司らが行っている刺法である。中髎から仙骨後面骨膜を刺激する。

3）内閉鎖筋アプローチ

尾骨の傍ら（仙結節靭帯内縁）から内閉鎖筋を狙う刺法である（図3〜図9）。前述の鴨井によると、骨盤内鬱滞の改善が期待できる。また、Alcock管（陰部神経管）内での陰部神経絞扼による陰部神経痛にも有効である。具体的な手順は下記の通りである。なお内閉鎖筋の放散痛（Referred pain）は、骨盤底、殿部、大腿前面に生じるとされている。

【内閉鎖筋の形態】

図3の左側にあるのが内閉鎖筋で、濃い赤は筋腹、うすい赤は腱を示す。全体的には団扇状と考えると良い。団扇の柄の部分が、付け根で90°曲がっている状態である。筋腹は閉鎖孔を内側から塞ぐように付着している。筋線維は後方へ走り腱

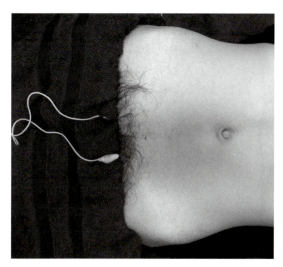

図2　恥骨上縁アプローチ

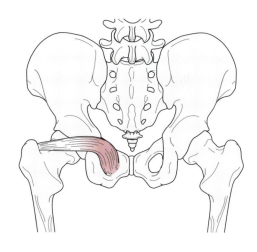

図3　内閉鎖筋の形態
　　（濵田淳．内閉鎖筋への刺鍼法．医道の日本 2014；73より転載）

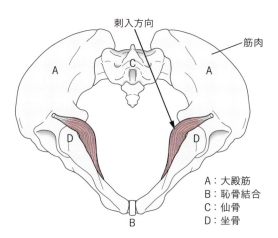

図4　横断面における内閉鎖筋の形態と刺入方向
　　（濵田淳．内閉鎖筋への刺鍼法．医道の日本 2014；73より転載）

A：大殿筋
B：恥骨結合
C：仙骨
D：坐骨

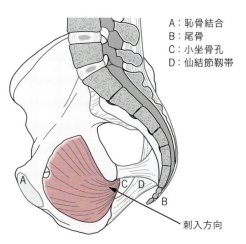

図5　矢状断面における内閉鎖筋の形態と刺入方向
　　（濵田淳．内閉鎖筋への刺鍼法．医道の日本 2014；73より転載）

A：恥骨結合
B：尾骨
C：小坐骨孔
D：仙結節靭帯

に移行し、小坐骨切痕で90°外方へ屈曲して大転子の後方に着いている。

図4と図5は、内閉鎖筋の骨盤内での位置、鍼の刺入方向をそれぞれ示している。

【患者の姿勢】

伏臥位になってもらい、殿裂が出るくらいに衣類を下げる（図6）。股関節内旋位のほうが筋収縮による動きを確認しやすい。

【施術者の位置】

右利きの場合、患者の左側で骨盤部付近に位置する。手前（患者左側）刺入時には、左斜め（患者頭側方向）に構えると、手関節に負担をかけずに行える。向こう側（患者右側）刺入時には、右斜め（患者足側方向）に構えると良い。

【使用鍼】

3寸-5番のディスポーザブル鍼を用いる。通常の臨床で用いるものに比べて長く太径なので、刺入の直進性が保証されるが、刺入する側の者としては、深い刺入で強い痛みが出るのではないかという先入観をもちがちである。

【押手の形】

母指および示指を伸ばして押手をつくり（ピン

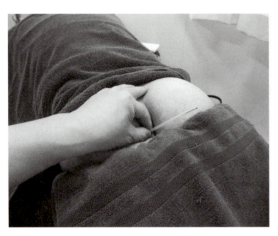

図6 左側の内閉鎖筋に刺入する場合の押手の形
（濵田淳．内閉鎖筋への刺鍼法．医道の日本
2014；73より転載）

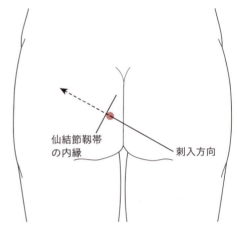

図8 仙結節靱帯内縁、尾骨寄りに押手を設定して刺鍼（濵田淳．内閉鎖筋への刺鍼法．医道の日本
2014；73より転載）

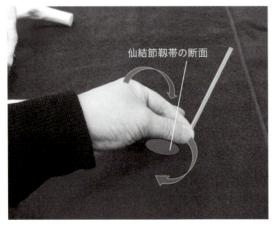

図7 押手の設定（矢印方向に手や押手を動かす）
（濵田淳．内閉鎖筋への刺鍼法．医道の日本
2014；73より転載）

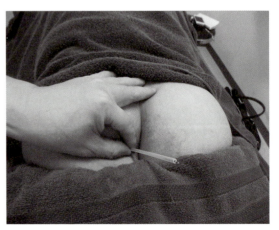

図9 左の上前腸骨棘か大転子上縁に向けて刺入
（濵田淳．内閉鎖筋への刺鍼法．医道の日本
2014；73より転載）

セット状)、できるだけ指先で鍼をはさむ（図7)。この指先を殿裂に入れ込むようにして、刺入点を設定する。通常の押手では、尾骨と坐骨結節の距離（仙結節靱帯内縁）が狭いので、しっくりこないが、この押手だとちょうどはまりこむようになって上下1cm弱しか移動しない。

【押手の設定】

左側の内閉鎖筋に刺入する場合（図6）と、右側の内閉鎖筋に刺入する場合で手の位置が変わる。押手の母指・示指の鍼先側を仙結節靱帯内縁に押しつけ強く固定する。押手で殿裂左側を外方に押す。鍼を挟んだ母指・示指先を仙結節靱帯の下にくい込ませるように設定する（図7)。この押手設定が甘いと失敗の原因になる。

【刺入点】

仙結節靱帯内縁、尾骨寄り（図8）。尾骨寄りに設定したほうが、仙結節靱帯下をくぐらせやすくなる。

【刺入方向】

鍼を、刺入点での3次元軸から、それぞれ45°傾ける。仙結節靱帯の下をくぐらせながら、おおよそ上前腸骨棘か大転子上縁に向け刺入していく（図6、図9)。押手の母指・示指に対して鍼が90°になるようにしておけば（図7)、押手設定をするとおおよその角度になる。

内閉鎖筋の筋腹の形態から刺鍼方向が少しずれても筋内に刺入される。

【体表からの距離】

3寸の鍼体全長約90mmを刺入する。刺入していくと、最終的には鍼先が骨に当たる。深刺なので外見的に不安になりがちだが、以下の「刺入時の感覚」のところで述べる理由により、安全である。殿部が大きい患者でも、仙結節靱帯から内閉鎖筋までの距離はあまり変わらないので、3寸で刺鍼可能（骨盤が小さい場合、2寸-3番でも可能）である。

【刺入時の感覚】

ほぼ刺入抵抗感なく、鍼全長の2/3程度が刺入されたあたりから、刺入抵抗が明らかに強くなる。それにより筋中に刺入できたことがわかる。

内閉鎖筋に対する刺入は、骨、筋、靱帯、脂肪と各組織の固さの違いが明確に認識できる。仙結節靱帯は強靱な靱帯なので、鍼は簡単には刺さらない。鍼は仙結節靱帯の上か下を通るしかない。下を通れば、坐骨直腸窩の脂肪組織内を通過するので刺入痛が少なく、また骨盤腔外（肛門挙筋下）のため骨盤腔や腹腔の内臓への傷害を起こしにくい。誤った認識に基づく刺鍼をしなければ、安全かつ安心して刺入可能となっている。

【刺鍼の安全性確保】

押手を仙結節靱帯内縁にしっかりと固定する必要がある。刺入点の設定が位置的に甘いと、失敗する可能性が高い。鍼が仙結節靱帯の上を通ると、大殿筋を横断してしまい、強い痛みが出るので要注意である。またその場合、坐骨神経刺激になることが多い。押手を坐骨結節近くに設定すると操作しにくくなるだけでなく、陰部神経刺激になりやすいので、これについても注意が必要である。陰部神経支配領域に刺激感が出たら、刺入方向を少し変える。

経験上、内閉鎖筋が萎縮している患者や、やせ形で骨盤部、特に坐骨直腸窩に脂肪があまりなさそうな患者は刺入痛が出やすいように感じる。また女性の場合、骨盤が男性よりも広いため、かなり刺入方向を外方に向ける必要がある。

【低周波鍼通電療法】

導子となる別の鍼を任意にとり、鍼柄にクリップをつけて通電する。左右同時に行う場合、鍼柄がクロスして接触してしまうので、乾いた綿花等を挟み、絶縁する。

【通電刺激による内閉鎖筋収縮の確認方法】

股関節の外旋を確認する。踵や大転子の動きで確認する。大殿筋の収縮でも同様の動きになるので間違わないようにする。

4）陰部神経アプローチ

陰部神経刺激を目的としたもので、刺入点の設定位置によって、第三仙骨孔アプローチ、仙骨外縁アプローチ、仙結節靱帯内縁アプローチ、坐骨結節内側アプローチ、腰部馬尾神経アプローチと呼んでいる。腰部馬尾神経アプローチは棘突起に

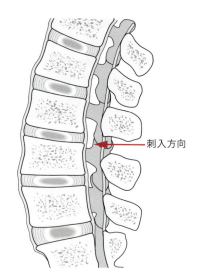

図10　腰部馬尾神経アプローチの刺入方向（側面から）

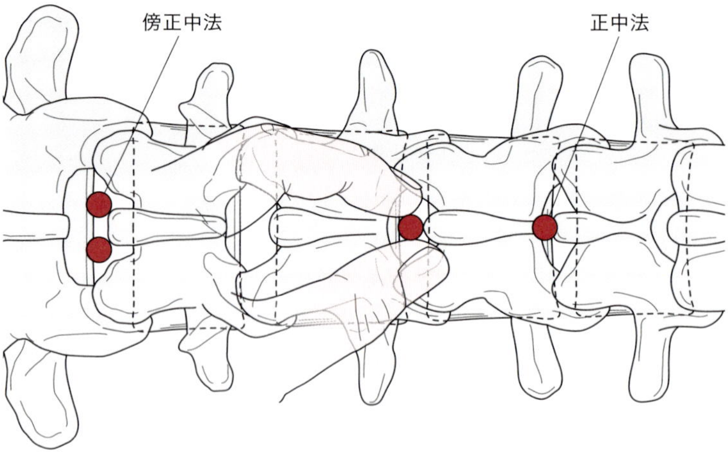

図11　腰部馬尾神経アプローチの押手の設定（後面から）

沿わせて刺入する。主にL5/S1近傍で行うが、上位でも正中で行えば陰部神経刺激になる（**図10～図12**）。

2．膀胱炎の鍼治療

　膀胱炎の鍼治療では、前立腺炎で紹介した恥骨上部に対する治療と同じ方法を用いる。ただし、女性の方がこの部の感覚閾値が低く反応が起こりやすいのと、男性よりも一般的に体格が小さいので、使用する鍼の長さも2寸である必要はなく、まず寸6-2番か3番で置鍼することで十分と思われる。

　恥骨上縁から足側に向けて刺入する方法は、松元丈明、上地栄の著作に記載があり、古くは大久保適斎が「鍼治新書」の中で「膀胱刺」として解説している。

　間質性膀胱炎の鍼灸治療については、明確に述べられることがない。前立腺炎に準じて行うにしても、疼痛や尿意と施術の時間や内容との絡みで施術しにくい場合が多い。たとえば、長い置鍼時間はとれない、過敏性があるなどである。もっとも、これらは施術者の工夫で解決できる問題ではある。

　男性治療者としては、女性患者に対して言いに

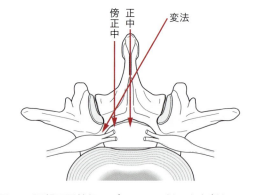

図12　腰部馬尾神経アプローチの刺入方向（断面から）

くい部分も多々ある。デリケートな部分なので、可能な限り女性施術者が治療するべきと考える。

3．灸治療

　前立腺炎の男性、急性単純性膀胱炎の女性（冷えている人が多い）ともに、中脘、関元などへの施灸が有効と考えられる。また体毛の扱いに留意しなければならない。

　泌尿器疾患において灸治療は、主に全身状態の改善、下腹部の自覚症状（張りや冷え）の軽減を目的に行う。なお下腹部への施灸で排尿状態が改善されるという報告も出ている。

4．運動療法・生活指導

前立腺炎において運動療法は重視されており、スタンフォード大学方式の筋リラクゼーション法（骨盤底筋体操に類似：仰臥位で尿道・肛門をきゅっと締めたり、緩めたりするが、筋収縮ではなく筋弛緩に焦点が置かれている）を1カ月程度継続することで効果が認められる。

一方、膀胱炎に対する運動療法で効果が認められたものはない。治療に時間がかかることを説明し、可能な限り不安感を取り除くような医療面接が重要となる。

いずれも日常の生活行動についてのアドバイスが重要である。これには多くの有用なものがあるが、患者との懇切な対応によって適切な内容を指示することが重要である。膀胱炎では尿意を我慢しなければならないような職場であれば会社に事情を説明して労働環境の改善を図ったり、日常的な冷えを防止することが重要となる。

また、身体に対するアプローチだけでは不十分な場合、すなわち心身症として捉えられる際にはそれに適応する精神療法、心理療法で治療することもある。

参考文献

1) Drach GW, Fair WR, Meares EM, Stamey TA. Classification of benign diseases associated with prostatic pain：prostatitis or prostatodynia？ J Urol. 1978；120：266
2) Krieger JN, Nyberg L Jr, Nickel JC. NIH consensus definition and classification of prostatitis. JAMA1999；282：236-37
3) Schaeffer AJ, Anderson RU, Krieger JN, et al.The assessment and management of male pelvic pain syndrome, including prostatitis. In：McConnell J, Abrams P, Denis L, et al eds. Male lower urinary tract dysfunction：evaluation and management. Paris, France：Editions2006；21：341-75
4) 鴨井和実．骨盤内静脈うっ滞症候群（intrapelvic venous congestion sybdrome）の診断における経直腸的超音波断層法と経会陰的カラードプラ法の意義．日泌尿会誌1996；87(8)：1009-17
5) 鴨井和実．骨盤内静脈うっ滞症候群（intrapelvic venous congestion sybdrome）の発生における内陰部静脈の病的意義．日泌尿会誌1996；87(11)：1214-20
6) Sinaki M, Merritt JL, et al. Pelvic floor tension myalgia. Mayo Clinic Proceedings1977；52(11)：717-22, 1977
7) Segra JW, Opitz JL, et al. Prostatosis, Prostatitis or pelvic floor tension myalgia？ Journal of Urology1979；122(2)：168-9
8) 形井秀一，志村まゆら，他．鍼灸治療における体表所見の意義の検討．全日本鍼灸学会誌1988；38(4)：474-7
9) 佐藤伸一，山田泰．難治性前立腺炎に対する電気針治療．西日泌尿1988；50(2)：456-58
10) 形井秀一，北川龍一．慢性前立腺炎に対する鍼通電療法．順天堂医学1992；38(2)：210-19
11) 濱田淳．内閉鎖筋に対する刺鍼法．医道の日本2014；73(6)：114-16
11) 北小路博司，他．陰部神経刺鍼の解剖学的検討．全日本鍼灸学会雑誌1980；39：221-28
12) 山際賢，北小路博司，他．排尿障害に対する陰部神経刺鍼テクニック．全日本鍼灸学会誌1993；43：53-7
13) 関口由紀．間質性膀胱炎の最前線，治療手技の進歩（1）－保存療法．排尿障害プラクティス 2007；15：251-257
14) Chan CY, St.John AL, Abraham SN. Mast cell interleukin-10 drives localized tolerance in chronic bladder infection. Immunity2013；38(2)：349-359
15) 山口徹，北原光夫，福井次矢 総編集．今日の治療指針 Volume55．医学書院，2013
16) 大久保適斎．鍼治新書，手術篇．
17) 鍼灸素霊会．経穴の使い方，鍼の刺し方．続文堂出版，2003．P.100
18) Potts JM, O'Dougherty E. Pelvic floor physical therapy for patients with prostatitis. Current urology reports 2000；1：155-8

各論
Chapter 16

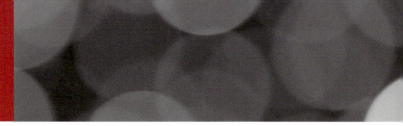

更年期障害

筑波技術大学視覚障害系支援課　市川あゆみ
筑波大学理療科教員養成施設　宮本俊和
筑波大学名誉教授　目崎　登

定義・原因・発生機序

Point
1. 更年期障害は閉経前後の45歳〜55歳の女性にみられる症候群である。
2. 内分泌失調（エストロゲン欠乏）、自律神経系の失調、社会的・心理的要因などが複雑に絡んで起こる。
3. 心理的要因としては、子供たちの巣立ちによる孤独感、親の介護、容姿の変化などが挙げられる。

1．更年期障害とは

　更年期障害とは、生殖期から非生殖期への移行期に現れる不定愁訴（更年期症状）により、日常生活に支障を来した状態を総括した症候群をいう。閉経をはさんだ約10年間（45歳〜55歳）のすべての女性にみられる症候群である。

　視床下部－下垂体－卵巣系の機能失調、特に卵巣機能低下が主たる原因となり、視床下部（内分泌および自律神経中枢）を中心に下垂体および末梢標的臓器、自律神経系調節機構、さらに大脳辺縁系との間のバランスに破綻を来して起こると考えられる。

　また、更年期は身体的な愁訴だけでなく、心理的・社会的にも不安定な時期でもあるので、心因的要素も加えられる。

　自律神経失調・心身症様症状としては、不眠や憂うつなどが問題となるが、神経症や仮面うつ病との鑑別が必要となる。

　ここでは主に、加齢に伴う内分泌環境の急激な変化（エストロゲン欠乏・高性腺刺激ホルモン状態）による全身機能の変化から引き起こされる、血管運動神経失調症状について述べる。

2．原因

　更年期障害の原因は、加齢（老化）に伴う諸臓器の失調、特に進行性の卵巣機能減退による内分泌失調（エストロゲン欠乏・高性腺刺激ホルモン）、自律神経系の失調、社会的・心理的要因などが複雑に絡んでいる。子供たちの巣立ちによる社会や家族関係での疎外感または孤独感、夫の定年や親の介護、容姿の変化、体力や記銘力の低下といった心因の起伏によって、視床下部の情動中枢が乱れ、精神的に不安定になるといわれている。

3．発生機序

　女性は30歳代の終わり頃から、下垂体のゴナドトロピン産生が亢進するにもかかわらず、黄体機能不全が見られるようになり、黄体期が短縮し

てくる。これは卵胞の顆粒膜細胞のLH（luteinizing hormone）レセプターの減少、感受性の低下によるものとされている。卵巣でのエストロゲン産生も低下するが、これは成熟段階まで達する卵胞数の減少と、卵胞のFSH（follicle-stimulating hormone）に対する感受性の低下に起因する。

その後、卵胞期のエストロゲンレベルの上昇が不十分なため、排卵を惹起するための中枢機能であるポジティブ・フィードバックが作動しない状態が生じ、無排卵周期が出現するようになる。40歳代半ば以降になるとこれが頻発するようになり、無排卵性月経あるいはエストロゲン消退出血の時期を迎え、さらに卵胞発育の減少およびそれによるステロイド産生の低下により、50歳前後での閉経に至る。

更年期女性では、このような卵巣の女性ホルモン産生能の低下により、下垂体からの性腺刺激ホルモンの分泌は上昇する。特にエストロゲン減少という内分泌環境の急激な変化に適応できない状態が、更年期障害発症の基礎的な要因である。しかし、この状況は、すでに数年前から潜伏した形で開始している。

エストロゲン欠乏症状は、腟・泌尿器系の症状、そして骨や脂質代謝にも変化を引き起こしているが、最も問題となるのは血管運動神経失調症状であり、典型的なものは「のぼせ・ほてり（hot flush）」である。

症状・現代医学的検査

Point
1. 症状は不定愁訴であり、ほてりなどの血管運動神経系、しびれなどの知覚神経系、肩こりなどの運動器官系、不眠などの精神神経系に分けられる。
2. 現代医学的検査は甲状腺機能亢進症など類似疾患との鑑別に用いられる。
3. 更年期障害の判定には、簡略更年期指数（SMI）が用いられる。

1．症状

更年期障害の症状の多くは不定愁訴であり、関連性の乏しいいくつかの症状を併せ持っていることも少なくない。

典型的な症状は、ほてり、のぼせ、発汗、手足の冷え、動悸などの血管運動神経系の症状、手足のしびれ、手足の感覚が鈍いなどの知覚神経系の症状、易疲労性、肩こり、腰痛、手足の痛みなどの運動器官系の症状、易怒性、焦燥感、憂うつ感、不眠、頭痛、眩暈などの精神神経系の症状に分けられる（**表1**）。

表1　更年期障害の代表的な症状
　　　（丸尾 猛，岡井 崇 編．標準産科婦人科学．医学書院，2004をもとに作成）

分類	症状
血管運動神経系	ほてり、のぼせ、発汗、手足の冷え、動悸など
知覚神経系	手足のしびれ、手足の感覚が鈍いなど
運動器官系	易疲労性、肩こり、腰痛、手足の痛みなど
精神神経系	易怒性、焦燥感、憂うつ感、不眠、頭痛、眩暈など

表2 エストロゲン欠乏によって現れる症状
(目崎 登．女性スポーツの医学．文光堂, 1997をもとに作成)

分類	症状
性器に現れる症状	月経不順・無月経、外陰・腟の萎縮・乾燥による性交障害、乳房萎縮など
血管運動神経失調症状	熱感（ほてり）、のぼせ、発汗など
代謝異常によるもの	骨粗鬆症による腰痛、退行性関節疾患、動脈硬化、皮膚の萎縮、色素沈着、多毛症など

その中でも、更年期障害の主な原因となっているエストロゲン欠乏によって現れる症状としては、性器に現れる症状、血管運動神経失調症状、代謝異常によるものがある（表2）。

本邦女性で最も高頻度にみられる症状は、肩こり、易疲労感、頭痛である。

2．現代医学的検査

現代医学で行われている検査を項目に分けて解説する。更年期症状と類似した原疾患との鑑別に用いられている。

1）血中エストラジオール（E_2）、FSH

更年期障害と診断するには、E_2の低下（10pg/ml未満）とFSHの上昇（40mIU/ml以上）が、数回の異なる時期の測定で認められることが目安となる。

2）血中freeT$_4$、TSH

甲状腺機能亢進症では、のぼせ、発汗、動悸など、甲状腺機能低下症では、易疲労感、憂うつ感などの更年期症状に類似した症状を呈することが多いため、必要に応じて甲状腺機能検査を行う。

3）更年期指数

更年期障害の症状、不定愁訴を生化学的あるいは理学的なパラメーターにより客観的にとらえることは困難である。更年期障害の不定愁訴を重症度によりそれぞれスコア化、計量化して評価する方法としてKuppermannの更年期指数（menopausal index）が広く使用されている（スコアが50以上では治療が必要となり、スコアが高いほど重症である）。

治療中の効果の判定にも利用されるが、卵巣機能の低下がなくても高い点数が出ることがある。また、本指数は本邦婦人で訴えの多い肩こり、腰痛などの評点が低く、皮膚の蟻走感は本邦婦人では少ないことから、日本人向きではなく、またチェック項目が多すぎるなどの欠点が指摘されている。

そこで、これを改善した簡略更年期指数（simplified menopausal index：SMI）が提唱されている（図1）。SMIは短時間で施行でき、エストロゲン

項目/点数	強	中	弱	なし
(1) 顔がほてる	10	6	3	0
(2) 汗をかきやすい	10	6	3	0
(3) 腰や手足が冷えやすい	10	6	3	0
(4) 息切れ、動悸がする	10	6	3	0
(5) 寝つきが悪い、眠りが浅い	10	6	3	0
(6) 怒りやすく、イライラする	10	6	3	0
(7) くよくよしたり、憂うつになる	10	6	3	0
(8) 頭痛、めまい、吐き気がよくある	10	6	3	0
(9) 疲れやすい	10	6	3	0
(10) 肩こり、腰痛、手足の痛みがある	10	6	3	0
合計点				

図1 簡略更年期指数（SMI）
更年期指数の自己採点の評価法である。症状の程度に応じ（どれか一つでも症状が強く出れば強とする）、自分で点数を入れて、その合計点をもとにチェックする
0〜25点　：異常なし
26〜50点　：食事、運動に注意
51〜65点　：更年期、閉経外来を受診
66〜80点　：長期間の計画的な治療を行う
81〜100点　：各科の精密検査、長期の計画的な対応

の低下をよく反映しており、臨床症状の重症度と点数が合致していることを目的として作成されている。

4）SDS、CMIなど

うつ病、神経症などの精神神経疾患が、更年期障害の患者の中に混在していることがある。これらが疑われる場合、自己評価による抑うつ尺度（Self-rating Depression Scale：SDS）や、神経症傾向の有無をみるCMI（Cornell Medical Index）などが判定に有用である。

現代医学的治療

Point
1. 血管運動神経失調症状にホルモン補充療法（HRT）が行われるが、副作用を伴うことがある。
2. 対症療法として睡眠導入薬、鎮痛薬なども用いられる。
3. 快眠、快食、快便といった規則正しい生活を指導することも大事である。

更年期障害の症状、発症の背景はきわめて多様であることからも、その治療法は多岐にわたり、薬物療法、心理・精神療法、運動療法などがある。

薬物療法はさらに症状、発症機転を考慮して選択され、ホルモン補充療法、向精神薬療法、漢方療法などが行われている。ホルモン補充療法は不足したホルモン（エストロゲン）を補充する療法（hormone replacement therapy：HRT）であり、特に血管運動神経失調症状に対して有効とされている。向精神薬療法は憂うつ、不眠などの自律神経失調・心身症様症状に対して用いられる。また、漢方療法は不定愁訴や自律神経失調症の場合に奏効することが多く、しかも副作用が軽微であることからも長期連用に適している。

1．薬物療法

1）ホルモン補充療法（HRT）

不足した女性ホルモンを補充する療法であり、特に血管運動神経失調症状に対してきわめて有効である。エストロゲン製剤として結合型エストロゲンconjugated equine estrogen（CEE）薬（0.625mg/日）、エストラジオール貼付薬（2mg/2日）、エストリオール薬（2mg/日）が用いられることが多い。エストリオール薬を除いた前二者には、子宮体癌の予防のため、黄体ホルモン製剤として、酢酸メドロキシプロゲステロン（medroxyprogesterone acetate：MPA）薬（5.0mg/日）の周期的投与（12～14日間/1～3カ月）、あるいはMPA 2.5mg/日の持続併用投与を行う。

周期的投与法では消退出血を伴うが、持続併用投与法では、投与後約半年後には子宮内膜は萎縮性となり出血はみられなくなることが多い。

HRTを施行する場合、禁忌に留意し、リスク（副作用）とベネフィット（作用）について患者のインフォームド・コンセントを得ておくことが必要である。エストロゲン補充療法（ERT）ではホルモン依存性腫瘍（子宮体癌、乳癌）を誘発する可能性が5倍くらい多いという報告があるが、HRTとしてエストロゲンだけでなくプロゲストーゲン（黄体ホルモン製剤）を追加することによりリスクが下がり、現在は2倍程度と考えられている。HRT施行前、施行中の乳癌、子宮内膜癌検診、肝機能検査なども定期的に行う。

治療期間は、更年期障害に対しては数カ月ないし2～3年とし、徐々に減量するが、脂質代謝の改善や骨粗鬆症の予防には、さらに長期にわたり使用する。2002年7月に米国閉経後女性を対象として行われた大規模臨床試験（Women's Health

Initiative）では、HRTの有用性とともに、ホルモン依存性腫瘍、心疾患などのリスクとHRTの関連が報告されており、個別化したHRTの重要性が強調されている。

2）対症療法

自律神経調整薬、精神安定薬、睡眠導入薬、鎮痛薬などが比較的よく用いられる。これらの薬剤は第一選択薬として用いられるべきではなく、カウンセリング、生活習慣の改善などで解決可能かどうか十分検討すべきである。長期間使用せざるを得ない場合、依存症の成立、離脱時の禁断症状の発現などに注意する必要がある。

2．心理・精神療法

1）カウンセリング

患者の訴えを十分に聴きとり、まずはそのまま受け入れ、共感する姿勢が求められる。更年期障害の原因となっている問題点を、患者が無理なく自覚できるように支えることも必要である。

2）生活習慣の改善

カウンセリングによって、更年期障害に結びつくような生活習慣や行動様式が明らかになれば、これを修正するよう指導する。快眠、快食、快便を心掛けた、規則正しい生活を送り、自律機能の乱れを正すように持っていく。

鍼灸治療・運動療法・生活指導

Point
1. 自律神経機能の改善に対しては、三陰交などに100Hzの低周波鍼通電を行う。
2. 冷えやのぼせ、不眠などに対しては、浅い置鍼で対応する。
3. 冷えなどがある患者には、温冷交代浴も勧める。

1．鍼治療

自律神経機能を中心とした全身状況の改善を図る治療と、各症状に対する治療の大きく2つに分けて治療を行っていく。

自律神経機能を中心とした全身状況の改善では、三陰交、築賓、脾経の下腿内側の経穴に刺鍼（両側）して100Hzの低周波鍼通電を行う（図2）。

各症状に対する治療では、腰痛や肩こりなど運動器系の愁訴に対しては、腰痛や肩こりなどの治療を行うか、あるいは筋の緊張が強かったり、慢性的な症状を訴える患者には、100Hzの低周波鍼通電を行う。肩こりや筋の緊張よりもいろいろな愁訴が混ざっている患者へは、こりと硬結に対して1番鍼か2番鍼で刺鍼する。その際、深い刺鍼よりも、軽いひびきを感じる程度で筋肉と筋肉の間に鍼をとどめておくことが肝要である。その後、10分～15分ほど置鍼する。

冷えやのぼせに対しては、三陰交、築賓、脾経の下腿内側の経穴の圧痛部や硬結に刺鍼する。これも1番鍼か2番鍼で深く刺さないように気をつける。

下腹部痛、腹部膨満感・不快感、腹部のこりなどの腹部症状は、募穴に置鍼を行う。代表的な経穴としては関元、巨闕が挙げられる。一方、不眠に対しては、兪穴を用いて置鍼あるいは低周波鍼通電を行う。肩甲間部であれば、厥陰兪、膈兪、腰部であれば、脾兪、胃兪、腎兪を用いる（図3）。のぼせや全身のホットフラッシュ（ほてり）に対しては、合谷と三陰交の置鍼が有効である。いずれも1番鍼か2番鍼で深く刺さない刺鍼を心掛ける（図4）。

2．灸治療

全身状況の改善では、棒灸で下腿の脾経に沿って4、5分、温めたところが発汗する程度の灸治療も有効である。また、市販の温灸を使って、週

16. 更年期障害

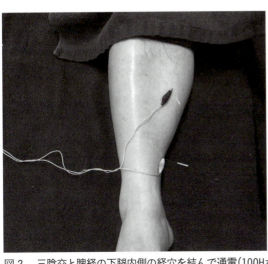

図2　三陰交と脾経の下腿内側の経穴を結んで通電(100Hz)する

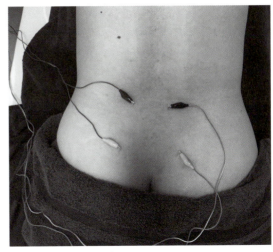

図3　兪穴への通電例

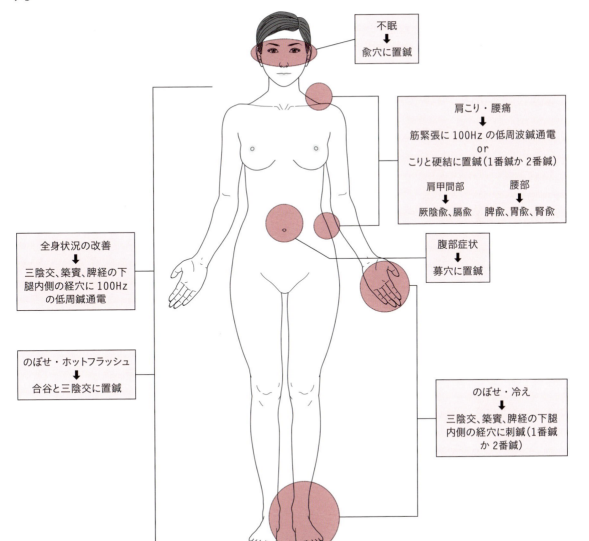

図4　更年期障害の症状と治療穴

1、2回、家庭内で足三里や腹部の募穴の施灸を指導するのも効果的である。

3．運動療法・生活指導

運動療法は、更年期障害の症状を軽減させる有効で安全な治療方法として期待が寄せられている。肩や腰の訴えには、それぞれの治療に推奨されている体操を行うか、全身状態の改善には継続した歩行を15分から20分以上続けるようなウォーキングを患者に薦める。

冷えなどがある患者には、温冷交代浴もおすすめである。風呂のお湯（40℃前後）に足をまず入れ、1分間、足を温める。次に桶にためた水道水（15℃くらい。あまりにも冷たく感じる場合は20℃）に15秒ほど足をつけておく。それを交互に数回繰り返し、最後は水で終わる。冷えていると血管の拡張ができなくなっているため、足を温めることで血管を拡張させ、足を冷やすことで血管を収縮させている。つまり、温冷交代浴はいわば血管の運動をさせている効果を期待できるのである。

以上のような治療手段を複合的に用いることで、患者の愁訴は改善できるものと思われる。

参考文献

1) 目崎 登．女性スポーツの医学．文光堂，1997
2) 坂元正一，倉智敬一 編．綜合産科婦人科学．医学書院，1987
3) 丸尾 猛，岡井 崇 編．標準産科婦人科学．医学書院，2004
4) 郷久鉞二．女性の心身医学．南山堂，1994
5) 田中忠夫．知っておきたい月経異常の診断と治療．真興交易(株)医書出版部，2001

■索引

あ
アイシング　67,72,109
アイロン体操　63
アキレス腱反射　157
足病変　84
圧痛　67,71,99
あぶみ骨筋反射　130
アライメント　31,87,98,101,109
アロディニア　124

い
医原性合併症　4
異常感覚　75,80
痛み　57
一次性頭痛　115
インピンジメント　61

う
うつ病　194
運動麻痺　53
運動療法　103,111,200

え
易疲労　195
エストロゲン欠乏　194
エリテマトーデス　140
エルゴメーター　91
円皮鍼　170

お
嘔気　53
温熱療法　62
温浴　62
温冷交代浴　200

か
開眼片足立ち　100
外側半月板　99
外反膝　97
外反変形　108
下肢静止不能症候群　164
下肢短縮　86

鷲足　97,99,107
肩関節周囲炎　60
加齢　2
がん（癌）　84,182
感覚運動神経障害（糖尿病性）
　157
間欠跛行　77
間質性膀胱炎　192
関節可動域制限　87
関節拘縮　31
関節置換術　106
関節裂隙　70,86,96,101
関節リウマチ　61,136,138

き
気管支喘息　146
灸あたり　49
臼蓋形成不全　86,91
臼蓋破壊　86
急性有痛性ニューロパチー　158
強皮症　136
棘下筋　63
棘上筋　63
筋萎縮　163
緊張型頭痛　113,117,119
筋肉パルス（筋パルス）　41,126,
　188
筋リラクゼーション法　188,193

く
屈曲拘縮　87
クッシング症候群　173
群発頭痛　118

け
脛骨骨切り術　106
脛骨神経刺激　159
頚椎症　52
頚椎症性神経根症　52
頚椎症性脊髄症　52
頚椎椎間板ヘルニア　52

経皮的神経刺激法　31
血液透析　162
血液尿素窒素　165
結晶性知能　3
健康寿命　22
肩甲挙筋　58
肩甲下滑液包炎　63
原発性アルドステロン症　173
原発性レイノー病　163
腱板炎　61,63
腱板損傷　61
Kemp徴候　78

こ
膠原病　136
高血圧　172
拘縮　61,63,64
更年期指数　196
更年期障害　194
高齢者総合的機能評価　6
国際頭痛学会分類第3版　115
骨壊死　103
骨棘　86,96
骨硬化　86,96
こり　57,152
五十肩　60
混合性結合組織病　140

さ
サルコペニア　5
三叉神経痛　123
三叉神経・自律神経型頭痛　114
30秒椅子立ち上がりテスト　100

し
指圧　170
シェーグレン症候群　139,142
糸球体濾過率　176
膝蓋骨　107
膝蓋骨圧迫テスト　108
膝蓋跳動テスト　99

しびれ　53,75
雀啄　57
灼熱感　75
尺骨神経　66
シャント　163
上腕骨外側上顆炎　66
上腕三頭筋　63
上腕二頭筋長頭腱炎　61,63
手段的ADL　6
腫脹　66,87,99
自律神経型頭痛　115
自律神経障害（糖尿病性）　157
神経根　75
神経根症　52
神経根障害　53
神経障害（糖尿病）　156
神経パルス　41,125
腎移植　162
腎疾患特異的尺度　165
腎症　156
心臓ドップラー法　176
腎臓病　162
心電図RR間隔変動係数　157
振動覚　157

す
水泳　91
水痘帯状疱疹ウイルス　131
頭痛　113
ストレス　67
スパイロメトリー　149
スピードテスト　61

せ
生活習慣病　12
生理的老化　2
脊髄症　52,53
脊髄障害　53
脊柱管狭窄症　74
石灰性腱炎　61
セルフケア灸　47,72,109

全身性エリテマトーデス　140
全身性硬化症　140
喘息　146
喘息COPDオーバーラップ症候群　147
仙腸関節障害　87
前立腺炎　182,185,187

そ
装具療法　104
僧帽筋　58
掻痒感　164
足底板　104
続発性レイノー現象　163

た
大円筋　63
帯状疱疹　123
帯状疱疹後神経痛　123
大腿筋膜張筋　94
大腿三角　89
大腿四頭筋　107
タイトハムストリング　89
大胸筋　63
脱臼　86
脱力感　80
多発神経障害　157
多発性筋炎　140
単神経障害（糖尿病性）　157
短橈側手根伸筋　66

ち
チェアーテスト　68
置鍼　58,134,141,159,198
知熱灸　109
中指伸展テスト　68
腸骨筋　92
長橈側手根伸筋　66

つ
椎間関節部パルス　42

椎間板ヘルニア　52,77

て
低周波鍼通電療法　34,57,63,70,80,95,159,167,198
テニス肘　66

と
透析　162
疼痛　66,80,152
疼痛発作誘発領域　124
糖尿病　48
糖尿病性腎症　58,163
糖尿病性神経障害　58,156
透熱灸　70,109
動脈硬化　176
トーマスの肢位　89
トムゼンテスト　68
ドライアイ　142
ドライスキン　164
ドライマウス　142
trigger zone　124
トリガーポイント　92,94
トレンデレンブルグ徴候　88
ドローイング　78
ドロップアームテスト　61

な
内臓脂肪症候群　12
内側半月板　99,102
内反膝　97
内反変形　108

に
二次性高血圧　173
二次性頭痛　115
日本整形外科学会版膝関節症機能評価尺度　98

ね
熱感　87,99

の
ネフローゼ症候群 163
脳性ナトリウム利尿ペプチド 176
嚢胞 86

は
把握運動 72
バイオフィードバック療法 134
廃用障害 103
廃用症候群 5
House-Brackmann法 129
発赤 87
馬尾 74
馬尾症候群 77
馬尾徴候 77
鍼通電療法 34,57,63,70,80,95,133, 141,167,198
パルス 41,70,126
半月板損傷 99,108
板状筋 58
Hunt症候群 128,132
反応点パルス 42,126

ひ
ピークフロー 149
膝OA 96
膝抱えポーズ 78
ひびき 57,80,159,198
皮膚筋炎 140
肥満 31
病的老化 2

ふ
副甲状腺機能亢進症 173
腹膜透析 162
プランク 78
フレイル 5

へ
閉塞性動脈硬化症 156,163
ペインフルアークサイン 61
ベーカー嚢腫 101
ヘルニア 52,75
ペルビックティルト 78
ヘルペスウイルス 131
Bell麻痺 128,132
変形性肩関節症 61
変形性頚椎症 52
変形性股関節症 85
変形性膝関節症 96
変形性肘関節症 66
片頭痛 113,116,119
変性側弯 74
変性すべり 74

ほ
膀胱炎 182
膀胱直腸障害 53,80
棒灸 46,72,109
歩行障害 53
ホットフラッシュ 195,198
ほてり 195
ホルモン補充療法 197
ポリニューロパチー 157
本態性高血圧 173

ま
マクマレーテスト 99,108
末梢動脈疾患 77
麻痺 80
慢性骨盤部痛症候群 188
慢性糸球体腎炎 163
慢性腎臓病 162
慢性閉塞性肺疾患 147,149

み
ミラーバイオフィードバック 134

む
むずむず脚症候群 164

め
メタボリックシンドローム 12
めまい 53,195

も
網膜症 156

や
薬剤の使用過多による頭痛（薬物乱用頭痛） 117,121
火傷 47
ヤーガソンテスト 61

ゆ
有害事象 49
有痛性脳神経ニューロパチー 114
誘発筋電図 130

よ
腰部脊柱管狭窄症 74

ら
Ramsay Hunt症候群 128

り
流動性知能 3
菱形筋 58,152

れ
レイノー現象 139,142
レストレスレッグス症候群 164

ろ
老化 2
老年症候群 5
ロコモティブシンドローム 8
ロッキング 98

経穴
足三里 143,167
委中 82,159
胃兪 141
翳風 133,143
膈兪 198
頷厭 120
完骨 120
関元 198
肝兪 141
環跳 83
鳩尾 141
曲池 58,142,167
魚腰 126

厥陰兪　198
肩井　58,120
肩外兪　58,120
懸顱　120
懸釐　120
頬車　120,126,143
下関　120,126,133,142
膏肓　58,120
合谷　141,143,167,198
孔最　159
巨髎　126,198
三陰交　141,168,198
攢竹　126,143
三里　141
志室　168
四白　126
尺沢　58
少海　159
承筋　82
承山　82,159
腎兪　83,141,167,198
頭維　120
大迎　126,143
大巨　141
大腸兪　83
築賓　198
中脘　141
聴会　133
手三里　58
天枢　140
天宗　63
天柱　58,120
瞳子髎　143
内関　159
脾兪　141
飛揚　83
風池　58,120
秉風　63
募穴　198
兪穴　198
陽白　126
陽陵泉　82,159

略語

ABI　77
ACOS　147
ADL　6
ASO　163
BNP　176
BUN　165
CGA　6
CKD　162
COPD　147,149
CPPS　188
CS-30　100
CVRR　157
DM　136
EAT　36
ECRB　66
ECRL　66
eGFR　165
ENoG　130
HRT　197
IADL　6
JKOM　98
LSS　74
MCTD　140
MMT　90
OA　96
PAD　77,163
PAM　136
PEF　149
PHN　123,124
PM　136
RA　138
RICE　109
ROM　90
RSL　164
SLE　140
SjS　139
SMI　196
SSc　140
TACs　114
TENS　31
VZV　131

■ 執筆者略歴

鯵坂隆一（あじさか・りゅういち）
医学博士、循環器専門医。1974年、東京医科歯科大学医学部卒業。1982年、筑波大学臨床医学系講師（循環器内科）。1998年、筑波大学体育科学系助教授（スポーツ医学）。2004年、筑波大学大学院人間総合科学研究科教授。2008年、筑波大学大学院人間総合科学研究科スポーツ医学専攻長。循環系からみた高齢者における運動の安全性およびその効果をテーマに、性ホルモンの心血管機能、代謝機能への影響などとの研究に携わる。現在、厚生労働省労働保険審査会委員。

荒木信夫（あらき・のぶお）
日本神経学会専門医、日本頭痛学会専門医。1978年、慶大医学部卒。同内科学教室（神経内科）助手を務めた後、88年に米ペンシルバニア大脳血管研究所へResearch Associateとして留学。帰国後、慶大、日本鋼管病院を経て、98年に埼玉医大神経内科。現在、埼玉医科大学神経内科教授、副医学部長、医学教育センター長。慢性頭痛の診療ガイドライン作成委員会委員長も務める。主な編著書に『講義録 神経学』『頭痛外来』（ともにメジカルビュー社）、『脳卒中ビジュアルテキスト』（医学書院）、『神経内科研修ノート』（診断と治療社）などがある。

飯島 節（いいじま・せつ）
医学博士、リハビリテーション科専門医、老年病専門医。1977年、京都大学医学部医学科卒業後、京都大学医学研究科内科系を経て、1995年、国際医療福祉大学保健学部教授。1998年、国際医療福祉病院副院長。2000年、筑波大学心身障害学系教授。2004年から同大学大学院人間総合科学研究科教授。現在、国立障害者リハビリテーションセンター自立支援局長。編著書に『老年学テキスト』『神経内科学テキスト』（ともに南江堂）などがある。

市川あゆみ（いちかわ・あゆみ）
鍼灸師。関東鍼灸専門学校卒業。筑波大学理療科教員養成施設理療研修生修了。筑波大学大学院体育研究科修了（修士）。現在は筑波技術大学視覚障害系支援課技術専門職員。分担執筆に『スポーツ鍼灸の実際 最新の理論と実践』（医道の日本社）がある。

伊藤彰紀（いとう・あきのり）
耳鼻咽喉科専門医。埼玉医科大学医学部卒業後、国立水戸病院耳鼻咽喉科、ドイツMagdeburg大学耳鼻咽喉科を経て、1999年、埼玉医科大学耳鼻咽喉科・神経耳科部門助教授に就任。現在、埼玉医科大学神経耳科教授。監修書に『目でみる医書シリーズ 徹底図解 めまい・耳鳴り—正しい知識で確実に解消』（法研）などがある。

内田義之（うちだ・よしゆき）
呼吸器専門医、医学博士。1981年、筑波大学医学専門学群卒業。その後、同大学院博士課程医学研究科修了。筑波大学臨床医学系内科学（呼吸器）講師を経て、（独）物質・材料研究機構 生体材料研究センターにおいてナノバイオマテリアルのディレクターを歴任。2006年、茨城県龍ヶ崎市にユビキタス・クリニック龍ヶ崎を、2012年には東京都練馬区に在宅療養支援診療所さんくりにっくを開院。日々、在宅医療を行っている。専門は呼吸器、アレルギー疾患であったが、現在は認知症をはじめ高齢者が抱える問題すべてに対応している。

小俣 浩（おまた・ひろし）
鍼灸師、医学博士。1983年、明治鍼灸短期大学鍼灸学部卒業。1985年、（財）東洋医学技術教育振興財団 東洋医学技術研修センター特別研修生過程修了。1993年〜埼玉医科大学東洋医学科勤務。2003年、Sweden王国Linkoping大学健康科学学科臨床生化学教室留学。分担執筆に『鍼のエビデンス・増補改訂版』（医道の日本社）、『維持透析患者の補完代替医療ガイド』（医歯薬出版）などがある。

粕谷大智（かすや・だいち）
鍼灸師、あん摩マッサージ指圧師。1985年、国際鍼灸専門学校卒業。1987年、筑波大学理療科教員養成施設臨床研修生修了。人間総合科学大学院心身健康科学後期博士課程。1997年、東京大学医学部附属病院内科物理療法学教室入職。現在、東京大学医学部附属病院リハビリテーション部鍼灸部門主任。分担執筆に『鍼灸臨床最新科学—メカニズムとエビデンス』（医歯薬出版）、『図解鍼灸療法技術ガイド』（文光堂）などがある。

久野譜也（くの・しんや）
医学博士。筑波大学体育専門学群卒業、同博士課程医学研究科修了。その後、東京大学大学院助手、筑波大学先端学際領域研究センター講師などを経て、現在、筑波大学大学院人間総合科学研究科教授。2002年7月には健康増進事業を推進する筑波大学発ベンチャー、株式会社つくばウエルネスリサーチを設立。主な要職として内閣官房「新戦略推進専門調査会 医療・健康分科会」、国土交通省「都市構造の評価手法に関する研究会」委員等を歴任。『寝たきり老人になりたくないなら大腰筋を鍛えなさい』（飛鳥新社）など、監修・指導書多数。

小林智子（こばやし・ともこ）
鍼灸師、あん摩マッサージ指圧師。新潟県立新潟盲学校高等部理療科卒業。筑波大学理療科教員養成施設理療研修生を経て、現在、筑波大学理療科教員養成施設非常勤講師、神奈川衛生学園専門学校非常勤講師、湘南医療福祉専門学校非常勤講師。分担執筆に『スポーツ傷害のハリ療法 —検査・鑑別・治療とそのポイント—』（医道の日本社）、『スポーツ鍼治療マニュアル』（南江堂）がある。

佐藤卓弥（さとう・たくや）
鍼灸師、あん摩マッサージ指圧師。2000年、筑波大学附属盲学校専攻科理療科卒業。2002年、筑波大学理療科教員養成施設卒業。筑波大学大学院後期博士課程人間総合科学研究科スポーツ医学専攻。現在、筑波大学スポーツR&Dコア非常勤研究員。分担執筆に『スポーツ鍼灸の実際―最新の理論と実践―』（医道の日本社）がある。

進藤靖史（しんどう・やすふみ）
日本内科学会認定内科医、日本リウマチ学会専門医。2003年、埼玉医科大学卒業。2005年、埼玉医科大学リウマチ膠原病科助教。関節リウマチ（特に画像診断など）および膠原病全般の診療に従事している。

菅原正秋（すがわら・まさあき）
博士（感染制御学 東京医療保健大学大学院）。鍼灸師、あん摩マッサージ指圧師。1994年、神奈川衛生学園専門学校卒業。1996年、筑波大学理療科教員養成施設卒業。1999年より筑波大学理療科教員養成施設非常勤講師。2009年より東京有明医療大学保健医療学部鍼灸学科助教。現在、同大学講師。東京大学医学部附属病院麻酔科・痛みセンター鍼灸師兼務。

鈴木洋通（すずき・ひろみち）
医学博士、日本透析療法学会指導医、日本内科学会指導医、日本腎臓学会認定専門医。1975年、北海道大学医学部卒業。慶應義塾大学医学部講師（内科）、同助教授を経て、1995年、埼玉医科大学医学部教授。現在、埼玉医科大学腎臓内科教授、社会福祉法人毛呂病院副院長。編著書に『図解入門 よくわかる 最新からだの基本としくみ』（秀和システム）、『内科実地診療必携』（朝倉書店）などがある。

恒松美香子（つねまつ・みかこ）
鍼灸師、あん摩マッサージ指圧師。神奈川衛生短期大学衛生技術科卒業。神奈川衛生学園専門学校卒業。筑波大学理療科教員養成施設卒業、臨床専攻生修了。筑波大学大学院人間総合科学研究科医学専攻修了（博士）。現在、帝京平成大学ヒューマンケア学部鍼灸学科助教、筑波大学理療科教員養成施設非常勤講師。分担執筆に『臨床で知っておきたい鍼灸安全の知識』（医道の日本社）などがある。

恒松隆太郎（つねまつ・りゅうたろう）
鍼灸師、あん摩マッサージ指圧師。駒澤大学文学部国文学科卒業。早稲田医療専門学校、日本指圧専門学校卒業。筑波大学理療科教員養成施設理療科研修生修了。筑波大学大学院人間総合科学研究科修了（修士）。筑波大学非常勤講師を経て、現在、筑波大学東京キャンパス学生支援課（理療科教員養成施設）技術専門職員、新潟大学医学部非常勤講師。筑波大学臨床医学系呼吸器内科にて臨床研究に従事。分担執筆に『呼吸器診療二頁の秘訣』（金原出版）などがある。

徳竹忠司（とくたけ・ただし）
鍼灸師、あん摩マッサージ指圧師。1982年、長野県立長野盲学校卒業、1985年、筑波大学理療科教員養成施設卒業、1987年、同臨床専攻生修了。1991年、筑波大学学校教育事務部管理課文部技官。現在、筑波大学講師。臨床・研究・教育を実践する立場から、低周波鍼通電療法の有用性についての研究、通電方法・教育方法について携わる。日本鍼灸手技療法教育研究会理事、現代医療鍼灸臨床研究会理事、日本理療科教員連盟常任理事。

土門 奏（どもん・かなで）
鍼灸師、あん摩マッサージ指圧師。国際鍼灸専門学校、筑波大学理療科教員養成施設卒業。日本医学柔整鍼灸専門学校専任教員、筑波大学理療科教員養成施設理療診療部専攻生・研究生、筑波大学大学院体育総合実験棟トレーナーズクリニックを経て、2008年に土門治療院を開業。著書に『美顔率 マッサージ&トレーニング』（ベースボールマガジン社）、『10歳若返る「顔グセ直し」』（講談社）、『シワ図鑑』（講談社）、『美顔鍼』（医道の日本社）がある。

濱田 淳（はまだ・じゅん）
1960年生まれ。鍼灸師、あん摩マッサージ指圧師。1990年筑波大学理療科教員養成施設卒業、1992年臨床専攻生修了。筑波大学学校教育部文部技官を経て、現在、筑波大学人間系講師（障害科学域、理療科教員養成施設）。『増補改訂版 鍼のエビデンス 鍼灸臨床評価論文のアブストラクト』（医道の日本社）に訳者、コメンテータとして参加。泌尿生殖器領域の鍼治療を専門としている。

原 早苗（はら・さなえ）
鍼灸師、あん摩マッサージ指圧師。博士（理学）。東海医療学園専門学校卒業。筑波大学理療科教員養成施設卒業。お茶の水女子大学大学院人間文化創成科学研究科博士後期課程修了。日本医学柔整鍼灸専門学校、お茶の水はりきゅう専門学校専任教員、東京都健康長寿医療センター研修生。東京都立文京盲学校、筑波大学理療科教員養成施設非常勤講師。現在、筑波大学附属視覚特別支援学校鍼灸手技療法科教諭。

前野 崇（まえの・たかし）
日本リハビリテーション医学会専門医。1997年、東京大学医学部卒業。獨協医科大学病院リハビリテーション科、東京大学医学部附属病院リハビリテーション部助教、独立行政法人国立精神・神経医療研究センター病院リハビリテーション科を経て、現在、国立障害者リハビリテーションセンター病院リハビリテーション科医長。

松平 浩（まつだいら・こう）
医学博士。東京大学医学部附属病院整形外科（助手）、腰椎・腰痛グループチーフ、英国サウサンプトン大学（病院）疫学リソースセンター（シニアリサーチフェロー）、関東労災病院勤労者筋・骨格系疾患研究センターセンター長、（独）労働者健康福祉機構 本部研究ディレクター兼務を経て、現在、東京大学医学部附属病院22世紀医療センター運動器疼痛メディカルリサーチ＆マネジメント講座を担当（特任准教授）。著書に『ホントの腰痛対策を知ってみませんか』（公益財団法人労災保険情報センター）、監修に『英国医師会 腰痛・頚部痛ガイド』（医道の日本社）などがある。

三村俊英（みむら・としひで）
医学博士、リウマチ専門医。1984年、浜松医科大学卒業後、虎の門病院を経て1988年に東京大学第3内科に入局。同年から、アメリカ・ノースカロライナ大学チャペルヒル校に留学。1992年、東京大学第3内科に戻り、1997年に同大学アレルギー・リウマチ内科所属。2002年、埼玉医科大学リウマチ膠原病科准教授・診療科長。2004年に同教授に就任し、2007年から研修管理委員長を兼任。現在は同大学病院副病院長も務める。編著書に『基礎からわかる免疫学』（ナツメ社）、『フォローアップ検査ガイド』（医学書院）がある。

宮川俊平（みやかわ・しゅんぺい）
医学博士、日本整形外科学会専門医、日本体育協会公認スポーツドクター。1980年、筑波大学医学専門学群卒業。筑波大学医学医療系整形外科入局。静岡厚生病院医療技術職員、国立相模原病院厚生技官などを経て、1986年10月、筑波大学医学医療系整形外科講師。1996年、筑波大学臨床医学系保健管理センター助教授。2007年、筑波大学体育系教授。日本臨床スポーツ医学会会員評議員、日本サッカー協会スポーツ医学委員会委員なども務める。

目崎 登（めさき・のぼる）
筑波大学名誉教授。医学博士、産婦人科専門医。1970年、奈良県立医科大学卒業。東京大学医学部産科婦人科学教室助手を経て、筑波大学臨床医学系産科婦人科講師、助教授。同大学体育科学系スポーツ医学教授、同大学院博士課程人間総合科学研究科スポーツ医学専攻攻長、同大学院人間総合科学研究科副研究科長などを歴任した後、帝京平成大学地域医療学部教授、流通経済大学客員教授、白鴎大学客員教授、茨城県立医療大学客員教授に就任。『スポーツ医学入門』（文光堂）など著書多数。

山口 智（やまぐち・さとる）
医学博士、鍼灸師、あん摩マッサージ指圧師。埼玉医科大学医学部専攻生課程修了。（財）東洋医学技術研修センター研究員・筑波大学講師（兼任）を経て、埼玉医科大学第二内科東洋医学部門（専任）、同大学東洋医学科主任。現在、埼玉医科大学医学部講師（東洋医学科所属）。全日本鍼灸学会理事・関東支部学術局長、埼玉鍼灸学会会長、日本東洋医学系物理療法学会理事、日本頭痛学会評議員。日本東洋医学会代議員・学術教育委員など役職を多数務める。

和田恒彦（わだ・つねひこ）
博士（情報学）。財団法人東洋医学技術教育振興財団東洋医学技術研修センター（芹澤勝助先生創設）臨床研修生、筑波技術短期大学附属診療所（現筑波技術大学保健科学部附属東西医学統合医療センター）臨床研修生、国際鍼灸専門学校附属鍼灸治療所施術担当専任職員、帝京平成大学ヒューマンケア学部身体機能ケア学科専任講師を経て、筑波大学人間系准教授。現在、筑波大学理療科教員養成施設、筑波大学理療科教員養成施設理療臨床部、筑波大学大学院人間総合科学研究科スポーツ医学専攻、障害科学専攻、体育学専攻に所属。分担執筆に『スポーツ医科学キーワード』（文光堂）など。

（五十音順）

■ 編著者

宮本俊和（みやもと・としかず）

1952年生まれ。1980年、国際鍼灸専門学校卒業。1981年、筑波大学理療科教員養成施設臨床専攻課程修了。現在、有明医療大学客員教授。1984年から筑波大学陸上競技部の鍼治療を開始し、現在は同大スポーツクリニックで鍼治療を行う。『スポーツマッサージ』（分担執筆、文光堂）、『スポーツ鍼灸の実際』（編集、医道の日本社）などスポーツ障害の治療に関する執筆・監修多数。日本視覚障害者柔道連盟強化スタッフ、日本障害者スキー連盟理事。

冲永修二（おきなが・しゅうじ）

日本整形外科学会、日本手外科学会、日本リウマチ学会、各専門医。日本体育協会公認スポーツドクター。東京大学医学部卒業。現在、東京通信病院整形外科部長。上肢、末梢神経外科の専門医として多数執筆。

中高齢者の鍼灸療法

2015年4月30日　初版第1刷発行
2019年2月10日　初版第2刷発行

編著者　宮本俊和・冲永修二

発行者　戸部慎一郎

発行者　株式会社 医道の日本社
　　　　〒237-0068 神奈川県横須賀市追浜本町1-105
　　　　電話 046-865-2161
　　　　FAX 046-865-2707

デザイン　吉村 亮＋大橋千恵（Yoshi-des.）

イラスト　彩考
　　　　　種田瑞子（P.9, 10）

Copyright © IDO-NO-NIPPON-SHA, Inc., 2015
印刷・製本：ベクトル印刷株式会社
ISBN978-4-7529-1144-9　C3047